贺 普 仁

针 道 撷 英

主 编

贺书元　刘海华　孙　悦

全国百佳图书出版单位

中国中医药出版社

·北 京·

图书在版编目（CIP）数据

贺普仁针道撷英 / 贺书元，刘海华，孙悦主编 . —
北京：中国中医药出版社，2022.12
ISBN 978-7-5132-7939-0

Ⅰ . ①贺…　Ⅱ . ①贺… ②刘… ③孙…　Ⅲ . ①针灸
疗法－临床应用－经验－中国－现代　Ⅳ . ① R246

中国版本图书馆 CIP 数据核字（2022）第 232258 号

中国中医药出版社出版

北京经济技术开发区科创十三街 31 号院二区 8 号楼
邮政编码　100176
传真　010-64405721
山东临沂新华印刷物流集团有限责任公司印刷
各地新华书店经销

开本 787×1092　1/16　印张 17　字数 328 千字
2022 年 12 月第 1 版　2022 年 12 月第 1 次印刷
书号　ISBN 978-7-5132-7939-0

定价　69.00 元
网址　www.cptcm.com

服 务 热 线　**010-64405510**
购 书 热 线　**010-89535836**
维 权 打 假　**010-64405753**

微信服务号　**zgzyycbs**
微商城网址　**https://kdt.im/LIdUGr**
官 方 微 博　**http://e.weibo.com/cptcm**
天猫旗舰店网址　**https://zgzyycbs.tmall.com**

如有印装质量问题请与本社出版部联系（010-64405510）

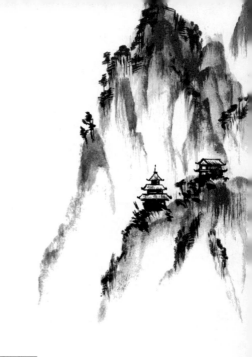

序

　　贺普仁教授是首都北京的名老中医，首都医科大学附属北京中医医院主任医师、教授，国医大师，人类非物质文化遗产代表作名录"中医针灸"传承人。

　　贺普仁教授有深厚的爱国、爱党、爱人民的大医情怀，在他75岁的时候（2001年），光荣地加入了中国共产党，实现了他一辈子的夙愿和追求。

　　贺普仁教授热爱针灸事业，数十年如一日，博览经典，勤求古训，汲取各家之长，总结自己的经验。贺普仁教授对针灸学科最重要的贡献是创立了"病多气滞"的中医病因病机学说和指导针灸临床治疗的"贺氏针灸三通法"学术体系。这是传统中医文化和针灸治疗的发展和创新。

　　贺普仁教授医者仁心，患者的健康在他心里永远是第一位的。他根据中医理论人体喜温热、厌寒邪的道理，为提高针灸临床治疗的疗效，拓展针灸治疗的病症和疑难杂症，挖掘出了几近失传的"火针疗法"，依照古籍的记载，不断摸索，反复改造，最终使"火针"重新焕发活力，取得了满意的疗效。为了造福更多的患者，贺普仁教授将"火针"倾囊相授，使"火针疗法"在国内外广泛应用。

　　贺普仁教授在专业从事针灸治疗后，就计划对传统针灸学科的悠长的历史、发展的轨迹、治疗的经验整理出一部古今针灸学科集大成的书籍。这一想法得到了各级领导和同行的赞同。经历了13年的筹划，近百位针灸临床专家担当顾问、副主编及编委，7年时间的整理编撰，2012年8月31日约1000万字的官修全书《中华针灸宝库——贺普仁临床点评本》出版了。该书的出版代表了中国针灸出版物的最高水平，功在当代，利在千秋！

　　提起贺老，我对他肃然起敬。他强调的"针功"是把中国武术练功与针刺手法练习结合而一。我曾目睹贺老在患者颈部的针刺手法，作为熟知颈部解剖的外科医生，真是感慨不已。他身传言教，培养了一大批针灸学科的弟子，其中有国家指定的传承人，也有登门求教的学子，其中有的学生早已是现今针灸学科的带头人。

　　此书就是贺老的传承人、学生、家人，尤其是我大学的师姐——贺老的女儿贺书元大夫为追忆贺普仁教授去世 5 周年祭奠的倾心之作。这些撰稿人都是从事针灸临床工作多年的医师。书中有贺老的学术思想，也有个人的经验总结。本书的出版一定会对从事针灸的中医临床工作者有所帮助和启迪。

谨以此告慰我十分尊敬的前辈，国医大师贺普仁先生，并以此为序，祝贺《贺普仁针道撷英》一书面世。

原北京市卫生局局长、书记

中华医学会副会长

金大鹏

壬寅虎年秋

前 言 〰️

老子云："道可道，非常道。"道的本义为道路，由道的本义可引申出抽象意义的方法、技艺、规律、学说、道义等含义。《周礼·春官·大司乐》说："凡有道者，有德者，使教焉。"郑玄注曰："道，多才艺。"我们之所以将贺老的针灸学术称之为"针道"原因如下：其一，是因为"三通法"是行之有效的技艺；其二，针灸考验的是医生手、脑、心的配合，难以量化，唯有靠自己修行领悟；其三，与"术"相对而言，"道"处在更高的层次。贺老的学说已经超越了"术"的境界。它不仅仅是一种操作方法，更是从选穴、选术到选法，从医术、医功到医德，是一整套系统的诊疗思维。

贺普仁教授为针灸而生，以精研医术为趣，以悬壶济世为乐，以振兴中医为担当，以传道授业为己任。正是由于对专业的精益求精，换来了针灸三通法的行之有效；也是因为他视医术如艺术，追求尽善尽美，才能将对针灸的理解升华为针道。贺老常把针灸同厨艺相比，同样的菜谱由不同的厨师加工出来，菜品的上色、香味不尽相同，针灸治疗也是如此，同样的穴位，不同的医师所取得的疗效也是良莠不齐的。厨师讲求火候，医师要求针感。这些都是可意会、难言传的，需要经过不断的锤炼，同时把握好"火候"，一名合格的针灸大夫才算是出师了。

自跟师以来，听其教诲，观其行针，取穴之精，针刺之巧，感触颇多，一一记录，遇有不解之处求教贺老，每每耐心解答，也全部记下。我们作为贺普仁教授的学术传承人，对恩师最好的回报，就是将贺老的针道发扬光大。经过大家的总结，筛选其中最为经典，也符合当下疾病的内容，编辑成书，取名《贺普仁针道撷英》，希望对广大的针灸从业者和爱好者有所裨益，其中不足之处，还望读者指正。

贺书元

2022 年 10 月

目 录 ～

第一章 贺氏针灸三通法

第一节 再论"病多气滞，法用三通"

贺普仁教授从医七十余年，精研《黄帝内经》《难经》，通览《针灸甲乙经》等经典古籍，将多年的临床实践经验不断总结提高，博采众长，创立了独具特色的针灸理论体系——贺氏针灸三通法，系统阐述了"病多气滞，法用三通"的针道。

一、从"全神养真"看中医整体观

《素问·刺法论》指出："《刺法》有全神养真之旨，亦法有修真之道，非治疾也，故要修养和神也。"《素问·宝命全形论》说，"凡刺之真，必先治神"，表明治神是治病和养生总的要求和原则。"必先治神"的真正内涵在于阐明医患双方精神意识活动与针刺疗效的重要关系，重视针灸医师对患者情志疏导的重要性。治神与守神要求我们在临床工作中：医者针灸前须静心安神、全神养真；然后才能观察患者之神，既要观察疾病的表现，又要了解患者的精神状态和思想情绪变化；最后，在全面掌握上述情况的前提下，运用与之相适应的针刺手法，才能获得预期的治疗效果，从而达到调整阴阳、以平为期的目的。贺老一辈子都是在用"针"养"神"，以达到祛疾之目的。祛疾就是要达到"阴阳自和"。《伤寒论》说"阴阳自和者，必自愈"，《素问·平人气象论》所言"平人者，不病也"，即现代医家总结的中医治病就在于调阴阳。

中医学认为，在疾病的发生和发展过程中，临床证候表现虽然错综复杂，但究其原因则不外乎脏腑、经络结构与其功能表现之间的阴阳平衡状态出现异常，不能达到"阴平阳秘"的和谐状态。

人体是以五脏为中心的有机统一体。气血是人体生命活动的物质基础。脏腑功能协调，阴阳平衡，气血和畅，维持着机体及其与环境的统一，保证人体正常的生命活动，即《素问·生气通天论》所说的"内外调和，邪不能害"。贺老认为："脏腑是构成我们身体的零件，这些零件要能够统一协调地为机体服务。完成人体的一切生理功能、精神活动与社会功能，就需要一个能够传递命令的通道即经络，而经络的运行需要的能量就是人体的气化功能。气化包括水谷精气和气血精液，而一旦这种气化功能失调或阻滞就会导致相应脏腑功能的阴阳失调，从而发病。"因此，贺老在1990年就提出"病多气滞，法用三通"的理论，又经历了十余年的临床实践经验，系统总结出了"贺氏针灸三通法"。

机体是由经络联系的五脏六腑构成的有机整体。经络内属于脏腑，沟通脏腑与体表，将人体脏腑、组织、器官联结成一个有机的整体，并借此行气血、营卫、阴阳，使得人体各个脏腑的功能活动得以协调运行。经络系统将气血运输到各个脏腑以濡养全身，腧穴则是经络系统中各个脏腑所对应的关卡。当某一脏腑功能失调时，对应腧穴的气机运行就会紊乱，出现气滞血瘀，按之疼痛，如老年性慢性支气管炎的患者每到冬春季节受寒后常会出现背寒如掌大，此时针灸相应的阿是穴就能达到减轻症状的效果。

关于经络的由来，贺老认为是由先天之精化髓，而后有经络、骨、筋、肉，而后经络网织成脏腑之道，再由精、气血、津液输注而成五脏六腑，经络不仅仅是运输通道，更是生命活动及物质能量交换的重要场所。脏腑与脏腑之间、脏腑与体表之间的精、气血、津液的交换转运均需通过经络来实现。

从中医病理上看，疾病之由来不外阴阳、表里、寒热、虚实。实者多气滞血瘀、气滞痰凝、湿阻中焦、痰蒙清窍，均有气血不畅之病机，而万千变化的种种病机最终无外乎气与血，气为血之帅，血为气之母。实证者，必有气滞经络，经络不通，五脏不能化精，六腑不能化气；经络瘀滞，卫气营血不能护卫荣达于体表，经筋不能舒展，血气不能周荣。虚者多气血亏虚、津液亏虚、精液不足、阴阳不足。若论人体虚象，则须一分为二看：一为真虚，五脏虚衰，气血津液总量不足，经络空虚，此时治疗当用滋补之法，但纯虚无实者占比较少，几乎可以忽略；二为假虚，实际上是某处经络瘀堵，气血不能畅达脏腑与体表，表现为四肢不温、头晕、乏力等虚象，实则为瘀滞，气血不能外达所致。故贺老论述病机，遵《黄帝内经》所言"得其要者，一言以蔽之"，化繁为简，得四字真言"病多气滞"。

《素问·宝命全形论》说，"人以天地之气生"，"天地合气命之曰人"。《素问·六节藏象论》说："气和而生，津液相成，神乃自生。"《灵枢·决气》更具体指出："上焦开发，宣五谷味，熏肤、充身、泽毛，若雾露之溉，是谓气。"贺老认为气的含义有两个方面。一是指构成人体和维持人体生命活动的精微物质。即气是比精更微小，运动能力更强的物质，此为有形之气，如水谷之气、呼吸之气等。根据其来源和分布部位之不同，又有不同的名称，如元气、宗气、营气、卫气等。二是指脏腑组织机能活动的表现，为无形之气，如五脏之气、六腑之气、经络之气等。人体是一个完整的有机体，各脏腑、组织、器官之间都有密切的联系，而这种联系是由经络来完成的。气血在经络系统中的运行是生命代谢活动的表现形式之一，若气血不能在经络系统中正常运行就会产生各种疾病。在这个学术思想的指导下，便产生了"通"与"不通"的概念。"通"就是人体气血充盈，机体脏腑功能健全的生理状态；"不通"就是人体气血运行呆滞，机体功能受阻的病理状态。

"法用三通"是在"病多气滞"这一病机下的治疗策略。所谓"三通"之法，包括微通、温通、强通三法，以通为顺、以通为补，所谓不通则痛，通则不痛，经络顺畅，百病不生。从另一个层面看，"三通法"，其中也包含"补法"之义。如温通法，火针点刺经络腧穴，以火热祛除寒凝，是为通，亦有温补阳气之功。

二、读中医典籍悟针灸之妙

贺老常常要求其弟子精研《黄帝内经》《伤寒论》《金匮要略》《针灸甲乙经》等中医经典著作，打好扎实的中医基础。其中对于脑这个"奇恒之腑"，贺老认为"脑"居于颅腔之内，由髓汇聚而成，故称"脑为髓海"，满而不实。脑似脏非脏，似腑非腑。贺老认为"督脉通于脑"，故临床对于精神、神经系统疾病常以温通督脉为主。曾有一位壮年男性，从4米多高的地方掉下来，经检查并无大碍，只是有轻度脑震荡，但是他总感觉浑身难受、惊恐、坐立不安。贺老就在他的背部督脉、膀胱经上的背俞穴针刺，开始时1周3次，逐渐过渡到1周2次，1年后1周1次，前后共治疗3年多。每次来门诊，患者就说："要不是贺老您给我扎针，我现在就成一个废人了！"患者走后贺老解释道，这个患者是掉下来后"吓坏了"，魂不附体，所以每次选穴都是以督脉、膀胱经上的背俞穴为主，通过针刺来激发督阳从而达到阴平阳秘的治疗目的。

"病多气滞，法用三通"，是贺老在对诸多经典古籍的继承与针灸临床诊疗经验中总结升华而来的。这其中包括他对五脏六腑、气血精液、气机变化、病因病机等中医基础理论的研究，以及针灸临床上对经络、腧穴、针具、针法等在临床具体应用时自己的体会和经验总结。

根据十二经脉的循行走向与交接规律（图1-1），贺老认为"病多气滞"也是从手太阴肺经开始。要理解好中医的肺、大肠、胃、脾、心、小肠、膀胱、肾、心包、三焦、胆、肝这些脏腑的经络，首先得知道中医讲的心、肝、脾、肺、肾等脏腑跟现代解剖学上的心、肝、脾、肺、肾等器官是不一样的概念。因为古代中医受儒家思想的影响，身体发肤，受之父母，不可毁伤，在古代解剖尸体是不允许的。因此，中医研究五脏六腑就只能通过取象比类的方法推测人体内应该会有的五脏六腑及其表现于外的整个机体的功能表现，而不是西医解剖学上所说的某个具体的体内脏器。比如，中医认为"肺者，相傅之官"。肺相当于一个国家的宰相，为五脏六腑之"华盖"，肺主气、司呼吸，肺开窍于鼻、外合皮毛，口鼻直接与自然界联系，完成"吐故纳新"的作用，故《黄帝内经》有"肺主一身之气"，"肺朝百脉，输精于皮毛"。"心者，君主之官，神明出焉"，所以中医的心代表一个国家的君王，具有主持管理整个国家的功能。"脾胃者，仓廪之官，五味出焉。"中医讲的脾胃类似于现代农业部的功能，即《素问·经脉别论》中所说的"饮入于胃，游溢精气，上输于脾，脾气散精"。"左肝右肺，心上肾下，脾居中央"的说法，指的是肝气主生发，以应东方，肺气主肃降，以应西方。东方在古代就是左边，中国古人是"左东右西"来看世界的，与现代地图所指"上北下南，左西右东"有别。所以说"左肝右肺"，指的是肝气和肺气，左升右降的气机运行方向。肝升肺降，气机顺畅人就健康；反之，肝当升不升，肺当降不降，则气机紊乱，百病丛生。是故中医关于五脏六腑的描述，都是以功能表现为主，绝非解剖上的五脏六腑。这些基础理论，直到今日仍然指导着我们的临床工作。这些就是贺老让我们研读中医典籍才能领悟到的针灸奥妙。这也就是名老中医常讲的学习中医靠"悟性"。在现代西医解剖学、地理学引进中国，翻译成中文的时候，不可避免地产生了许多误解。因此，真正领悟中医典籍的奥妙是学习中医的第一步。

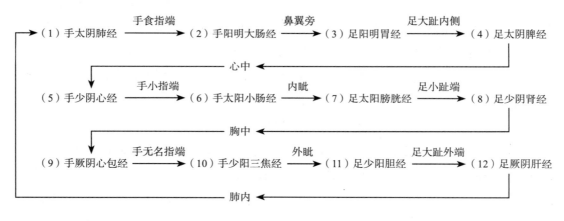

图 1-1　十二经脉的循行走向与交接规律

三、以"取象比类"谈经络体系

经络体系由经脉和络脉两大部分构成。经脉以纵行为主，有一定的循行路径，循行于较深的部位。经之支脉旁出者为络，纵横交错，遍布全身，其中孙络为气血交换的场所，浮络循行于较浅的部位。经脉和络脉衔接在一起，使人体的脏腑、官窍、四肢、百骸等连接在一起形成一个统一的整体，并通过经络之气调整全身的功能，运行气血，协调阴阳。《灵枢·经脉》中说："经脉者，所以能决死生，处百病，调虚实，不可不通。"我们要对经络体系有一个更明确的认识，要守正创新，要以敬畏之心尊重先贤的经验总结，在此基础上进行创新，切不可盲目崇拜和攀比，使我们误入歧途。比如说，从20世纪50年代开始，很多针灸学家分别从解剖、电阻、热效应等方面寻找证明经络体系的解剖物质基础。那时贺老就说："对于从尸体解剖上去寻找经络的物质基础，如发现所谓的"凤汉小体"，就是忘本。腧穴的定义是脏腑经络之气输注于体表的部位。经络腧穴是啥？是气，气为阳，是功能表现。尸体上还有气吗？还有人体的各种功能表现吗？"我们学习中医，认识中医，参悟中医，那中医是什么？中医是以中国古代的哲学思想——阴阳五行学说为基础，以脏腑经络的生理病理为核心，以取象比类为方法，以整体观念为主导思想，以辨证论治为诊疗特色的医学体系，包括中药、针灸、推拿、导引、骨伤、刮痧、拔罐、情志疗法，等等。为什么古人要以取象比类为研究方法呢？这是由于历史及儒家思想的影响。身体发肤，受之父母，不可毁伤。在古代，解剖人体是非法的，不被允许的。那如何认识和把握复杂的机体生理、病理变化呢？只能采用取象比类的方法重机体功能而轻人体解剖。中医的五脏六腑、经络体系、藏象学说、阴阳五行学说、气机的变化都是从哲学、宇宙、自然界的万事万物运行规律着手来认识人体的，人是自然界的一部分，必然受自然界的影响。

经络腧穴沿着十二经脉发生的反应并非是机体神经、体液等物质发生的理化反应。这些细微的变化是我们的肉眼看不到的东西，但不要认为看不到的东西就不存在。自然界里面有很多物质或现象是我们肉眼看不到的，比如声音、气味、暗物质、量子、黑洞等，但是它们是客观存在的。科学也是一个不断进步的过程，每个人对事物的认识是有局限性的，因此不能在还没认识或者参悟透之前就盲目批判，至少在评判之前你应当了解事物发展的历史规律及其原理，即我们常讲的先有继承，才能有创新，有调查才有发言权。

众所周知，中国是一个农业大国，农民占比较大，为了指导农作物的耕种、播种、收割等，中国古人发明了二十四节气，一直沿用至今，这也是古人仰观天文、俯察地理后的经验总结。2016年11月30日，二十四节气被正式列入联合国教科文组织人类非物质文化遗产代表作名录。在国际气象界，二十四节气被誉为"中国的第五大发明"。中医是中国古人在长期实践的基础上总结出来的医学，当然中医也是一门不断继承创新、与时俱进、不断成熟的科学。如在经络方面，《难经》就在《黄帝内经》的基础上进行补充，提出了"奇经八脉"，有了"奇经八脉"的概念之后，使经络体系丰富起来了。人体不仅有了纵向的十二经脉，又有贯穿于经脉之间的"奇经八脉"，包括督脉、任脉、冲脉、带脉、阳维脉、阴维脉、阴跷脉、阳跷脉。《难经》曰："凡此八脉者，皆不拘于经，故曰奇经八脉。"奇经八脉不与脏腑有直接的相互属络关系，也没有表里关系，甚至除了任、督二脉都没有本属于本经的穴位。但它们有自己纵横交错的走向，可以补充调节十二经脉的气血，使经络成为一个完全的输送精微物质和传递能量至身体各个部位以维持人体组织器官生理功能的通道。

《灵枢·经脉》中说："经脉者，所以能决死生，处百病，调虚实，不可不通。"经络体系是独特的医学诊疗体系，针灸、推拿、刮痧、拔罐等疗法都以经络腧穴为基础。人体是由细胞组成的一个有机整体。其内在的运行奥妙是中医运用取象比类、司外揣内的方法进行研究的，通过观察个体表现出来的征象推理研究出内脏的活动规律，形成了藏象学说，包括"五脏六腑"和"奇恒之腑"，它们之间各司其职，又相互影响。我们的人体之所以能适应外界的一切，保持着呼吸、进食、思考、运动、交流和睡眠，都是缘于"五脏六腑"和"奇恒之腑"的正常运转，保持平衡协调的关系，这中间依赖的能量即水谷转化的精微物质，又称为"气"。经络体系将气运达全身各处，沟通内外表里，所以说机体的任何活动都是由脏腑和经络共同完成的。

四、论"病多气滞"，"滞"在经络

贺老根据五六十年的针灸临床经验总结出"病多气滞"。"气"是指人体生命活动所需的能量，而"滞"的部位在经络。《灵枢·海论》曰："夫十二经脉者，内属于脏腑，外络于肢节。"经络体系是由经脉、络脉、经筋、皮部四部分组成。经脉是主干，分为十二经脉和奇经八脉。十二经脉是气血运行的必经通道，与任督二脉，合称为十四正经；奇经八脉类似于鄱阳湖、洞庭湖等大型湖泊，与五脏六腑没有直接联系，也没有表里关系，以备不时之需。十二经别是从十二经脉中别出的经脉。它们分别起自四肢，循行于人体脏腑深部，上出于头项浅部。十二经别的作用是加强互为表里的经脉之间的联络，补充正经的不足。络脉是经脉的分支，有别络、浮络和孙络之分。别络是较大的和主要的络脉，十二经与督脉、任脉各有一支别络，再加上脾之大络，合称为"十五别络"。别络可加强互为表里两经之间的体表联系。浮络是循行于人体浅表部位，浮现在外的络脉。孙络是细小的络脉。连属部，包括经筋和皮部，是十二经脉与筋肉和体表的连属部分，其主要作用是输布气血以濡养全身。古代医学家已有通过观察络脉诊查疾病的先例。

有关经络的最早记载可见于湖南马王堆汉墓出土的帛书。其中的《阴阳十一脉灸经》《足臂十一脉灸经》记载了全身经脉在体表的循行。学术界把这一时期称为经络理论的雏形期。那经络腧穴是怎么发现的呢？目前有一种说法是道家的返观内视法。而贺老认为经络腧穴是古代医家及劳动人民在临床实践活动中总结提炼而来，假借"黄帝""扁鹊"之名著书立说，以传后世。

中医认为人体是一个统一的整体，脏腑、经络以及其与自然界的联系都是牵一发而动全身。比如六淫、七情等刺激机体，会产生相应的变化，包括神经、血管、体液、内分泌等一系列身体反应。病邪入侵、情志失调、饮食不节等均会影响人体脏腑、经络功能的正常运行，开始多为功能性失调，即"气滞"。气滞即气机升降出入失常，包括气郁、气滞、气陷、气闭，甚至包括气虚的表现。古代医家对气滞的理解也是一个不断探索总结的过程。气滞的部位为五脏六腑对应的经络腧穴。腧穴最初多为《灵枢·经筋》"以痛为腧"、《备急千金要方》的阿是穴，即只将病痛的局部作为针灸的施术部位，没有固定的部位、名称，也无对应的经络；后来随着医疗经验的积累，才有了单个的穴名记载，如扁鹊治虢太子尸厥取"三阳五会"，马王堆汉墓帛书中"阳上于环二寸而益为一久（灸）"，《五十二病方》中"久（灸）足中指""久（灸）左"等，其所指的都是针灸施术的部位。这说明在这一时期已形成了穴的概念，而后又经过长期大量的医疗实践，人们对腧穴的部位特点和治疗范围的认识更加深入，确定了位置，明确了主治，赋予了名称，又进行了十四正经的系统分类。我国最早的经典医籍《黄帝内经》，便谈及了腧穴的部位、名称、分经、主治等内容，从而为腧穴学的形成与发展奠定了基础；其后的《难经》又提出了八会穴，并对俞募穴、原穴、五输穴均有所阐发，总结了 365 个穴位。腧穴是人体脏腑经络之气输注于体表的部位，腧穴多在人体分肉腠理之间或关节、骨骼连接的缝隙之间，即穴位多在筋边、骨边、缝边。

人体经络之气由细微到充盛犹如自然界的水流，由小泉眼汇聚形成小溪，小溪汇合成小河，最终汇聚成江河湖海，而水流在循环往复的过程中，必然会受到各种阻隔。贺普仁教授认为给人治病犹如种庄稼，既要有阳光还要营养充足，关键还在于富含营养的水流能滋润到每一棵庄稼，如果水不能灌溉庄稼，我们就得疏通沟渠。因此，贺老认为中医是一门生命认知科学。在《黄帝内经》《针灸甲乙经》《难经》《伤寒论》等古籍及历代针灸大家的基础上，贺老结合数十年的临床经验，总结提炼出"病多气滞，滞在经络"，创立了一套比较完整的针灸临床理论体系——"病多气滞，法用三通"。

第二节　贺普仁教授医功学术思想

一、武医丹修，三通针法

贺老在三通传承中反复强调了针灸医功"武医丹修，三通针法"的核心思想。比如，针灸要练功；针灸不仅有一根毫针，还有三棱针和火针；针灸善于治疗内科病；要精研《黄帝内经》《难经》《伤寒论》《金匮要略》《针灸甲乙经》等经典；要重视医德，医德和医术比是九比一，等等。

二、针灸不练功，累死也无功

贺老强调："针灸不练功，累死也无功。"贺老的老师牛泽华当初也反复告诫弟子在学针灸的同时，一定要练功习武。一开始贺老半信半疑，后来他发现，习武练功的人进针不疼、针感强、效果好，不练功的人则不然。所以后来贺老学了八卦掌，而且学的是尹派八卦掌，师从曹钟升老师，曹老师是尹福的弟子，而尹福就是八卦掌创始人董海川先生的得意弟子。八卦掌是内家拳，得气快，针灸之人练之日久人针合一，临床疗效非凡。贺老认为很多特殊的针法必须以功法为基础才能做到。贺老说："烧山火，引天气入之，透天凉，引地气入之，不会练功如何做到呢？"

贺老精研《黄帝内经》《难经》，通览《针灸甲乙经》《针灸大成》《奇经八脉考》等经典名著，这些经典中都提到了功法的重要性。如《素问·上古天真论》说到真人"提挈天地，把握阴阳，呼吸精气，独立守神，肌肉若一"，这里面强调了练功是真人修行的重要内容。《难经》中关于"脐下肾间动气"的说法也强调了脐下肾间动气是一个人的根本，功法也是围绕此处行功。《针灸大成》中在讲述经脉之后，常附《导引本经》。《导引本经》即讲述如何导引本条经脉，即练功方法。如肺经的导引本经中讲肺朝百脉，为金丹之母，回风混合，百日功灵，息调则心静。这些都体现了功法在针灸当中极为重要的地位。

三、练针先练身，练气后运针

贺老反复强调"练针先练身，练气后运针"。贺老主要强调了两个方面：一个是气沉丹田而练指力努劲；一个是打坐。

贺老说练指力努劲，首先气沉丹田，然后气从丹田贯肩、臂、肘、腕而至指端。关于静坐，贺老强调秘诀为一个字——"静"，归根曰静，吐出胸中浊气，纳入天地日月的精华，纳入丹田，久而久之，气满而道成。

贺老关于"针灸要练功"的思想是针灸之正传，因为古代中医原本如此。练功不仅可以提高临床疗效，也可以单独发挥巨大作用，目前世界各地都在研究太极拳等中国传统功法的作用，可见一斑。

四、练功与针灸完美结合

贺老概括他的学术思想的第二个方面为三通法："针灸不只有一根毫针，还有三棱针和火针。"贺老说："病多气滞，法用三通。毫针是微通，三棱针是强通，火针是温通。"当年贺老在临床中遇到了难题，便重新挖掘了几近失传的火针，使临床疗效大大提升，治疗病种明显扩大。

贺老运用三通法时，其前提是功法已经练成，即练功与三通法紧密结合在一起。贺老将练功与针灸完美结合在一起，经历了 10 ～ 20 年的时间。据贺老体会，练功和针灸结合在一起后，别人可能扎十次针才能好的，他扎一两次可能就好了。

五、熟读经典，博采众长

贺老精研《黄帝内经》，对《难经》《伤寒论》《金匮要略》《温病条辨》均能背诵，并熟读《针灸大成》《针灸甲乙经》等大量中医经典，对各朝代的针灸专著了如指掌。贺老成名后也常常读书到深夜。贺老收藏大量中医书籍，不少针灸方面的书已是孤本、绝版，因此他有天下第一针灸藏书家的美誉。

贺老强调，经典必须多背诵。贺老反复说，《难经》是一本好书。他很重视七冲门。七冲门是哪七冲门？唇为飞门，齿为户门，咽喉为吸门，胃之上口为贲门，胃之下口为幽门，大肠、小肠之间为阑门，下极为魄门。在抢救患者时，有时需要把肛门堵上，可能就是防止魂魄从魄门而脱出；有时患者牙关紧闭，是防止魂魄从口唇飞出。七冲门是人体的七个门户，其中飞门、户门、魄门是魂魄飞出身体的途径。如此我们就可以理解贺老为什么那么重视七冲门了。

贺老对《难经》中肾间动气的论述尤为重视。《难经》中讲到，"寸口脉平而死者，何谓也？然，诸十二经脉者，皆系于生气之原。所谓生气之原者，谓十二经之根本也，谓肾间动气也。此五脏六腑之本，十二经脉之根，呼吸之门，三焦之原，一名守邪之神。故气者，人之根本也，根绝则茎叶枯矣。寸口脉平而死者，生气独绝于内也"。这段话大概也是腹诊的主要依据之一，是说脐下肾间动气为脉之根，脉诊虽然可以独取寸口，但常常以腹诊探测脐下肾间动气的盛衰。肾间动气也是武医丹修最重视的内容，贺老对它的强调，其实就是强调医武相通的关键环节即是此处。

贺老又反复强调了《难经·一难》，其中提出了十二经皆有动脉，独取寸口以决生死吉凶的道，同时也指出"人一日一夜，凡一万三千五百息，脉行五十度。周于身，漏下百刻"中的息是用来计算时间的。古代针灸穴位后面附有留多少呼，其实就是留针的时间，留十呼，即留 10 个正常呼吸的时间。目前留针多为 15 ～ 30 分钟，脉行一度大约 28 多分钟，根据即在此处。

基于对经典的掌握，贺老用药精当。贺老常开四君子汤、四物汤、小柴胡汤、逍遥散、牵正散等原方，仅几味药，真是值得学习和推荐。

六、医德占九，医术占一

贺老对医德平时言论不多，因为行重于言。贺老自年轻时就坚持义诊，白天在医院工作，晚上回到家常常义诊。有一次，贺老谈及医德时语出惊人，贺老说如果医德和医术有个比例的话，医德占九，医术占一。厚德载物，贺老医术精湛，一个重要的原因就是贺老把医德看得极其重要，把师道、同道、患者看得极其重要。

贺老经常说他有五位老师。一位是他的授业恩师牛泽华老师，他的针灸即从牛老处学来。一位是经典之师。熟读经典是中医的成才之路，贺老以古人为师是造诣不断精进的重要原因。一位是同道之师。贺老对同道极其尊重，以同道为师，积极学习同道的长处。一位是学生之师。教学相长，贺老从教学生和徒弟的过程中也不断提高。一位是患者之师。治疗之后效果怎么样，患者说了算，因此患者的反映和反馈是医生成长的最关键因素。

贺老强调成长的五位老师，说明贺老对师长、对同道、对学生、对经典、对患者极其敬重，同时，也是贺老终成一代名家、一位国医大师的重要原因。

七、中医要有文化底蕴

贺老豁达开朗，多才多艺，擅长书法、中国象棋、京剧等传统文化。

贺老每每强调要写好毛笔字。贺老写毛笔字是自学成才，自己临帖，并结合武术、中医形成了自己的风格。贺老每谈及此都说，中医要有文化，意思是说中医人必须写好毛笔字，写字就像练功一样。每次听贺老谈及此，我不禁自惭形秽，定位自己是个没文化的人，后来我多次想去学写毛笔字，也仍然以"忙"等理由迟迟未付诸实施。

贺老年轻时代曾与象棋大师傅光明对弈，棋力极佳。贺老年近九旬时，虽有白内障眼疾，但仍然威风不减当年。我大学时代曾醉心《梅花谱》《橘中秘》等象棋谱，并曾称雄于学校，但和贺老对弈，常常败下阵来，一不小心可能就被吃子或将死，贺老则露出笑容，鼓励我说："象棋是一种文化，不在输赢。"

贺老尊师重道，兼收并蓄，豁达侠武，勤恳工作，面对困难和坎坷以淡然的态度面对。贺老字"师牛"，一方面是说师从牛泽华老师，另一方面是说要像黄牛一样勤勤恳恳工作。贺老号"空水"，意思就是遇到困难和坎坷，放空自己，一尘不染，善利万物而不争。

贺老的医德、医功、医术还需要我辈努力践行，用一生去学习、传承和发扬。

第三节　贺普仁教授学术思想传承——"十根针"

国医大师贺普仁教授是一位驰名中外的针灸学家，享有"天下第一针"的美誉。1997 年，贺老被收入英国剑桥名人传记中心《国际名人录》（第 12 版）；1998 年，因对针灸事业的突出贡献，贺老获世界知名医学家金奖并获 20 世纪杰出医学奖证书；2008 年，贺老获传统医药国家级非物质文化遗产代表性传承人称号；2009 年，贺老获国医大师荣誉称号；2010 年，贺老成为"人类非物质文化遗产代表名录——中医针灸"代表性传承人。中国针灸学会评价贺普仁教授：德艺双馨，一生以"以医正人，以义正己"为座右铭，以精湛之术普济众生，以仁义之心严于律己，以倾囊之德客徒授业，诠释了大医精诚的内涵，为针灸事业的发展作出了重要的贡献。

一、针之魂

贺老认为针灸是有灵魂的，曾请书法家写了"针魂"二字，并把它挂在中堂。贺老一辈子爱"针"如命，钟情于针灸事业，也是真正做到了"针魂"。从 14 岁起，贺普仁就在恩师牛泽华的教诲下，精研《黄帝内经》《难经》《伤寒论》《针灸甲乙经》《针灸大成》等。京城针灸名家牛泽华受施今墨邀请，任施今墨在北京创办的北平国医学院的针灸教授。"普仁"的名字也是牛泽华教授给起的。"普仁"寓意"一视同仁、仁者爱人"，就是说应该对患者富有同情心、关爱之心。贺老是临床针灸医生，一辈子用针和灸治病救人，从医逾70年，从学徒开始就与针灸为伴，直到晚年，见到他的朋友、同学、学生、弟子，甚至是家庭聚餐时，谈论的都是针灸如何治病。他对针灸的热爱到了无以复加的程度，所以说"针灸就是他的灵魂"。

贺老师从牛泽华教授后，看到无数的患者经牛泽华教授治疗后恢复了健康，在牛老"生命至重，惟人至尊"的谆谆教导和临床带教的影响下，年轻的贺普仁立志成为一个救人于病痛的良医，立志将医之"精光之道"承前启后，发扬光大。在跟师学习的8年期间，学徒的贺普仁晨起练功，服侍老师，白天随师应诊，通读儒家经典，背诵《黄帝内经》《难经》，精读《针灸甲乙经》，博览历代针灸各家书籍，精勤不倦，勤奋耕耘，奠定了深厚的传统文化和中医针灸功底，并将所学与临床相结合，从中体悟到了人体经络的奥妙。正是如此，在贺老行医五十周年的庆祝大会上，贺老提出了"贺氏针灸三通法"治疗体系。这是贺老将中医的基础理论、病因病机、经络体系的气血运行规律，根据"通则不痛，痛则不通"的理论，总结提炼出了"病多气滞，法用三通"的经络理论体系。"贺氏针灸三通法"是贺老从理论到临床实践，再从临床实践丰富理论，再用理论指导临床针灸治疗的升华，是中医针灸的瑰宝，是中医针灸的"灵魂"。

二、针之理

贺氏针灸三通法，是以"病多气滞"为疾病发病的病机基础，以"微通""温通""强通"三通针法为治疗原则。贺老从中医典籍挖掘到针灸学的精髓，从阴阳五行之源、循脏腑生成之本解悟出通经络、调血气、和阴阳、复阴阳气机升降出入运行之常的针灸治病机制。贺老非常注重气血的关系，强调"气为血之帅，血为气之母"，"调气通脉，疏通经络"，"人活一口气"。贺老认为气为阳，为无形的脏腑功能的外在表现，为生命力，为新陈代谢能力，为机体细胞的修复能力。贺老提出"病多气滞"的病机内涵。气滞主要是指气机的升降出入功能失调。此外，贺老强调针灸临证还需辨证，包括性别、年龄、形体胖瘦、地域、节气、病因、病机、病位、病程，等等。只有熟练掌握了发病机理，才能知道祛病路径。知道病位所在，才能通过针刺使气至病所。知道形体差异、气候差异、体质差异等才能辨证论治，进行个体化治疗。只有确立了病机，才能拟出准确的主穴配穴，采用相应的针具及手法来激发调整气机的运行。

贺老认为："凡各种疾病皆由经络不畅、阴阳功能失衡所致。经络不畅则为经络之中的气血运行不畅、气机的升降出入功能失调，日久则导致器质性损伤，则不好治疗。"现在的中医教育都是科班教育，批量化生产，各个学科分科很细，有好处，但也有不足。

比如说，讲课的时候都是一个经络、一个穴位、一个中药、一个证型来讲，但临床上并没有患者是完全按单一证型来得病的，所以临床时还是不能学以致用，对经络体系缺乏深层次的理解，要么选用穴位太多、太杂，主穴、配穴不清晰，治疗重点不突出，临床效果必然也不佳，要么盲人摸象，王婆卖瓜，门派太多，选择困难，或者故步自封，不懂如何综合治疗，采用什么样的手法，刺激量多大合适，这些临床现实的问题，往往需要临床实践才能把握。贺老通过多年的悟道实践，得出"病多气滞，法用三通"的理论，以其指导临床实践能很好地解决上述问题。

三、针之术

针灸技术有广义和狭义之分。狭义的针灸包括针刺和艾灸。广义的针灸包括针刺、艾灸、刮痧、刺络放血、拔罐、耳穴、皮肤针、眼针、耳针、腹针、针刀，等等。各种针灸技术要发挥疗效不仅要辨证准确、选穴精准，还要知道每个穴位应该采用什么样的针刺补泻手法。贺老尤其重视针灸的补泻手法。《灵枢·九针十二原》云："言不可治者，未得其术也。"贺普仁教授对针刺的补泻手法进行了系统的总结和梳理，如宋代《琼瑶神书》的"赤凤摇头""苍龙摆尾"等针刺手法以及《琼瑶七星针》中"项强头疼痛不禁，指针须使后溪寻""两肋阳陵痛更悠，腰膝疼痛委中瘳"等经验穴，总结出三通针法，即微通、强通、温通针法。

贺老进针犹如蜻蜓点水，进针无痛且快，进针后采取对应的针刺补泻手法，使针感犹如潮起，渐至隆盛，然后再减弱。一般经过贺老针灸治疗后，患者皆有痛苦消失、轻松欣快之感，甚至针刺后就能熟睡一觉。对于针刺手法的学习，贺老认为不能只靠书本，还需师带徒模式的言传身教，只有跟师时时揣摩、模仿、练习进针手势、深度、提插捻转等手法以及用力技巧，才能熟练掌握，并非是一蹴而就的，必须有正确的方法，勤学苦练，持之以恒才能练出来。

同时，贺老经常叮嘱年轻医生要有责任心，要谨小慎微、思维缜密，要不断提高自己的医德修养，操作时应遵循《素问·宝命全形论》所言"经气已至，慎守勿失，深浅在志，远近若一，如临深渊，手如握虎，神无营于众物"。针灸临床时，医生首先要向患者讲解针灸时有轻微疼痛，针刺后有酸麻重胀的感觉，可能会有皮下出血、淤青、皮下血肿等情况，取得患者知情理解后才能施术；另外，要重视针灸意外情况的处理，当患者晕针，要沉着应对，立即去针平卧，吸氧，测血糖、血压、脉搏、血氧等生命体征，有条件的查心电图，对症处理，若施针不当导致针体弯折或断裂，应使用止血钳沿着弯折方向将针取出。医生要时刻保持一颗敬畏之心，不可马虎大意。

四、针之法

贺老在多年的临床实践基础上，不断总结提高，博采众长，创立了独具特色的针灸治疗体系——贺氏针灸三通法，形成了"病多气滞，法用三通"的独特学术思想，其内容包括以毫针刺法为主的"微通法"，以火针疗法为主的"温通法"，以三棱针放血为主的"强通法"。他创立的"针灸三通法"影响深远，促进了针灸学术的发展。美国、中国台湾、日本及东南亚等地成立了"三通法研究会"。他的学术思想得到了国际国内社会的普遍关注和承认，在国际上产生了极大的影响。其创立的无痛进针法，对国内外针灸界产生了积极的影响。其中《贺氏针灸三通法治疗中风病的临床应用》获得卫生部（现国家卫生和健康委员会，下同）第二轮面向农村和城市社区推广适宜技术十年百项计划第八批项目。

除此之外，贺老独到的针方、常用穴位、对穴、透针的临床应用及补泻手法，包括单手的基本补泻法和针刺综合手法可使得病除疾却，患者和医生都满意。

五、针之功

贺普仁教授的针法将针灸、导引术融为一体。他常说："搞针灸不练导引术，等于医生白费劲，患者白受苦。"针灸医生指功不可不练，而坐功又不可不行。初行功时，应谨守规矩，调息坐功时，正其心身，巍然竖直，胸硬腰挺，不可伛偻，左腿抱右腿，两手翻置于膝上，眼观鼻，鼻观心，徐事吐纳，由浅入深，先徐徐将胸中之浊气吐出，再吸入新鲜空气，取其微细，采天地之灵秀，取日月之精华，吐胸中之恶浊，纳自然界之清气。吸气时要集中精神，将吸入之气经过胸中然后纳入丹田，丹田即气海，在脐下 1.5寸，小腹上。初练时气随入随出，不能收留，坚持打坐终能存于丹田，气满而道成。针者以有形的练习之功，加无形调息之气，用于针刺则能事半功倍。

贺普仁教授自幼习八卦掌，每天坚持早工 1 个小时，14 岁开始从无懈怠，并从中领悟到了中医经络和武术之间的奥秘。由于有武术、导引术的深厚功底，贺老针灸时腕力强，手指稳，手上有一股巧劲，进针顺畅无阻，力度恰到好处；手指上的气感强，气通过针的媒介作用可以直达穴位；扎针速度极快，宛如手上芭蕾，针刺讲究"稳、准、狠"，这样扎针就能很好地减少进针时患者的痛苦，即贺老所创的"贺氏飞针法"，又称"贺氏无痛针法"。此针法主要在于用气，要求技术纯熟，对穴位的掌握、进针深浅，成竹在胸，而且还要有深厚的气功根底，即讲究进针时的指力，尤其是对儿童施针时，无痛针刺才能让患者坚持和长期接受治疗。

贺老将武术、导引术引入针灸学中，是贺氏针灸的一大亮点。贺氏飞针法结合导引术与武术，相较于一般针法具有更强的振动穿透力，作用于人体的穴位上，更能迅速激发人体的经气感传，产生酸麻重胀感，达到"刺之要"，气至而有效的效果，同时疼痛相对较轻。所以，贺老临床时常叮嘱年轻针灸医师一定要加强自身"内功"的修炼，要有手如握虎之力。

六、针之效

贺老认为中医的生命力在于疗效，中医针灸之所以沿用至今，根本原因在于其有效，归根到底就是能治好病，疗效才是硬道理。贺老 1956 年进入北京市中医医院针灸科，医院每天排队挂号的患者很多，当时物资紧缺，所以那时的大夫无法大量用针扎很多穴位，而且每个患者扎针的时间非常有限，这样就逼着针灸大夫要讲究效率，即要简化、精化针灸处方。

针灸处方一般有主穴、配穴之分，贺老认为针灸处方是几个穴位的有机组合，通过整体协同生效，往往很难区分哪个是主穴，哪个是配穴，但为了方便临床带教，故有主穴、配穴之分，以符合针灸处方取穴原则。贺老根据临床病情需要，辨证地选择毫针微通针法、放血强通针法、火针温通针法，临床选穴精而少，通过临床观察发现贺氏三通针法在治疗颈肩腰腿痛等痛症、过敏性鼻炎、类风湿关节炎、白癜风等自身免疫性疾病，以及原发性高血压、儿童智力障碍、子宫肌瘤、外阴白斑、慢性小腿溃疡、下肢静脉曲张、静脉炎等疾病上均有很好的疗效。

七、针之拓

贺普仁教授临床实践中敢于探索创新，对针灸经典中的禁区敢于尝试突破，如火针治疗下肢静脉曲张，打破针刺须避开血管的禁忌，以曲张血管作为阿是穴进行点刺放血，疗效显著，扩大了针灸治疗病种。贺老从 20 世纪 60 年代起，在火针疗法的适应证及治病机理方面进行了尝试和探讨，首先发起和倡导了火针疗法的临床使用，使这一古老疗法焕发了新的活力，多年来在临床实践中坚持使用火针治疗多种病症，包括小儿智力障碍、子宫肌瘤、外阴白斑、慢性小腿溃疡、下肢静脉曲张、静脉炎等疑难病症，均取得了显著的疗效。

同时，贺老还指导研究生深入研究火针的治疗作用及其机理，在各级学术刊物上发表多篇有关火针的论文。20 世纪 80 年代初，贺老将火针、毫针、三棱针为主的针具针法提炼总结为"贺氏针灸三通法",其中以火针为主的温通理论是"贺氏针灸三通法"的核心部分。该理论丰富了火针疗法的病机学说,规范了火针的操作方法,包括对火针刺法的归纳分类,针刺留针时间及间隔时间,扩大了施术部位,扩大了火针的适应证,总结出了注意事项和禁忌证等,独创了一系列适用于不同临床适应证的贺氏火针针具,建立了成熟稳定的、标准化的制作工艺,是继《黄帝内经》《针灸聚英》后对火针疗法的又一次系统总结和全面提升。

八、针之传

贺普仁教授为国内外著名针灸专家,有"针灸泰斗"之称。贺老临证之余,重视临床经验的总结,注重针灸医学理论的丰富和整理,潜心研究中医针灸理论,著书立说。1991年,贺普仁教授被评为全国名老中医,并配备了国家级徒弟、市级徒弟,先后带徒8名,带教研究生3名,所传带硕士研究生及学生达400余人,可谓桃李满天下。贺老总结提出的"医术、医功、医德"三位一体的针灸医师培养方针见解独到,高屋建瓴。目前,其所带教的学生均已成为各大医院的针灸科主任,一方的栋梁之材,不断地将贺氏三通针法发扬光大、经久不息。

九、针之根

贺老认为中医药文化是中医针灸之根本,尤以孙思邈《大医精诚》为代表的医德是中医药文化的重要组成部分。贺老认为医德作为中医文化的精髓不是可有可无的,更不是与临证治疗毫无关系的,相反,医德是最根本的东西,根基不稳,地动山摇。作为一名针灸医师,优良的医德品质能够极大地提高临床疗效,增进医患和谐,贺老正是秉持着敬佑生命、救死扶伤、甘于奉献、大爱无疆的职业精神,几十年如一日,只要患者需要,不分贫富长幼,贺普仁教授均予精心治疗。贺老经常给我们讲"一把雨伞一盏灯笼"的故事。弟子出师的时候,老师都会送给他们一把雨伞和一盏灯笼,并告诫弟子:不管刮风下雨、白天黑夜,只要患者有需求,出诊、治疗是医生义不容辞的责任。

2003年,严重急性呼吸综合征(SARS)流行期间,年近八旬的贺老不惧被传染的风险,亲临现场指导应用针灸方法配合治疗非典患者。贺老对其他门派、不同观点的针灸医生向来尊重,并支持鼓励自己的学生拜在别的针灸名家名下去学习各种治疗方法,取长补短,博采众长,最终目的就是更好地战胜病魔。这些都体现了贺老深厚的传统文化功底,也是贺普仁教授针灸学术传承体系的重要思想。

十、针之神

《灵枢·九针十二原》云："粗守形，上守神。"《灵枢·小针解》说："粗守形者，守刺法也。上守神者，守人之血气有余不足，可补泻也。"《灵枢·本神》曰："凡刺之法，先必本于神。"《灵枢·官能》曰："用针之要，无忘其神。"从这些论述中可以看出针灸治疗的主要原则就是"治神""守神""调神"。贺老认为"治神"治的是脉变之神，即通过针灸治疗调整五脏六腑的气机运行，从而恢复脉象之神，使脉象恢复到正常的平脉，即从容和缓、有根、有胃气。"守神"是指针灸临证中的自治与治他。"自治"是指医家的"自守"，即针灸医师在治疗的过程中不能心浮气躁，应心静、气沉。《灵枢·官能》曰："语徐而安静，手巧而心审谛者，可使行针艾。"具体操作时，施术者要精神集中，全神贯注，做到心手相合，眼心相合。"治他"是指在针灸临床诊疗活动中，通过四诊收集患者资料后进行辨证论治，从而守护患者之神。"调神"是指针灸医师采用各种方法进行辨证论治，从而调整患者脏腑经络功能，达到调整气血运行的阴阳平衡关系。

贺老认为"神"是一种功能表现，是无形的、功能的，按现代医学的角度来理解可以将"神"理解为一种信息，即针灸施术者通过针刺这一载体给予患者施加的信息量。施术者情绪饱满，认真细致，和蔼可亲，正气充足，则更能取得患者的信任及配合，故而更容易取得更好的疗效。世界卫生组织认为，健康不仅指一个人没有疾病或虚弱现象，而是指一个人生理上、心理上和社会上的完好状态，可见健康包括生理、心理和社会适应性3个方面。在古代，由于缺医少药，最初的医学就是巫医不分家，类似于现代的临终关怀，所以心理安慰也是治疗的一部分，当然随着社会的发展，医疗技术水平的提高，自《黄帝内经》问世以后，巫医不分的时代宣布结束。1991年，在贺老行医50周年的纪念会上，李先念同志为其题词"银针寓深情，拳拳爱人心"，显示了国家对中医药的重视和对贺老针灸事业所作贡献的肯定和褒扬。贺老坚持"只立针法，不立门派，大医正流，针灸正传"，对于前来学习的弟子他向来不吝赐教。数十年来，贺老桃李满天下，美国、新加坡等地也有不少拜入他门下的弟子。贺老常说："希望弟子们努力，把针灸这项国粹发扬光大。"2010年，中医针灸被列入人类非物质文化遗产代表作名录，他欣喜不已："列入了非遗，这也是对针灸人提出了更高的要求，也更应明确今后的发展方向。"他认为，应将中医针灸在广大的农村地区推广应用，中医针灸的简便廉效的优势发扬光大，也符合中国国情，临终之前还在嘱托子女和弟子要"还医于民"。

（贺书元）

第二章　贺普仁教授腧穴心得

第一节　手太阴肺经腧穴

一、侠白（LU 4）——白驳风灸之消斑

【定位】

肱二头肌桡侧缘，腋前纹头下 4 寸，或肘横纹上 5 寸处。

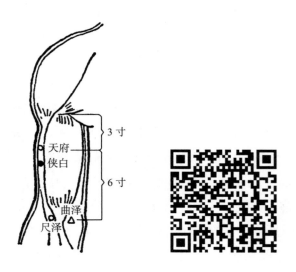

图 2-1　侠白穴（微信扫描二维码看小视频，下同）

【腧穴特性】

侠，与"夹"通，指旁边，取穴时两手下垂，穴侠（夹）胸肺之两旁；白，指白色，乃肺之色，故名侠白。一说穴在上膊，臑部内侧，白肉凸起之前方。垂手夹腋之处，故名"夹白"。又说肺色白，穴侠于赤白肉筋分间，而名侠白。

【主治及刺法】

（1）主治：①肺系病：咳嗽、气喘等。②肺主皮毛之皮肤病：白癜风、湿疹等。③心痛、干呕。④局部病症：上臂内侧痛。

（2）刺法：①微通法：毫针直刺 0.5 ～ 0.8 寸。②温通法：可火针点刺不留针或艾条悬灸、热敏灸 15 ～ 30 分钟，部分患者可出现透热、扩热、传热、蚁行感等热敏现象。

【穴性原理】

侠有侠义之意，这里指魄力。肺色白，主魄。侠白为手太阴经之经别在此别离正经，而入内走肺，散之于大肠，浅出于缺盆，合大肠经于头颈。本穴加强了与大肠经在体内和体表循行的联系，故有补肺益魄、理气宽胸之效。

【临床应用】

取名的原因是肺主白，穴侠于赤白肉筋分间。因肺主皮毛，白色应肺，故侠白有调理肺气、行气活血、养荣肌肤的作用。《寿世保元》云："治赤白汗斑。"贺老在临床上常用其治疗白癜风。

白癜风的临床表现为皮肤突发圆形白斑，并逐渐扩大，边缘肤色加深，中心可有褐色斑点，日晒后灼热发红，周身上下都可发病，常给病人造成心理压力。其病机主要为气机失和，气血凝滞。《圣济总录》曰："白癜风……由肺脏壅热，风热相并，传流荣卫，壅滞肌肉，久不消散故成此也。"

贺老治疗白癜风，常灸侠白，配合采用阿是穴火针点刺、背部放血拔罐和局部围刺。灸侠白采用艾卷温和灸，微热刺激穴位，每次半小时，增强行气活血之效。肺气调，气血荣，则斑可消。

二、孔最（LU6）——孔窍病凉血止血

【定位】

尺泽穴与太渊穴连线上，腕横纹上 7 寸处。

【腧穴特性】

郄穴。孔，孔隙也；最，多、聚、极也。本穴为肺经气血聚集之处，也为肺经经气最旺盛之处，故名孔最。

【主治及刺法】

（1）主治：①肺系病：热病无汗、咳嗽、气喘、鼻衄、咯血、咽喉肿痛失音等。②肺与大肠相表里的大肠病症如痔疮。③局部病症：肘臂挛痛、麻木等。

（2）刺法：①微通法：毫针，直刺 0.5 ～ 0.8 寸。②温通法：可火针点刺不留针，或

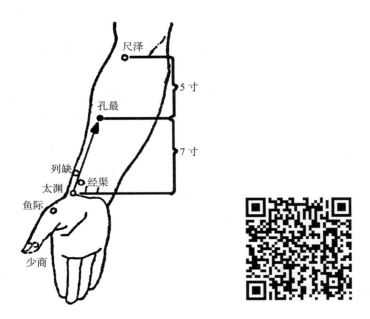

图 2-2　孔最穴

艾条悬灸、热敏灸 15～30 分钟，部分患者可出现透热、扩热、传热、蚁行感等热敏现象。

【穴性原理】

孔，指孔穴；最，聚也。孔最指最大之孔窍，功用最能开瘀通窍，所治病症均有关孔窍，为治疗孔窍病之最常用穴。本穴归属手太阴肺经，为手太阴肺经气血深聚之郄穴，是治疗肺热伤血、动血之常用穴，孔窍病之要穴。

【临床应用】

孔最乃肺经气血深聚之郄穴，善治血证，可以清泻肺热、凉血止血，用于治疗咳血、失音、咽喉肿痛等肺经热盛伤血、动血之证，又由于肺与大肠相表里，故又能治疗痔疮及出血。此外，刺之可以宣肺发汗，开泄腠理，因而能治疗咳喘、热病汗不出、头痛等外邪束表、犯肺之证。

三、列缺（LU 7）——头痛项痹寻列缺

【定位】

桡骨茎突上方，腕横纹上 1.5 寸，当肱桡肌与拇长展肌腱之间。

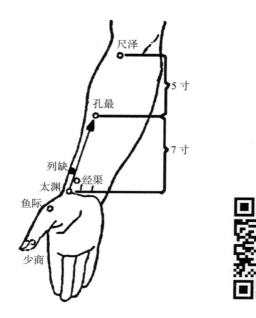

图 2-3 列缺穴

【腧穴特性】

络穴，八脉交会穴之一，通于任脉。古人称天际裂缝为列缺。肺为华盖，居上，象天。列缺穴为手太阴肺经从此穴别出手阳明大肠经，犹如天际裂缝，故名。《会元针灸学》说："列缺者，高骨下缺，位列经穴而生奇络，引肺细络，肺阴生阳，至缺处而交手阳明……故高骨下缺，肺之络穴，故名列缺。"

【主治及刺法】

（1）主治：①肺系病：咳嗽、哮喘、咽痛、鼻渊等。②根据头项寻列缺，可主治偏正头痛、颈项疼痛。③局部病症：上肢震颤、手和腕关节疼痛。

（2）刺法：①微通法：用 1 寸半毫针，针尖向肘部斜刺 0.5 ～ 1 寸，针感局部酸胀，可向下传至拇指，向上传至肘部，得气后，拇指向后轻微缓慢捻转，留针 20 ～ 30 分。②温通法：艾条悬灸 15 分钟，禁直接灸。

【穴性原理】

肺手太阴之脉，起于中焦，下络大肠，还循胃口，上膈属肺。列缺为络穴，与相表里的大肠经相联络，故可以治疗肺经和大肠经脉所循病症，如半身不遂、腕痛无力、口眼歪斜、牙痛；内连肺脏，肺主气，司呼吸，主宣发与肃降，为宗气出入之所，且肺开窍于鼻，内通于肺，故可治外邪侵肺，肺失宣降，气机出入不利所致的肺卫和肺系疾病，如感冒、咳嗽、咽痛、头痛项强；另外，肺可通调水道，故对尿频、尿急、尿痛也有效。

【临床应用】

"头项寻列缺"，临床常配合谷穴治伤风、头痛、项强；配肺俞、大椎穴治咳嗽、哮喘。除此之外，列缺穴为八脉交会穴，通于任脉，任脉起于胞宫，出于会阴，与肾相联系，肺属金，又为肾水之母，故又可用于治疗前阴病，有利水通淋之功。贺普仁说："小便热痛：列缺。"贺老经常用列缺来治疗小便频数热痛等泌尿系疾病，如尿道综合征、慢性前列腺炎、前列腺增生等。

四、太渊（LU 9）——肺朝百脉治无脉

【定位】

在腕掌侧横纹桡侧，桡动脉的桡侧凹陷中。

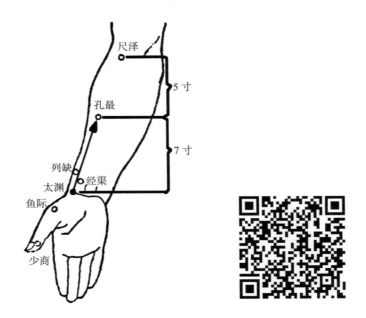

图 2-4　太渊穴

【腧穴特性】

太即大也，有旺盛的意思；渊即深潭。此穴位局部深陷如渊，脉气旺盛，故名太渊。本穴为肺经输穴，原穴，八会穴之脉会。"原"通"源"，乃生命之源泉，故原穴为本经脉气之源泉，指脉气深聚之处，故称为太渊也。

【主治及刺法】

（1）主治：①肺系病：外感咳嗽、气喘、咽喉肿痛、胸痛。②八会穴之脉会，故主

治无脉症。③局部病症：手腕痛。

（2）刺法：①微通法：毫针直刺 0.3 ～ 0.5 寸，穴下有桡动脉，针刺时应避开动脉，局部有酸胀感。②温通法：禁直接灸，可艾条悬灸 5 ～ 10 分钟。

【穴性原理】

肺手太阴之脉，起于中焦，下络大肠，还循胃口，上膈属肺。太渊穴为手太阴肺经的原穴，为肺脏原气经过和留止之处，又为五输穴之输穴，五行属土，为肺金之母，故擅治肺气虚诸证；太渊为八会穴之脉会，故可治血脉闭阻之无脉症；"经脉所过，主治所及"，太渊在腕掌侧横纹桡侧，故可治疗手腕痛。

【临床应用】

太渊为手太阴肺经穴位，故配列缺、少商可治肺系疾病，如外感、咳嗽、气喘、咽喉肿痛等；又为肺经输穴，五行属土，土能生金，根据"虚则补其母"，且又为肺经原穴，故此穴擅长补肺虚，既可补肺气之亏损，又可滋肺阴之亏耗，可治疗久病体弱，肺虚诸证；肺主气，可助心脉行营血，此穴居寸口，肺朝百脉，是脏腑脉气会聚之处，有调气血、通血脉之功，故配人迎、内关可用于心脉瘀阻的胸痹心悸、无脉症；本穴位于腕部，可舒筋利节、通经活络，故可治疗手腕疼痛无力。

五、鱼际（LU 10）——荥主身热清肺热

【定位】

第 1 掌骨中点桡侧，赤白肉际处。

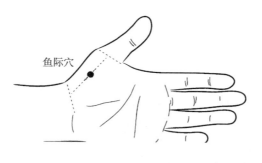

鱼际穴

图 2-5　鱼际穴

【腧穴特性】

荥穴。《灵枢·本输》云："肺出于少商……溜于鱼际，鱼际者，手鱼也，为荥。"《说文解字》云："鱼，水虫也，象形。"际即边际。掌中屈拇肌隆起似鱼，此穴处其边

际，故名鱼际。杨上善谓："水出井流而动也，脉出指流而上行，大指本节后象彼鱼形，故以鱼名之，赤白肉畔，故曰鱼际也。"

【主治及刺法】

（1）主治：①肺系病：咳嗽、咯血、发热、咽痛、失音。②局部病症：掌中热。③特殊治疗作用：小儿疳积。

（2）刺法：①微通法：毫针直刺 0.5 ～ 0.8 寸，局部有酸麻重胀或微疼感。②温通法：艾条悬灸 5 ～ 10 分钟。③强通法：三棱针点刺出血、挑刺出血或刺络拔罐放血。

【穴性原理】

此穴为肺经荥穴，"荥主身热"，五行属火，故可清宣肺热，主治肺系热性病证，如感冒、咳嗽、胸闷胸痛，此外，亦可治疗肺热灼络之咯血，热郁咽喉之咽痛，邪热壅滞、肺金不鸣之失音等。穴位位于手掌部，故可治掌中热。

【临床应用】

鱼际为手太阴肺经荥穴，"荥主身热"，故配尺泽治肺系热病，如咳嗽、咯血；配合谷可治咽喉肿痛；配乳根、少泽、太冲，治乳痈。肺与大肠相表里，贺普仁教授常用鱼际割治法治疗小儿疳积。现代研究发现割治鱼际后，即使在未额外补锌的情况下，也能提高患儿体内锌的含量，说明割治鱼际可使机体通过自身调节改变对锌的吸收、利用和排泄，提高体内锌含量。本穴治疳积常与四缝穴、足三里、捏脊、揉腹相配合。

六、少商（LU 11）——急喉痹刺血利咽

【定位】

拇指桡侧指甲根角旁 0.1 寸。

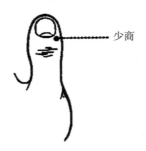
少商

图 2-6　少商穴

【腧穴特性】

井穴，五行属木。少即小也，幼小、微小之义。商为古代五音之一，金在人为肺，在音为商。《广雅·释乐》云："神农琴有五弦，曰宫、商、角、徵、羽。"商为金声，代表肺。此穴为肺经井穴，脉气初发，故名少商。杨上善说："手太阴脉归于肺，肺之所起处，故谓之少商也。"

【主治及刺法】

（1）主治：①肺系病：感冒、咳嗽、咽痛。②井穴主治晕厥急症，如高热、厥证、中暑、癫狂、中风昏迷、小儿惊风等。③局部病症：拇指麻木。

（2）刺法：①微通法：毫针斜刺向上，进针 0.1 寸，针感局部疼痛。②温通法：火针速刺少商，进针 1 分不留针。③强通法：三棱针点刺出血豆许。

【穴性原理】

少商是手太阴肺经井穴，可清肺热、利咽喉，主治咽喉肿痛、咳嗽、失音、鼻衄等肺系热病。井穴具有泻热开窍、回阳救急之功，故贺普仁教授常用强通法点刺放血治疗高热、中暑、癫狂、中风昏迷、小儿惊风等急症。手太阴肺经与手阳明大肠经相表里，足阳明胃经与手阳明大肠经均为阳明经，同名经同气相求，故少商也可治疗肺胃郁热之呕吐。经脉所过，主治所及，故可治疗局部指肿、麻木。

【临床应用】

鼻出血是鼻腔疾病的常见症状，中医称之为"鼻衄"。鼻出血多为单侧，亦可为双侧。本病有虚实之分。实证多因风热犯肺，或嗜食辛辣，胃肠积热，或肝郁化火等因素，致热灼经络、迫血妄行。鼻出血多见血色鲜红、量多鼻干、口渴烦躁、身热便秘、舌红苔黄脉数，当以火针速刺少商，挤出少量血，此法以清热凉血而止血。

咽炎有急慢性之分，急性咽炎中医称之为"喉痹"，常因火热客于上焦，而致咽喉肿胀。取本穴点刺放血，用以清肺热、利咽喉、疏卫解表、消散郁热和通畅经络气血，可收辨证取穴和循经取穴之效果，多用于治疗急性咽炎。若是内蕴邪热、外感风热上蒸咽喉所致者，证见发热恶风、头痛咳嗽等症，配泻曲池和合谷；若肺胃积热、蒸烁咽喉者，证见咽喉红肿、灼热疼痛、痰黄黏稠者，配泻内庭、尺泽以泻热利咽。

第二节　手阳明大肠经腧穴

一、合谷（LI 4）——外感肝风合谷收

【定位】

在手背，第1、2掌骨间，当第2掌骨桡侧的中点处。

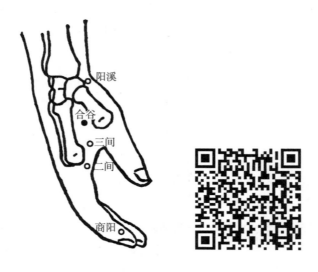

图2-7　合谷穴

【腧穴特性】

原穴。合谷穴名称首见于《灵枢·本输》，曰："大肠上合手阳明，出于商阳……过于合谷，合谷，在大指歧骨之间，为原。"合即结合、合拢之意；谷即山谷，又指肌肉之结合处。食拇指并拢，虎口处出现隆起肌肉，状若山峰，此穴在第1、2掌骨结合处，局部呈山谷样凹陷，故名合谷，又称虎口。

【主治及刺法】

（1）主治：①大肠经病与大肠腑病：呃逆、泄泻等。②肺与大肠相表里之肺系病：外感热病、咽喉肿痛、咳嗽、风疹、瘙痒等。③痛症：头痛、牙痛、胃痛、下颌关节痛、目赤肿痛、臂痛、痛经、关节痛等。④"面口合谷收"之面口部疾病：面肌瞤动、口眼歪斜、青盲、眼睑下垂等。⑤神志病：小儿急惊风、眩晕、癫狂、癫痫等。

（2）刺法：①微通法：毫针泻法斜刺1寸，酸胀针感可向上扩散，有时可至肘，或

合谷透劳宫或后溪，进针 2 ～ 3 寸，针感为手掌麻胀或向指端放散，可治疗手指拘挛或肌肉无力。②温通法：火针点刺 2 分，不留针。

【穴性原理】

手阳明大肠经贯颊，经过面部和唇、鼻，与足阳明经相联，足阳明经别系目系，手阳明络脉入耳中，又手阳明经筋结于颊、頄（鼻旁颧部）、颔部（颞颌关节）。根据"经脉所过，主治所及"，故合谷可用于治疗头面五官病证，即四总穴歌中的"面口合谷收"。

合谷穴为手阳明大肠经的原穴。原穴是指脏腑原气输注、经过和留止的部位。大肠经经气在此聚集，阳明经为多气多血之经，故刺激本穴可调理大肠经经脉气血，有清泻阳明热毒、疏风解表、通经活络、行气止痛的功效。针刺本穴可治疗头痛、齿痛、目赤肿痛、便秘；手阳明大肠经与手太阴肺经相表里，肺主表，主外感邪气在表诸疾，如感冒、咽喉肿痛、鼻衄、痄腮、热病，取之可解表通络以祛邪，是治疗外感表证的主穴；妇女以血为本，妇科疾病多由气滞血瘀所致，合谷为手阳明大肠经原气所发，善于调和气血、通经止痛，故又为治妇科病的要穴，常与太冲配伍，又名"开四关"，有行气止痛之功，故为止痛要穴；根据"经脉所过，主治所及"，故可治疗上肢疼痛、半身不遂。

【临床应用】

贺老常运用此穴治疗牙痛，根据经脉循行，右边的下牙痛针刺左合谷穴，左边的下牙痛针刺右合谷，上牙疼，配内庭穴，直刺 0.5 寸～ 1 寸，针尖向掌心，可出现手掌酸麻并向指端放散，留针 30 分钟。贺老常喜欢合谷配太冲，又名"开四关"。合谷穴属阳，主气，为手阳明大肠经原穴；太冲穴属阴，主血，为足厥阴肝经原穴。两穴同用具有行气活血、疏肝解郁的作用。临床常用于治疗抑郁、失眠、多梦、头晕、耳鸣等属气滞血瘀证；合谷配复溜治疗汗证，合谷属阳主表，复溜属阴主里，补合谷、泻复溜用于表证无汗，泻合谷穴、补复溜穴用于体虚多汗；古人常用合谷配三阴交催产，合谷穴是手阳明经原穴，主气，三阴交穴是足三阴（足少阴、足太阴、足厥阴）经的交会穴，主血，二穴配合，行气活血养血，以达催产作用，用于难产、胎盘滞留、闭经等病证，现也用于分娩镇痛、缩短产程，因其能促进子宫平滑肌收缩，故孕妇禁针；合谷配曲池治疗痿证，《素问·痿论》曰"治痿独取阳明"，临床常用合谷配曲池治疗痿证，如手臂无力等。

二、上廉（LI 9）——荣养气血疗脱发

【定位】

在阳溪穴与曲池穴连线上，肘横纹下 3 寸处。

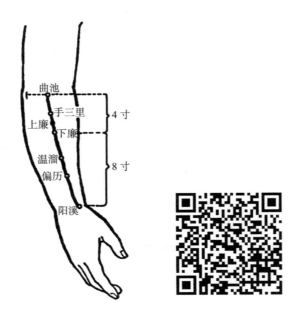

图 2-8　上廉穴

【腧穴特性】

上廉穴出自《灵枢·经脉》，曰："大肠手阳明之脉，起于大指次指之端，循指上廉，出合谷两骨之间。"上即上方，廉即边缘。此穴在局部隆起肌肉侧缘的上方，故名上廉。

【主治及刺法】

（1）主治：①大肠经病：手臂肩疼痛、上肢麻木、偏瘫、头痛。②大肠腑病：腹痛、肠鸣、泄泻。③皮肤病：脱发。

（2）刺法：①微通法：毫针直刺 0.5 ～ 0.8 寸。②温通法：脾胃虚弱、阳气不足或有寒者可艾条悬灸 15 ～ 30 分钟或火针点刺，不留针。

【穴性原理】

上廉是阳明经腑病证之常用穴，尤长治疗手阳明大肠经经气运行不畅所致之证，有理气通腑、增津生发之效。《针灸甲乙经》曰："本穴独抵阳明之会。"

【临床应用】

上廉位于肘下 3 寸，阳明经多气多血，刺之可荣养气血、通经活络。贺老常以上廉为主穴治疗脱发，取得了较好疗效，必要时配合中脘、足三里、阿是穴等以增强补养气血之功。

近年来，因脱发而就诊的患者越来越多。本病与现代人工作压力大，精神紧张致神经内分泌紊乱、营养代谢障碍有关，也有的继发于慢性疾病或妊娠后，可分为脂溢性脱发、广泛性脱发和斑秃三种。临床表现如下：起病突然，头发呈斑块状脱落，患处呈圆形或不规则形状，其范围、大小、数目均不相等。脂溢性脱发是由于皮脂腺分泌亢进引起头发营养不良，脱落稀疏。广泛性脱发一般无自觉不适，毛发普遍稀疏，多有家族倾向。

中医认为本病因肾精亏虚，发失所养；或因病后产后，心脾损伤，气血生化无源，加之劳累、情绪紧张，头发失于滋养所致。

贺老认为气血不足，气血失和，经气阻滞，不能上荣于发而致本病，治疗本病以补肾健脾、养血和血为治则。

三、曲池（LI 11）——清热祛风消皮疹

【定位】

屈肘成直角，在肘横纹外侧端与肱骨外上髁连线中点。

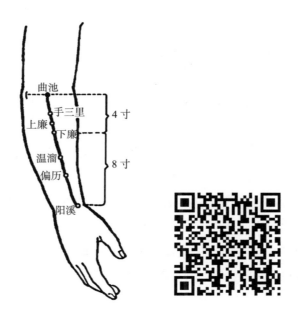

图 2-9　曲池穴

【腧穴特性】

曲池穴出自《灵枢·本输》，曰："大肠上合手阳明，出于商阳……入于曲池。"本穴在肘外辅骨陷者中，屈臂而得之，为合穴。曲即弯曲，池即池塘。《广韵》曰："停水曰池。"穴在肘外侧，屈肘时当肱骨外侧与肘横纹桡侧端之中点陷凹中，屈肘穴处凹陷，其形如池，故名曲池。

【主治及刺法】

（1）主治：①大肠经病：头痛、咽喉肿痛、咳嗽、牙痛、目赤肿痛、颈部瘰疬、中

风偏瘫、上肢疼痛。②大肠腑病：腹痛、泄泻等。③皮肤病：银屑病、麦粒肿、瘾疹、
瘙痒、丹毒等。

（2）刺法：①微通法：毫针斜刺1.5寸，可大幅度提插泻法或直刺1.5寸，局部酸
胀。②温通法：火针点刺不留针。③强通法：三棱针点刺放血或刺络拔罐。

【穴性原理】

曲池穴是手阳明大肠经穴位，阳明经多气多血，阳气隆盛，又为手阳明经合穴，合
治内腑，具有行气通腑的作用，又本穴五行属土，土乃火之子，泻之有清热通腑作用，
所以曲池穴既可清本经之热，治疗头面五官病，如咽喉肿痛、目赤肿痛、齿痛、头痛眩
晕，又能清大肠腑热治泄泻、痢疾、肠痈、便秘等，还可清全身之热而用于热病、高血
压等。手太阴肺经与手阳明大肠经相表里，故可治疗风邪蕴于肌肤所引起的血热瘾疹等
皮肤病；根据"经脉所过，主治所及"，故可治手臂肿痛、半身不遂等。

【临床应用】

《百症赋》云："臂臑，兼五里，能愈瘰疬。"采用透穴的方法，一针可担曲池、五
里、臂臑三穴之功，而各穴都有主治瘰疬的功能，故可收速效。贺普仁教授用针灸治疗
颈部淋巴结炎获得较好的临床效果。该病初起时单个淋巴结肿胀、压痛，继而则发生淋
巴结周围炎，数个淋巴结粘连在一起，形成硬块，压痛明显，并有不同程度的全身反应，
如高热、寒战、头痛、食欲不振等，重者高热不退、便干尿赤，局部化脓，按之应指，
舌红苔黄，脉滑数。治疗时，用4寸以上毫针刺入曲池后将针平卧，针尖向上沿皮刺入
4寸，必要时，可配合肩井穴，肩井为胆经穴，可加强曲池疏通气结、调和气血之功。

曲池常配合血海治疗皮肤疾患。血海为脾经穴位。脾主裹血、温五脏。本穴为足太
阴脉气所发，气血归聚之海，故名血海，具有活血化瘀、健脾利湿之效，多用于妇科月
经不调等疾病。皮肤病多与风、湿、瘀有关，和血海化湿、活血的功效相符，"血行风自
灭"，瘀除则风散，因此为皮肤疾病所常用。《胜玉歌》云："热疮臁内年年发，血海寻之
可治之。"手阳明大肠经合穴曲池可清肺散风、理肠活血，二穴配用对风疹、湿疹、丹
毒、疔疖、疥疮和皮肤干燥等均有很好疗效。

荨麻疹因腠理疏松，卫外不固，风邪遏于肌肤而发病；或因膏粱厚味，鱼虾荤腥，
胃肠积热，复感风邪，内不得泄，郁于肌肤而发疹。临床可见皮肤突然出现疹块，此起
彼伏，疏密不一，或块或片，瘙痒异常，发病迅速，消退亦快。若属风邪外袭，多伴发
热恶风、自汗身痛、舌苔薄白、脉浮缓；若属胃肠积热，多伴脘腹疼痛、大便秘结、舌
苔黄腻、脉滑数。穴取曲池和血海以祛风清热、凉血止痒，操作上用中粗火针，速刺法，
点刺不留针，深度1～3分。可加风市以疏散风邪，或加内庭以清胃肠积热。

贺普仁教授曾用放血疗法配合中药治疗银屑病12例，其中男性9例，女性3例，年

龄 14～50 岁，病程 1～20 年，采用放血疗法，每周 1 次，12 次为 1 个疗程。穴取曲池、曲泽、尺泽、委中，以上诸穴三棱针缓刺法放血。随症加减：头部皮损严重者加大椎、率谷、百会、太阳、印堂，多次放血效果不显者加膈俞，顽固皮损在肘膝以下者加手足十二井。治疗结果：基本痊愈 3 例，显效 3 例，好转 6 例。在 12 例中，2 例放血时有头晕反应，2 例发生自汗，但不影响继续治疗。

四、臂臑（LI 14）——通经明目疗眼疾

【定位】

在曲池穴与肩髃穴连线上，曲池穴上 7 寸，三角肌止点处。

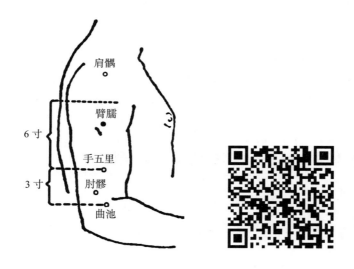

图 2-10　臂臑穴

【腧穴特性】

臂臑穴出自《针灸甲乙经》，属手阳明大肠经，臂臑为手阳明络之会。臂，通指上肢，《说文》云"臂，手上也"，上肢统可称为臂。凡肉不着骨之处，可由肉上下通透者，即称"臑"。本穴正当上臂肉不着骨之处，故名臂臑。

【主治及刺法】

（1）主治：①大肠经病：肩臂痛、中风偏瘫、痹症等。②眼疾：斜视、复视、近视、麦粒肿等。③瘰疬。

（2）刺法：①微通法：毫针斜刺 1 寸，向上刺入三角肌中，针感为局部酸胀，留针30 分钟。②温通法：火针点刺 3～5 分，治疗肩臂痛。

【穴性原理】

阳明经多气多血，手阳明之络脉入耳中，与耳目所聚集的经脉（宗脉）会合；又因臂臑是手阳明、手足太阳、阳维之会穴，而手足太阳经又交汇于睛明，阳维起于金门，沿足少阳循经上行，过臂臑后，复沿手足少阳经上头，交于治疗眼病的阳白、头临泣、目窗、风池等穴，故本穴善治眼病。

【临床应用】

臂臑属手阳明经，关于其主治病症在历代针灸医籍中有不少记载，如头痛、瘰疬、肩臂痛不得举等，但是唯独没有治疗眼目之疾的内容。贺老在临床实践中，将此穴作为治疗眼疾的常用穴，它能有效消除患者畏光、眼目红肿疼痛、视力减弱、辨色模糊、斜视、复视等症状，可应用于治疗结膜炎、近视、色弱、视神经萎缩等病，取得满意疗效。

《针灸甲乙经》谓本穴为"手阳明络之会"，《针灸聚英》谓其为"手足太阳、阳维之会"。阳明经多气多血，手阳明之络，脉入耳中与耳目所聚集之经脉（宗脉）会合，故本穴可以治疗多种眼疾。手足太阳经交会于睛明，阳维起于金门，沿足少阳循经上行，过臂臑后复沿手足少阳经上头，终于阳白。考臂臑乃手阳明、手足太阳、阳维之会穴，故用之可通阳泻热，疏通经气，促使气血流畅，使眼目得养而清亮。

五、迎香（LI 20）——祛风散寒开鼻窍

【定位】

在鼻翼外缘中点旁开约 0.5 寸，当鼻唇沟中。

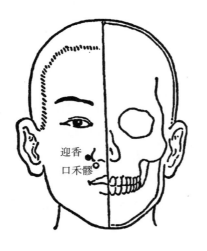

图 2-11　迎香穴

【腧穴特性】

迎香穴出自《针灸甲乙经》，为手阳明大肠经和足阳明胃经的交会穴。《说文》云"迎，逢也"，迎即迎接；"香，芳也，从黍从甘"，香即谷物的香气。《灵枢·脉度》云："肺气通于鼻，肺和则鼻能知香臭矣。"此穴善治鼻病，可恢复嗅觉，故名迎香，主治鼻塞不闻香臭。

【主治及刺法】

（1）主治：①鼻病：鼻塞、鼻衄、鼻息肉。②面口局部病症：口歪、面痒、面肿。

（2）刺法：①微通法：直刺 0.1 ～ 0.2 寸，或沿鼻唇沟向内上平刺 0.5 ～ 1 寸，透鼻通穴或向鼻根部斜刺 0.3 ～ 0.5 寸局部有酸胀感，可扩散至鼻部，有时有眼泪流出。②温通法：上述病症夹阳虚证或有寒证时，可用艾条悬灸或热敏灸灸 15 ～ 30 分钟，部分患者可出现透热、扩热、传热、蚁行感等热敏现象。③强通法：对于慢性病，经久不愈，病情顽固者，可局部刺络放血拔罐。

【穴性原理】

迎香穴为手、足阳明交会穴，根据穴位的近治作用，故可治疗面部疾病，诸如风袭经脉、经筋弛缓之口眼歪斜，风袭肌肤的面痒症，风水相搏、流溢于肌肤的面肿，均可取本穴以散风通络、宣肺利水。手阳明大肠经与手太阴肺经相表里，肺开窍于鼻，职司嗅觉，本穴又位于鼻旁，故刺之能宣利鼻窍，恢复嗅觉，擅治鼻病。

【临床应用】

此穴善治鼻病，贺普仁教授常取此穴配伍印堂、合谷、风池治鼻塞不通、鼻衄、鼻渊、鼻息肉、嗅觉减退等鼻病。杨上善曰："肺气通于鼻，鼻和则能知香臭矣。"《金针梅花诗钞》曰："善通鼻塞号迎香。"由此可见，古人很早就发现本穴对鼻塞不闻香臭者具有很好的治疗作用。对于口眼歪斜、面痒浮肿、面神经麻痹、面肌痉挛、面部色素沉着、头痛等头面部疾患，贺老亦常取迎香穴。

第三节 足阳明胃经腧穴

一、地仓（ST 4）——面瘫流涎取地仓

【定位】

口角旁开 0.4 寸，上直对瞳孔。

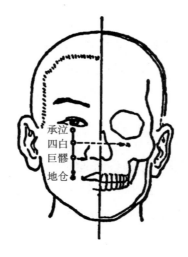

图 2-12　地仓穴

【腧穴特性】

地仓穴出自《针灸甲乙经》："口缓不收，不能言语，手足痿躄不能行，地仓主之。"本穴为阳跷脉、手阳明大肠经、足阳明胃经之交会穴。地即土地，为万物生长根本。《素问·六节藏象论》曰："地食人以五味……五味入口，以养五脏。"《说文》曰："仓，谷藏也。仓黄取而藏之，故谓之仓。"仓即粮仓，土生五谷，谷从口入，如进粮仓，此穴在口角之旁，故名地仓。

【主治及刺法】

（1）主治：局部面口病症，如口眼歪斜、口角瞤动、齿痛、流涎。

（2）刺法：①微通法：直刺 0.2 寸，或向颊车透刺 0.5 ~ 0.8 寸治面瘫，或向迎香穴透刺治三叉神经痛，局部酸胀可扩散至半侧面部。②温通法：上述病症见阳虚证或寒证时，可艾条悬灸 5 ~ 10 分钟。

【穴性原理】

足阳明胃经起于鼻翼旁，挟鼻上行，左右侧交会于鼻根部，旁行入目内眦，与足太阳经相交，向下沿鼻柱外侧，入上齿中，还出，挟口两旁，环绕嘴唇。《素问·六节藏象论》曰："地食人以五味……五味入口，藏于肠胃。"《素问·灵兰秘典论》曰："脾胃者，仓廪之官也。"《释名·释宫室》中说："仓，藏也，藏谷物也。"地仓者，合五谷之味与脏腑之官而言也。地仓为阳跷脉、手阳明经、足阳明经交会穴，故擅治面、口、五官疾病。

【临床应用】

贺普仁教授认为此穴是治疗面、口疾病的主穴，根据穴位的近治作用，对口眼歪斜、流涎、口角抽动、中风失语、牙关紧闭、口角炎、齿痛、颊肿、唇颊肿、唇缓不收、面神经麻痹、三叉神经痛等均有效。贺普仁教授常取此穴配伍承浆、合谷、颊车、下关治口眼歪斜；配颊车、合谷治齿痛、小儿流涎。现代研究也发现地仓透颊车对周围性面瘫、小儿单纯性流涎具有很好的疗效。

二、颊车（ST 6）——口歪面痛寻颊车

【定位】

在下颌角前上方约 1 横指，按之凹陷处，当咀嚼时咬肌隆起最高点处。

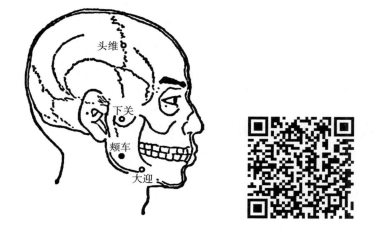

图 2-13　颊车穴

【腧穴特性】

颊车出自《灵枢·经脉》，曰"胃足阳明之脉……出大迎，循颊车，上耳前"，别名曲牙、机关、鬼床，为十三鬼穴之一。《说文》曰："颊，面旁也。"颊即颊部。《说文》曰："车，舆之总名也。"车即车舆，指下颌骨。此穴在颊部下颌骨部位，故名颊车。

【主治及刺法】

（1）主治：面口局部病症，如齿痛、牙关不利、颊肿、面瘫等。

（2）刺法：①微通法：治疗咬肌痉挛，直刺 0.5 寸，局部酸胀感；治疗面瘫，横刺 2～3 寸透地仓，局部酸胀，并向周围扩散；治疗上牙或下牙疼痛，针尖朝向上齿或下齿，局部酸胀。②温通法：火针点刺 2 分，不留针。③强通法：三棱针点刺放血或刺络放血拔罐。

【穴性原理】

颊车是主治穴位所在处和邻近病变的常用穴位，多条经脉和经筋均经过此处。如足阳明经，入上齿中……出大迎，循颊车；手阳明之筋……其支者，上颊，结于顽；手少阳之筋……其支者，上曲牙，循耳前，属目外眦；手太阳之筋……其支者，上曲牙，循耳前，属目外眦；足阳明之筋……其支者，从颊结于耳前。依其穴位所在，经脉的循行和经筋的分布，本穴主治局部病变，如面瘫、面痛、齿痛、咬肌痉挛。

【临床应用】

面痛即三叉神经痛，多发于一侧，亦有少数两侧俱发者，临床见眉棱骨痛、颧痛、下颌及颊痛，以上三部位可同时发病，亦可单一或两个部位并发疼痛。贺普仁教授临床上多用三棱针点刺颊车、太阳、地仓，挤出少量血，若风寒型加针列缺，风热型加针合谷，脾胃实火型加针内庭，阴虚阳亢型加针照海。诸穴合用可使脉络疏通，气血通畅，疼痛自止。针灸对原发性三叉神经痛有一定的治疗作用，如遇感觉障碍、口眼歪斜、颈部肿块等，则需做进一步检查，以确诊是否属于继发性三叉神经痛。

三、下关（ST 7）——面瘫口禁牙痛愈

【定位】

在耳屏前，下颌骨髁突前方，当颧弓与下颌切迹所形成的凹陷中，合口有孔，张口即闭，宜闭口取穴。

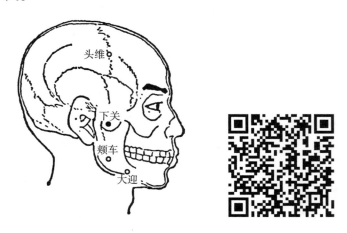

图 2-14　下关穴

【腧穴特性】

本穴最早见于《灵枢·本输》，曰"刺上关者，呿不能欠；刺下关者，欠不能呿"。

下，与上相对，下方的意思。关，机关、关节，即下颌关节。本穴在下颌关节颧弓下方，与上关相对，故名。下关为足阳明胃经、足少阳胆经之交会穴。

【主治及刺法】

（1）主治：①面痛、牙痛、牙关不利、口眼歪斜等面口病证。②耳鸣、耳聋、聤耳等耳疾。

（2）刺法：①微通法：治疗面痛，直刺，针尖略向下，进针1.5寸，周围酸胀针感，并有麻电感向下牙扩散；治疗下颌关节炎、耳病，斜刺向前或向后进针0.8～1寸，酸胀针感可扩散至整个颞颌关节；治疗牙痛，横刺，沿下颌骨向口角或颊车方向，进针2寸，针感可扩散至上下齿。②温通法：火针点刺2分，治疗面瘫、牙痛。③强通法：三棱针点刺出血或刺络拔罐。

【穴性原理】

下关穴的主治症，均属其局部作用。足阳明经入上齿中，下关又位于上齿部，故治疗以上牙痛为主；阳明经脉经筋分布于面部，故可治疗口眼歪斜、面痛等症；下关穴邻近耳部，又是足阳明、足少阳之会，足少阳经入于耳中，故可治疗耳病。下关穴位于下颌关节处，是下颌骨运动的机关，故可治疗口噤或牙关不利之症。

【临床应用】

下关是贺普仁教授治疗牙痛的特效穴。诸多因素均可引起牙痛。手足阳明经分别入于上下齿中，如饮食不节、嗜食辛辣肥甘，可致肠胃蕴热而发为牙痛；或风邪外袭经络，郁于阳明而化火，火热之邪循经上炎而发为牙痛实证；肾主骨，齿为骨之余，肾阴不足，阴虚生内热，虚火上炎亦可致牙痛虚证。

虚实证之牙痛表现各异。实证之风火牙痛为牙痛阵发，遇风发作，得冷痛减，牙龈红肿；胃火牙痛剧烈，牙龈红肿较甚，或有溢脓口臭；虚证之虚火牙痛，隐隐作痛，时作时止，牙龈无明显红肿，牙齿松动，牙痛日轻夜重。贺普仁教授治疗牙痛以下关、颊车、合谷为基础穴，加外关以疏风散热，加内庭以清胃泻火，加太溪以滋养肾阴。若牙龈红肿较甚者，可用三棱针点刺下关出血，放血可使热随血散，肿痛得消。针刺治疗牙痛效果显著，止痛快，效力强。对因龋齿感染、坏死性牙髓炎、智齿等所致的牙痛，应同时进行病因治疗。

四、头维（ST 8）——头痛眩晕取头维

【定位】

当额角发际上0.5寸，头正中线旁，距神庭4.5寸。

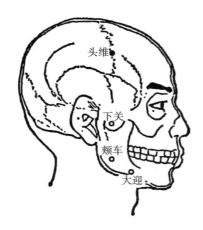

图 2-15　头维穴

【腧穴特性】

头维穴最早见于《针灸甲乙经》："寒热头痛如破……头维主之。"头维为足少阳胆经、足阳明胃经、阳维脉之交会穴。头即头部，维指隅角，《淮南子》曰"四角为维"，故头维指头之隅角，头维即头角。《黄帝内经》曰："二阳为维。"头维可维系诸阳，故名头维。又曰穴在额角，犹牴角之作防御也，故名"头维"。

【主治及刺法】

（1）主治：①局部病症：头痛、眩晕。②经脉循行病症：目赤肿痛、迎风流泪、眼睑𥆧动、视物不明。

（2）刺法：①微通法：向下或向后平刺 0.5～0.8 寸，局部有胀痛感，可向周围扩散。②温通法：上述病症夹阳虚证或寒证时，可艾条悬灸 5～10 分钟。

【穴性原理】

头维为足阳明胃经、足少阳胆经与阳维脉的交会穴。足阳明之脉循发际，至额颅；足少阳经上抵头角，下耳后；阳维脉循额角，维络诸阳经而通于督脉。本穴位于额角，为上述三经之交会穴，故善治偏正头痛、眩晕；足阳明经别系目系，足少阳经起于目外眦，本穴邻近眼部，故善治眼疾，贺老常用此穴配阳白、丝竹空、上关、合谷治目赤肿痛。

【临床应用】

《医宗金鉴》曰："头维、攒竹二穴，主治头风疼痛如破，目痛如脱，泪出不明。"贺老临床上常用此穴治疗各种原因导致的头痛；亦常用此穴配大迎、颊车、合谷治面瘫；配颊车、合谷、外关、翳风治牙关紧闭、颞颌关节功能紊乱或三叉神经痛。

五、天枢（ST 25）——肠腑双调止面痛

【定位】

脐中旁开 2 寸。

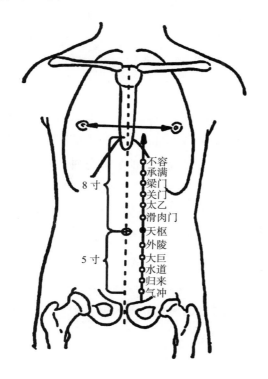

图 2-16　天枢穴

【腧穴特性】

大肠募穴。天枢穴出自《素问·六微旨大论》，曰："天枢之上，天气主之；天枢之下，地气主之；气交之分，人气从之，万物由之。"天枢属足阳明胃经，为大肠的募穴。天即天空。《说文》曰："枢，户枢也。"枢即枢纽。《素问·至真要大论》曰："身半以上，其气三矣，天之分也，天气主之；身半以下，其气三矣，地之分也，地气主之……半，所谓天枢也。"脐上为天属阳，脐下为地属阴，平脐高度则相当于天地间枢纽的部位，穴在脐旁，故名天枢。

【主治及刺法】

（1）主治：①局部胃肠疾病：泄泻、便秘、腹满、腹痛等。②经脉循行病症：面痛。

（2）刺法：①微通法：毫针直刺，深 1.5～2.5 寸，有局部酸胀针感，可扩散至同侧

腹部。②温通法：火针点刺，进针 0.5 寸，不留针。③强通法：三棱针点刺出血 3～5 滴，或刺络拔罐。

【穴性原理】

天枢穴其经脉属胃络脾，胃为六腑之长，即六腑的生理功能和病理反应为胃所概括。正如《灵枢·本输》所言："大肠小肠，皆属于胃。"反映大肠生理功能和病理反应的募穴与下合穴都分布在足阳明胃经上，所以足阳明胃经穴可治大肠腑证。天枢又是大肠的募穴，是大肠经气汇集之处，为调理胃肠气机之枢纽，善治大肠腑证。本穴位于腹部，可治疗局部病症，如腹痛、腹胀。

【临床应用】

贺普仁教授临床治疗小儿泄泻，取天枢、中脘、上巨虚和足三里作为基础穴位。乳食停滞型加四缝穴三棱针点刺出血；湿热及食积型加曲池、阴陵泉用泻法；脾肾阳虚型加肾俞、长强针灸并施，用补法。天枢、中脘艾条温和灸 10 分钟，毫针刺入 0.5 寸左右，捻转 1 分钟左右即出针。长强穴可刺入稍深，沿尾骨与直肠之间直刺。

天枢是大肠募穴，具有双向调节作用，既能治疗泄泻，又能治疗与之相反的便秘。如气虚不运之虚秘，针泻天枢，补合谷、足三里，以益气通便；血虚津少之虚秘，泻天枢，补复溜、三阴交，以补益津血、润肠通便；阳虚内寒之冷秘，灸天枢、上巨虚，以温通开秘；气阻不畅之气秘，针泻天枢、太冲，以理气通便；阳明热盛、肠胃热结之热秘，泻天枢、内庭，以清热通便；食滞闭阻之食秘，针泻天枢、中脘，以消食导滞、攻下通便；肺气不降之便秘，泻天枢、尺泽，以降气通便。

此外，足阳明经循颜面而行，天枢可治疗面部病症，《备急千金要方》有其可治疗"面肿"的记载，临床可用于治疗脾胃不足、邪滞阳明之面痛。

六、水道（ST 28）——通利水道调胞宫

【定位】

脐中下 3 寸，前正中线旁开 2 寸。

【腧穴特性】

《针灸甲乙经·卷九》云："三焦约，大小便不通，水道主之"。《素问·灵兰秘典论》云："三焦者，决渎之官，水道出焉。"水即水液，水为地之阴气，五行之一。道，大道，道路，通道。水道为水液排泄的通道。《黄帝内经》云："巨阳者，诸阳之属也……故为诸阳主气也。"又曰："膀胱者，州都之官，津液藏焉，气化则能出矣。"本穴近膀胱，属下焦，为水道之所出，善治各种水肿病，故名水道。

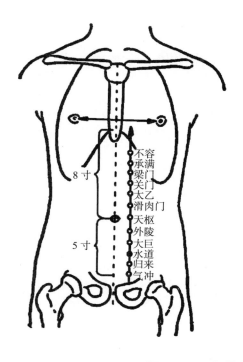

不容
承满
梁门
关门
太乙
滑肉门
天枢
外陵
大巨
水道
归来
气冲

8寸

5寸

图 2-17　水道穴

【主治及刺法】

（1）主治：局部病症：小腹胀满、小便不利、水肿。

（2）刺法：①微通法：毫针直刺 1 ～ 1.5 寸，酸胀针感可扩散至同侧下腹部。②温通法：火针点刺 5 分不留针或艾条悬灸 15 ～ 30 分钟。

【穴性原理】

水道穴为水液排泄的通道，故善治各种水肿病，主治膀胱热结，小便不通，或膀胱虚寒，痛引阴中。《铜人腧穴针灸图经》曰本穴“治膀胱有寒，三焦结热，小便不利”。水道为足阳明胃经穴位，根据“经脉所过，主治所及”，故可治疗便秘、腹痛等肠腑病；肾与膀胱相表里，故可益肾调经，主治痛经、月经不调、宫寒不孕、卵巢早衰、慢性盆腔炎等妇科病。

【临床应用】

贺老认为水道为水液调节的通路，有行气利湿、助膀胱气化之功效，善治一切水肿病，为临床治疗水肿病的主穴，临床配中极、关元、三阴交、阴陵泉治小腹胀满、小便不利的水肿病；配关元、归来、子宫、三阴交可治疗月经不调、痛经、不孕等妇科疾病。

七、归来（ST 29）——男科妇科取归来

【定位】

脐中下 4 寸，前正中线旁开 2 寸。

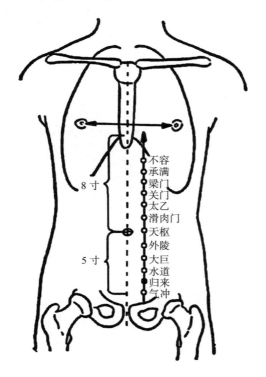

不容
承满
梁门
关门
太乙
滑肉门
天枢
外陵
大巨
水道
归来
气冲

8 寸

5 寸

图 2-18　归来穴

【腧穴特性】

归来穴出自《针灸甲乙经》，云："奔豚，卵上入，痛引茎，归来主之。女子阴中寒，归来主之。"归来穴属足阳明胃经。还者曰归，返者曰来。归即归回，来即到来。本穴善治子宫脱垂、奔豚和疝气等，有返本归根、理复还纳之功，故名归来。

【主治及刺法】

（1）主治：小腹部病症：少腹疼痛、疝气偏坠、月经不调、白带、阴挺、茎中痛、小便不利。

（2）刺法：①微通法：排空膀胱，直刺 0.8 ～ 1.2 寸，局部有酸沉胀感；或针向病所，向天枢方向斜刺，针感沿胃经透至天枢穴；或略向气冲方向斜刺，针感沿胃经走至气冲或针尖略向耻骨联合处斜刺 1.5 ～ 2.0 寸，下腹有酸胀感，少数向小腹及外生殖器放

散，孕妇禁针。②温通法：上述病症夹阳虚证或寒证时，可艾条悬灸 10 ～ 30 分钟，出现透热、扩热、传热、表面不热深部热、局部不热远部热或蚁行感等热敏现象时，给予饱和灸量，可延长艾灸时间 30 分钟至热敏现象消失或减弱，治疗效果更佳。

【穴性原理】

阳明经为多气多血之经，冲脉为人身之血海，起于胞宫，出于气街，并足阳明经上行。归来属足阳明经穴，邻近胞宫，故善治妇科病，是治疗妇科月经不调的主穴。因其可调气血以通经闭，提胞宫以复原位，故有归来之称。

【临床应用】

临床上，贺老常用归来配中极、曲骨、三阴交来治疗小腹部疾患，包括妇科疾病，如月经不调、不孕、痛经、带下、慢性盆腔炎，男科疾病，如遗精、阳痿、睾丸炎、小儿腹股沟疝、阴茎痛、生殖器疾病。贺老常说："以前常用归来治疗崩漏、子宫脱垂、疝气偏坠、脱肛等外科疾病，随着人们生活水平及医疗条件的改善，来针灸科就诊的这类患者已经明显减少了。"

八、气冲（ST 30）——利尿调冲任助孕

【定位】

在腹股沟稍上方，脐中下 5 寸，前正中线旁开 2 寸。

【腧穴特性】

气，指气街。冲，含动之意。本穴在气街处，又为奇经八脉之冲脉的起始部，主治疝气奔豚，气上冲攻心，故名。

【主治及刺法】

（1）主治：局部病症：阳痿、阴肿、茎痛、月经不调、不孕症及胎产诸疾。

（2）刺法：微通法：毫针直刺 0.5 ～ 1 寸，可见局部重胀感；治疗癃闭、腹痛、疝气或向外阴部斜刺 2 寸，局部酸胀针感可向生殖器扩散。

【穴性原理】

气冲，又名气街。《素问·痿论》曰："阳明者，五脏六腑之海，主润宗筋；冲脉者……与阳明合于宗筋……会于气街……故阳明虚则宗筋纵，带脉不引，故足痿不用也。"又《素问·水热穴论》曰："气街、三里、巨虚上下廉，此八者，以泻胃中之热也。"以上说明本穴与冲脉、带脉均有联系，故主少腹、阴部、妇科病症。由于本穴为阳明经穴，故还可以泻胃热。

女子生长发育与冲任带脉、肝肾脏器密切相关。女子二七，任脉通，太冲脉盛，月事以

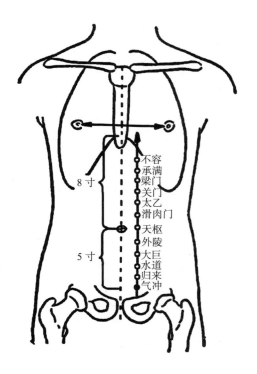

图 2-19　气冲穴

时下。女子七七，冲任虚衰，天癸枯竭，月事生育停止。肝为藏血之脏，性喜调达。肝气冲和，则血脉通畅，经血正常；若木郁不达，化而生火，则血横溢，或内烁津液而成血枯。

肾主藏精而系胞，又为冲任之本。冲脉起于气街并少阴之经，夹脐上行。肝经之脉，循股阴入毛中，过阴器抵小腹，上行之颠顶与冲任之脉并行。妇科疾病多为冲任所伤，冲任损伤可影响肝肾，而肝肾有病，又可影响冲任，治疗肝肾即是治疗冲任，而治疗冲任也是治疗妇科疾病的法则之一，同理，也是治疗男科病的法则之一。

【临床应用】

贺普仁教授临床常用此穴治疗老年肾气虚惫，命门火衰，阳气无以化阴，或中气不足，膀胱气化失常导致小便潴留的虚证癃闭，临床可见小便淋漓不爽，排出无力，面色㿠白，神气怯弱，腰膝酸软，舌质淡，脉沉细而尺弱。方取水道、气冲、气海、关元和大赫。气冲直刺 0.5～1 寸，余穴直刺 1.5 寸，使下腹和会阴部有较强的得气感，甚至以出现尿意为佳。针灸对神经性、功能性尿潴留效果较好，对阻塞性尿潴留需对病因进行综合治疗。

气冲也常用于治疗痛经。痛经是临床常见病症，临床表现为月经前后或经期小腹及腰部疼痛，甚则剧痛难忍。其辨证可分五种：①气滞痛经：经前脐痛或乳房胀痛，胀多而痛少，精神抑郁，宜行气止痛。取气冲、足厥阴之太冲、足太阴之三阴交。②瘀血痛经：经前及初行时脐腹急痛，按之更甚，经色紫暗夹瘀块，下血块后即觉痛减，宜调气活血、行瘀止痛。取气冲、足太阴之血海、任脉之中极。③血虚痛经：经后少腹隐痛，喜热喜按，宜健脾益气、理气止痛。取气冲、足阳明之足三里、任脉之关元。④肝肾亏虚痛经：经色淡量少，经后小腹作痛，胁肋胀，宜调补肝肾。取气冲、足太阴之三阴交、足少阳之带脉。⑤寒湿凝滞痛经：经前或行经期感受寒湿，少腹痛，经行不爽，色暗红，宜温经活血、散寒祛湿。取气冲、足阳明之水道、任脉之中极、足太阴之阴临泉。

在针刺气冲时，因穴下有旋髂浅动脉和腹壁下动脉，针不可深。

九、伏兔（ST 32）——强健腰膝需跪取

【定位】

在髂前上棘与髌骨底外缘连线上，髌骨外上缘上6寸。

【腧穴特性】

伏，指卧也。本穴在股直肌肌腹中，其肌肉隆起，形似伏卧之兔，故名。

【主治及刺法】

（1）主治：局部病症：下肢痛、中风偏瘫、痹证、痿证。

（2）刺法：①微通法：屈膝跪坐，毫针直刺2.5寸，酸胀针感可至膝部。②温通法：火针点刺3～5分或艾条悬灸。

【穴性原理】

伏兔为足阳明经穴。足阳明经筋起于足部的次趾、中趾和无名趾，结于足跗上面，斜向外侧上行，分布于外辅骨，上结于膝外侧，直上结于髀枢，上循肋胁，连属于脊柱；其上循胫结于膝，分支络于外辅骨，合于足少阳；从膝部直上结于髀部，会聚于阴器。又足少阳经筋，起于足无名趾上，上结于外踝，上循胫外侧结于膝外侧；其分支起于外辅骨，上走髀，前面的结于伏兔上部，后面的结于尻骶。可见足阳明经筋经与足少阳经筋相连。《针灸大成》云："伏兔为脉络所会也。"坐骨神经痛多数为足少阳胆经病变，疼痛多沿胆经循行放散，足阳明经多气多血，取之可行气活血，一穴伏兔，兼通二经筋，泻之可行气活血，通筋止痛。

【临床应用】

《会元针灸学》云："伏兔者，伏是潜伏，大腿肉肥如兔，跪时肉起如兔之潜而不伏也，故名伏兔。"本穴归属足阳明胃经，为"足阳明脉气所发"，又为"脉络之会"，故

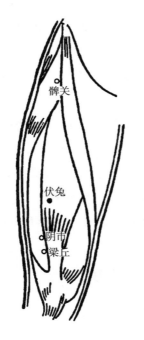

图 2-20 伏兔穴

具有强腰益肾、通经活络之用。正如《针灸甲乙经》所说："寒疝下至腹腠，膝腰痛如清水，大腹诸疝，按之至膝上，伏兔主之。"《医宗金鉴》言伏兔主："腿膝寒冷，脚气痛痹。"此外，又因本穴归阳明经，阳明多气多血，故对血脉闭阻不通，经络运行受阻之半身不遂、痹证、痿证及下肢诸多症状均有较好的疗效。贺老常用之治疗下肢麻木、肌肉萎缩、坐骨神经痛、腰椎间盘突出等病症。

贺老的取穴特点是令患者采取跪姿进行针刺，只有取跪姿，才能充分体现伏兔穴的穴名和穴性特征。《针灸大成》云"膝上六寸起肉，正跪坐而取之"，其他如《类经图翼》《医宗金鉴》《十四经发挥》也有类似记载。采取这种特定的姿势可使股四头肌隆起，便于取穴和操作，利于准确定位和得气。动物中卧伏牢固者，莫过于兔。人当跪坐之时，腿足之气冲至两膝以上，则两腿股直肌，肌肉绷急，推捏不动，犹兔之牢伏也。治疗时，仅此单穴，不必添加他穴，毫针直刺 2.5 寸，提插泻法，酸胀针感强烈，可放射至膝部，根据患者耐受情况，留针 15 ~ 20 分钟。如患者不能坚持此体位，可缩短留针时间。

针灸作为一种古老又具有显著疗效的治疗手段，在临床上除了要注重选穴配穴以外，还要特别重视体位的选择、手法的运用以及针刺的角度和深度，这一点与现代医学的服药需注意时间、剂量以及禁忌是同样重要的，应该引起足够的重视。

十、梁丘（ST 34）——胃痛膝痛能止痛

【定位】

屈膝，在髂前上棘与髌骨外上缘连线上，髌骨外上缘上2寸。

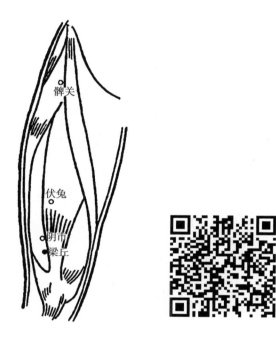

图2-21　梁丘穴

【腧穴特性】

梁丘是足阳明胃经的郄穴。梁指屋梁、堰堤。丘即土丘。将髌骨喻为堰堤，膝上隆起的肌肉比作土丘，穴在这堰堤上边的小丘之中，故名梁丘。

【主治及刺法】

（1）主治：①胃腑病：胃脘痛、肠鸣泄泻、腹泻等。②局部病症：膝关节肿痛、膝胫痹痛、下肢不遂等。

（2）刺法：①微通法：直刺1～1.5寸，局部有酸胀感，可扩散至膝关节。②温通法：火针点刺，不留针，或艾条悬灸。

【穴性原理】

梁丘穴是足阳明胃经之郄穴，是本经气血深聚的部位，根据"阴经郄穴多治血，阳经郄穴多治痛"，所以临床多用梁丘穴治疗急性胃痛。足阳明经筋结于膝，膝关节为下肢

运动之枢纽，故本穴可治膝痛和下肢不遂。乳痈多由胃经积热郁于乳房所致，阳明经脉经过乳房，郄穴又为经脉气血深聚之部位，故本穴有通经止痛之功，并能降胃火、散结滞而善治乳痈。

【临床应用】

针对胃肠痉挛性疼痛，贺老常用梁丘穴治疗，病邪犯胃加内关、公孙，肝气郁结加太冲，胃热盛加内庭；膝关节疼痛日久，常用火针以温经散寒止痛。

十一、足三里（ST 34）——健脾化湿身体安

【定位】

犊鼻穴下 3 寸，胫骨前嵴外 1 横指处。

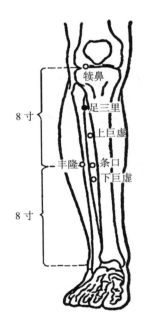

图 2-22　足三里穴

【腧穴特性】

足三里为足阳明胃经五输穴的合穴，五行属土，胃的下合穴。足即下肢，三里即三寸，穴在膝下 3 寸，故名足三里。

【主治及刺法】

（1）主治：①胃肠腑病：胃脘痛、便秘、腹胀、消化不良、呕吐等消化系统疾病。②经脉循行病症：头晕、鼻疾、耳鸣、膝胫酸痛、下肢不遂、脚气等。③脾胃气虚诸症：

失眠、心悸气短、癫狂、中风、水肿、遗尿、咳喘痰多、水湿病、湿疹等。

（2）刺法：①微通法：毫针直刺针尖稍偏向胫骨方向，进针 1 ～ 2 寸，有麻电针感向足背放散；或向下斜刺，进针 2 ～ 3 寸，酸麻针感向下扩散至足背。②温通法：火针点刺 0.3 寸，不留针或艾条悬灸 30 ～ 60 分钟，部分患者可出现透热、扩热、传热等热敏现象，施以饱和灸量。

【穴性原理】

足三里临床应用广泛，主要与其腧穴特性有关。足阳明经属胃络脾，根据"经脉所过，主治所及"的原理，可用于脾胃病的治疗；该穴又是胃的下合穴，合主内腑，专司胃腑病症；又是五输穴之合穴，五行属土，与脾胃相应，故是治疗脾胃病症的主穴。

足阳明胃经和足三里五行均属土，乃土中之土，补之可培土生金、健脾益肺。痰浊阻肺者应健脾化痰，脾为生痰之本，肺为贮痰之器，故针灸该穴可健脾化痰、止咳平喘。

足阳明经别上通于心，阳明火盛上扰于心，或痰火郁于胸膈，上蒙清窍，均可引发癫狂之证。取足三里可泻阳明胃热，降火涤痰，使心神宁静，癫狂可止。依据"经脉所循，主治所及"之理，足阳明经循行部位所出现的病症均可用足三里通经络、调气血以治之。

水、饮、痰的产生与肺脾肾关系密切。痰湿生于脾者，泻本穴健脾祛湿以止痰；痰湿聚于胃者，泻本穴，和胃行湿而降痰。故足三里有健脾化湿祛痰之功效。

【临床应用】

足三里可治疗泄泻：取足三里、阴陵泉治脾胃虚弱型泄泻，以健脾益气、渗湿止泻；补足三里泻太冲，治肝木乘脾型泄泻，以抑肝扶脾；泻足三里、天枢，灸神阙治寒湿型泄泻，以温化寒湿；泻足三里、曲池，治食滞泄泻，以消食导滞；补足三里、关元，治脾肾阳虚型泄泻，以温补脾肾、固畅止泻；灸足三里、天枢，治脾胃虚寒型泄泻，以温中散寒、健运脾胃。

毫针先补后泻足三里、内关，可治疗素体阴盛，中焦虚寒，肝气横逆引发的胃痛，其表现为胃脘痛，不能进食，夜间病重，反酸胀气，大便不爽。二穴可奏调补中土、疏达厥阴、通经止痛之效。

足三里善治心脾两虚型失眠，其表现特点是失眠多梦，寐中易醒，醒后难以入睡，劳累或紧张可使病情加重，伴全身乏力、疲劳倦怠、面色无华，多取足三里，加中脘、内关，施用捻转补法以调理心脾、补益气血、养心安神。

十二、上巨虚（ST 37）——行气通腑疗胃肠

【定位】

在犊鼻穴下 6 寸，足三里穴下 3 寸。

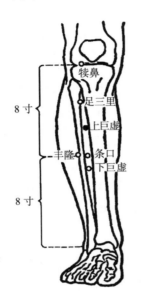

图 2-23　上巨虚穴

【腧穴特性】

大肠下合穴。上即上方。巨，指巨大也。虚即中空、空隙。胫、腓骨之间形成较大间隙，穴在此空隙之上方，故名上巨虚。

【主治及刺法】

（1）主治：①胃肠腑病：如腹痛、腹胀、肠鸣、泄泻、胃脘痛、食欲不振、便秘等。②下肢疾患：如中风瘫痪、脚气、下肢痿痹、脚胫酸痛等。

（2）刺法：①微通法：直刺 0.8～1.2 寸或针尖略向上斜刺，针感沿本经循膝股至腹部；直刺 1～2 寸，局部有酸胀感，针尖略向下斜刺，针感沿足阳明经行至足。②温通法：火针点刺 0.3 寸，不留针；或艾条悬灸 15～30 分钟。

【穴性原理】

上巨虚为足阳明胃经穴，又为大肠腑之下合穴。《灵枢·邪气脏腑病形》曰："合治内腑。"故上巨虚主治胃肠病，是治疗肠道疾病的主穴。根据穴位的近治作用，也可用于偏瘫及下肢病症。

【临床应用】

贺老认为上巨虚是治疗胃肠疾病的要穴，针刺上巨虚可以提高痛阈，调节胃肠蠕动，故无论是胃肠蠕动慢的便秘、功能性腹胀、消化不良，还是胃肠蠕动亢进的胃肠炎、腹泻、痢疾、阑尾炎等均可针刺本穴，即本穴的双向调节作用。

十三、条口（ST 38）——通利关节疗肩痛

【定位】

在小腿前外则，当犊鼻下 8 寸，距胫骨前缘一横指。

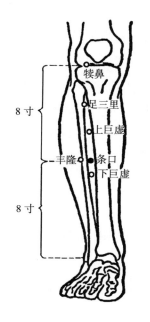

图 2-24　条口穴

【腧穴特性】

条口穴属足阳明胃经。条即长条。口即空隙。此穴位于胫骨、腓骨间的长条空隙之中，故名条口。

【主治及刺法】

（1）主治：①局部病症：如中风、下肢痿痹、小腿冷痛、麻痹、转筋、跗肿、足缓不收。②同名经经病：如肩臂痛、漏肩风。

（2）刺法：①微通法：毫针直刺 1 ～ 2 寸，局部酸胀感，或毫针直刺 2 ～ 2.5 寸透承山。②温通法：火针点刺 5 分，不留针；或温和灸 15 ～ 30 分钟，温针灸 1 ～ 3 壮，

禁直接灸。

【穴性原理】

条口是足阳明胃经穴。因阳明经多气多血，故本穴利于通调经络。又足阳明经经别合于手阳明大肠经，足阳明经筋从鼻旁合于足太阳经筋，足太阳经筋结于肩，其病为肩不举。故条口透承山，一穴通两经，即多气多血的胃经和主病为肩不举的足太阳经筋，共奏通经止痛之效。

【临床应用】

肩周炎又称"漏肩风""五十肩"，历来的治疗大多比较重视外邪，而贺老提出该病的病机首先是正气虚弱，结合《素问·脉要精微论》中"背者胸中之府，背曲肩随，府将坏矣"的论述可以看出，失去正常的生理功能基础，外邪就会乘虚而入，由表及里，阻滞经络气血的通畅，导致不通则痛的病理表现。采用条口穴治疗本病，效果满意，轻症、重症均适宜，重症可配合火针点刺。治疗时手法攻补兼施，早期用泻法，晚期施以补法。患侧条口深刺 2 寸以上，以承山有胀感或针感下窜为度，边提插捻转，边嘱患者活动患侧肩部。轻者针到病除，短期可愈；重者隔日或每日 1 次，10 次为 1 个疗程，5 ～ 10 个疗程可愈。

针刺条口时可深刺直透承山。《医学举要》曰："若外邪为患，当从太阳经治。"承山穴属足太阳经穴，透刺加强了去除外邪之力。

十四、下巨虚（ST 39）——泌别清浊通小肠

【定位】

在小腿前外侧，当犊鼻下 9 寸，距胫骨前缘一横指（中指）。

【腧穴特性】

下巨虚属足阳明胃经，小肠的下合穴。下即下方。巨即巨大。虚即中空、空隙。胫、腓骨间形成较大间隙，穴在此空隙之下方，故名下巨虚。

【主治及刺法】

（1）主治：①胃肠腑病：肠鸣腹痛、泄泻、胃脘痛、纳呆、小便不利等。②局部病症：如中风偏瘫、下肢痿痹者。

（2）刺法：①微通法：直刺 0.8 ～ 1.2 寸或深刺透承山，局部有酸胀沉重感，可扩散至小腿足背。②温通法：火针点刺，不留针，或艾条悬灸 15 ～ 30 分钟或温针灸 1 ～ 3 壮。

【穴性原理】

下巨虚为小肠的下合穴，"合治内腑"。《素问·灵兰秘典论》说："小肠者，受盛之

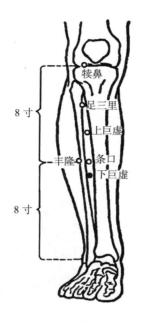

图 2-25　下巨虚穴

官，化物出焉。"小肠的功能主要是泌别清浊，如其功能失调，泌别失职，则见泄泻、腹泻、便脓血、小腹痛等症。足阳明经筋起于足，结于髀枢，属脊，并聚于阴器，而小腹痛、腰脊痛引睾丸又属小肠疝气范畴，故取下巨虚穴可治疗小肠诸疾。

【临床应用】

贺老常取下巨虚配曲池、太白、天枢、足三里、上巨虚等治疗慢性结肠炎、慢性腹泻、五更泻、消化不良等。现代研究发现，刺激下巨虚可促进胃肠蠕动，促进胃排空，有清湿热、化积滞、助消化的功效。

十五、丰隆（ST 40）——化痰祛湿调神志

【定位】

在小腿前外侧，当外踝尖上 8 寸，条口外，距胫骨前缘二横指（中指）。

【腧穴特性】

络穴。丰，有满的含意。隆，指隆起、盛而言。本穴属足阳明经，而足阳明经为多气多血之经，谷气隆盛之脉，同时本穴所处肌肉丰满而隆起，故名。

【主治及刺法】

（1）主治：①治痰要穴：咳嗽、痰多、哮喘、头痛、头晕、梅核气、癫狂、中风、

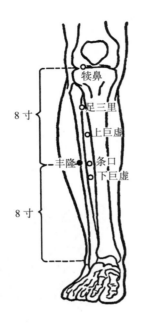

图 2-26　丰隆穴

瘿瘤。②足阳明胃经腑病：如呕吐、肠鸣、腹泻。

（2）刺法：①微通法；毫针直刺，后向内斜刺 1.5 ～ 3 寸，酸胀针感，可向上放散之大腿根部，下至外踝。②温通法：上述病症日久，迁延不愈者，火针点刺 3 ～ 5 分或艾条悬灸。

【穴性原理】

丰隆穴临床应用广泛，善治痰饮，其主治可归纳为肺系、脾系和心系三类病症。痰饮的生成，多由于脾失运化，聚而成饮。湿聚成痰化热，痰迷心窍，则神昏癫狂；痰饮阻肺，则咳喘痰多；痰阻咽喉则成梅核气；痰阻清窍则头痛、头晕；痰阻胃肠则呕吐、肠鸣、腹泻。丰隆穴是足阳明经络穴，可联络调理表里脾胃二经，既可调太阴以运化，又可泻阳明以祛火，故可化痰治疗以上诸疾。再从经络循行言，足阳明经脉属胃络脾，足阳明经别上通于心，足阳明络脉上络头项，合诸经之气，下络喉咽，根据"经脉所过，主治所及"之理，丰隆穴适宜治疗各种痰饮病症。

【临床应用】

贺普仁教授曾取丰隆治疗情志病变。患者张女士，34 岁。主诉为语无伦次，行为异常半年。半年前患者因家务琐事导致情绪不畅，继而出现呃逆气短，善太息，吞咽不利，后因悲伤思虑过度，病情加重。现神志昏乱，行为异常，语无伦次，双颊发紧，张口困难。曾多方治疗无效，遂来诊。患者形弱体瘦，面色萎黄，闭口不张，未见舌象，脉弦滑。辨证为心情抑郁，耗伤营血，痰气内结，蒙蔽心包络，发而成癫。治以疏肝解郁，顺气豁痰，宁心安神。取丰隆、合谷、太冲、内关、颊车、地仓、气海。以毫针刺入上穴 5 分～ 1.5 寸，施以泻法，只有气海用补法，留针 1 小时。针后，患者当即意识清醒，语言行为趋于合理，嘱其戒怒少思，善自调养，巩固治疗。

十六、解溪（ST 41）——头痛牙痛泻阳明

【定位】

足背踝关节横纹中央凹陷处，当踇长伸肌腱与趾长伸肌腱之间。

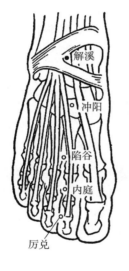

图 2-27 解溪穴

【腧穴特性】

经穴。解，有开之意。溪，指凹陷处。本穴位于足腕部两肌腱（趾长伸肌腱与踇长伸肌腱）之间凹陷处，当系解鞋带处，故名。

【主治及刺法】

（1）主治：①足阳明胃经经病：如头痛、眉棱骨痛、牙痛、眩晕、目赤。②足阳明胃经腑病：如腹胀、便秘。③局部病症：如下肢痿痹、中风偏瘫。

（2）刺法：①微通法：毫针直刺向关节腔，进针 0.3 ～ 0.5 寸，局部酸胀针感。②温通法：上述病症日久，迁延不愈者，火针点刺 2 分或艾条悬灸。

【穴性原理】

解溪穴是五输穴中的经穴，配五行属火，故泻之既可清阳明经热，又可泻阳明胃火，

火乃木之子，泻之又可清肝，所以解溪可用于阳明经热、肝火上扰引起的头痛、头晕、目赤等症，又可用于心火炽盛和肝风内动引起的癫疾，还可用于胃肠积热、腑气不通所引起的腹胀、便秘等症。足阳明经筋起于足趾，结于踝、膝和髀枢，在额部合于太阳，太阳布于额眉部，故刺之可治疗眉棱骨痛和下肢痿痹。

【临床应用】

贺普仁教授应用此穴治疗阳明头痛、眉棱骨痛和胃热炽盛型头痛，治疗应辨证论治与辨经选穴相结合。如头痛因胃热炽盛、循经上攻、热扰清空所致，常伴有口臭咽干、大便干秘、舌苔黄或薄黄、脉数或洪数，针泻本穴以清泻胃火、清降阳明经热邪。若头痛部位以前头痛和眉棱骨痛为主，可取本穴疏通阳明经气，故针刺解溪可收循经取穴和辨证取穴的双重效果。

牙痛亦是临床常见症。特别对因胃火炽盛、循经上攻的胃火齿痛，针泻本穴以清泻胃火治其本，加下关或颊车，可共奏清泻胃火、散热止痛之效。

十七、冲阳（ST 42）——通经调气治肘劳

【定位】

在足背最高处，当𧿹长伸肌腱和趾长伸肌腱之间，足背动脉搏动处。

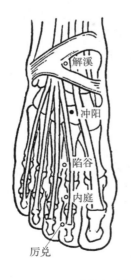

图 2-28　冲阳穴

【腧穴特性】

冲阳为足阳明胃经的原穴。冲指冲要、冲动。阳为阴之对，此指足背。穴在足背动

脉搏动处，故名冲阳。

【主治及刺法】

（1）主治：①足阳明胃经经病：如头痛、牙痛、面神经麻痹。②足阳明胃经腑病：如胃痛。③局部病症：如足痿无力、足背肿痛、足扭伤、足缓不收等。

（2）刺法：微通法：避开动脉，直刺 0.3 ～ 0.5 寸，局部有酸胀感。

【穴性原理】

冲阳为足阳明胃经原穴。阳明经多气多血，泻之可清热解毒、行气通腑，治疗便秘、胃痛、牙痛、头痛、面瘫等实热证；补之可治疗足痿无力、足缓不收、纳差、腹胀等脾胃虚弱病证。

【临床应用】

贺普仁教授积多年临床经验认识到本穴的独特之处是能够治疗肘劳日久，气血不足的病症。足阳明胃经与手阳明大肠经同为阳明经，阳明为多气多血之经，肘劳日久多耗伤气血，导致阳明大肠经及胃经气血不足，故刺激足阳明胃经原穴冲阳能够取得很好的效果。

十八、内庭（ST 44）——风疹面痛清胃火

【定位】

在足背，当第 2、3 趾间，趾蹼缘后方赤白肉际处。

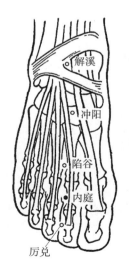

图 2-29　内庭穴

【腧穴特性】

内庭为足阳明胃经五输穴之荥穴，五行属水。内即里边。庭指庭院。本穴当足背第2、3趾间缝纹端，两趾如门，本穴犹如门内的庭院，故名内庭。

【主治及刺法】

（1）主治：①足阳明胃经经病：如牙痛、口歪、鼻出血。②足阳明胃经腑病：如烦渴饮引、腹痛腹胀、泄泻。③局部病症：如足背肿痛。

（2）刺法：①微通法：毫针直刺 0.3～0.5 寸，局部酸胀感。②温通法：火针点刺 2分，不留针。③强通法：治疗面痛、咽喉肿痛，三棱针点刺出血。

【穴性原理】

足阳明经脉循鼻外，入上齿中，夹口还唇，属胃络脾；其经筋结于面部；其络脉络于咽喉，与鼻、面部、咽喉、胃、脾相联系。内庭是五输穴之荥穴，荥主身热，故内庭的特点是清热，既可清阳明经热，又治阳明腑热。

【临床应用】

贺普仁教授常应用此穴治疗胃肠积热型风疹。本病多因禀赋不耐膏粱厚味、鱼虾荤腥，胃肠积热，复感风邪，内不得泻，郁于肌肤而发病。临床常见皮肤风疹表现外，还伴有脘腹疼痛、大便秘结、舌苔黄腻、脉滑数。治疗时，可取中粗火针用速刺法点刺内庭、曲池及血海，深度 1～3 分，不留针。

泻本穴可清胃以治上消和中消。上消由于胃火熏灼，肺津损伤所致，治宜润其肺兼清其胃，泻内庭、鱼际，补复溜；中消是由于胃火炽盛，阴液不足所致，治宜清胃滋肾，泻内庭，补照海。

面痛因多种原因引起。三棱针点刺本穴，挤出 3～5 滴血，可治疗因胃肠实火引起的面痛。此法可疏通脉络，清泻胃火，疼痛自止。

第四节　足太阴脾经腧穴

一、隐白（SP 1）——善止血刺血消疣

【定位】

足大趾内侧趾甲根角旁 0.1 寸。

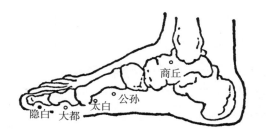

图 2-30　隐白穴

【腧穴特性】

隐，隐藏、隐蔽之义。白，指金气的颜色。《素问·阴阳应象大论》曰："肺主鼻，其在天为燥，在地为金……在脏为肺，在色为白。"隐白为土能生金，金气隐伏之意。此穴在足大趾内侧，距爪甲角约 1 分的赤白肉际处，为足太阴脾经之井穴，为脾足太阴脉所出。脾为土脏，隐白言土气在此已经发生，金隐土中，金气亦已开始隐伏。本经承厉兑之金，由足阳明之阳，传交足太阴之阴，取之有生金荣肺之用。金色白，坚刚为阳，穴居阴经之下，犹潜龙之隐，太阴根于隐白，而主治气喘，且其穴居隐处而肉色白，故名隐白。

【主治及刺法】

（1）主治：①足太阴脾经经病及腑病：如暴泻、呕吐、腹胀、足趾痛。②血证：吐血、尿血、便血。③手少阴心经神志病症：癫狂、噩梦、烦心善悲、心痛。

（2）刺法：①微通法：毫针斜刺，向上 0.1 ~ 0.2 寸，局部痛感。②强通法：三棱针点刺出血。

【穴性原理】

隐白是足太阴经穴，是五输穴的井穴，配五行属木，有健脾和胃、疏肝理气的作用，脾胃病症因脾虚或肝木乘脾犯胃所致者，可取隐白治之。足太阴脾经循行上膈注心中，故可用于肝木犯脾、脾虚痰湿所致的心痛、噩梦、多梦等症的治疗。癫狂多因肝郁或肝火夹痰浊犯心所致，脾为生痰之源，足太阴脾经上注于心，并隐白又为土木之穴，既可疏肝又可健脾，故可治疗癫狂之症。脾统血，肝藏血，脾虚则失于统血，肝脏疏泄太过则失于藏血，可引起诸多出血证，故隐白可用于月经过多、崩漏等出血证的治疗。

【临床应用】

隐白多用于治疗崩漏。气虚肾虚所致者可见骤然下血甚多，或淋漓不断，经色淡红；血热所致者可见经血量多，或淋漓不断，血色深红；血瘀所致者可见月经时崩时止，淋漓不净，经色紫黑有血块。治疗穴取隐白和大敦，血瘀、血热型点刺隐白、大敦两井穴，出血 2 ~ 3 滴，继用消毒棉按压止血；气虚、肾虚型隐白用灸法，大敦用补法。气虚者加三阴交，血热者加血海，肾虚者加然谷，血瘀者加太冲。

贺普仁教授用三棱针点刺隐白、大敦及少商治疗疣病。现代医学认为疣病为病毒性皮肤病，分为寻常疣、扁平疣、传染性软疣等。疣多由风热之邪搏于肌肤，或郁怒伤肝，或因血虚肝失所养而引起气血凝滞，郁于肌肤而生。初起表现为针头大的丘疹，与皮色相似，可逐渐或迅速增多增大，损害呈半球形或略扁平的坚实丘疹，有蜡样光泽，界清，中央形成脐窝，能从中挤出一个半固体的乳酪状白色小栓，有时此物从中央窝突出而明显易见，损害数目不定，可发生任何部位。治疗时用三棱针点刺以上诸井穴，以自然出血为度，5～10分钟后擦去血迹。

二、太白（SP 3）——健脾益胃第一穴

【定位】

第 1 跖骨小头后缘，赤白肉际凹陷处。

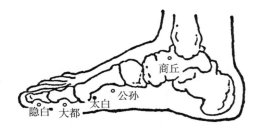

图 2-31　太白穴

【腧穴特性】

输穴，原穴。太，大也。穴在足大趾后，内侧核骨下，赤白肉际凹陷中，故名。

【主治及刺法】

（1）主治：①脾胃病症：如胃痛、腹胀、腹鸣、呕吐、泄泻、便秘。②局部病症：如足痛、足肿。

（2）刺法：①微通法：毫针直刺 0.2 寸，补法为主，针感为局部胀痛。②温通法：艾条温和灸 5～15 分钟。

【穴性原理】

太白是足太阴脾经原穴。原穴的重要性在《难经·六十六难》中云："脐下肾间动气者，人之生命也，十二经之根本也，故名曰原。三焦者，原气之别使也，主通行三气，经历于五脏六腑。原者，三焦之尊号也，故所止辄为原。五脏六腑之有病者，皆取其原

也。"太白是脾脏真气输注所在，故本穴具有健脾和胃、理气化湿的作用，主要用于脾胃病的治疗。太白又是五输穴之输穴，"输主体重节痛"，故可用于关节痛和脚气病的治疗。

【临床应用】

贺普仁教授临床应用此穴治疗脾虚引起的多种病症，如脾虚水湿不化、湿困脾土所致的腹胀、呕吐；脾虚水谷不化、食滞伤脾的胃痛；脾失健运、气血生化不足致气血亏虚的全身倦怠；脾气亏虚致统摄无权的失血症。临床针刺本穴多采用补法。补脾则能化湿祛痰，养胃益肠，固摄止血。目前对太白的穴效又有了新的发现，毫针刺太白治疗足臭症，疗效显著。

三、公孙（SP 4）——温胃散寒降呃逆

【定位】

第1跖骨基底部的前下方，赤白肉际处。

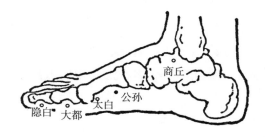

图 2-32　公孙穴

【腧穴特性】

公，是对老年人的尊称和正直的意思。《说文》曰："子之子曰孙。"公孙是足太阴脾经的络穴，八脉交会穴之一，通于冲脉。公孙为黄帝的姓氏，黄帝以土德王天下。此穴为脾（土）经络穴，故名公孙。

【主治及刺法】

（1）主治：①脾胃病：如呃逆、胃痛、呕吐、饮食不化、肠鸣、腹痛、多饮等。②神志病：烦心失眠、发妄狂言、嗜卧。

（2）刺法：①微通法：毫针直刺，透向涌泉，进针1.5寸，局部酸胀针感，有时扩散至足底。②温通法：治疗腹痛、痰浊头痛，火针点刺0.2寸，不留针。

【穴性原理】

公孙是足太阴脾经之络穴，和胃经相联络，所以本穴的主要作用是调理脾胃，是治

疗脾胃病的要穴之一，诸如胃肠运化和传导功能异常引起的病症，以及脾胃虚弱引起的病症，公孙均能治疗。

足太阴脾经"注心中"，冲脉为十二经之海，又名血海，其经脉起于胞中，至胸中而散。如脾虚痰湿内阻，冲气夹痰浊上逆，可致心神不宁，心烦失眠，痰气郁结心窍而嗜卧，取公孙可健脾化痰，调冲脉降逆气，故可治疗相关病症。

【临床应用】

贺普仁教授临床应用此穴治疗寒邪内积型腹痛，临床可见痛势急暴、喜温怕冷、大便溏薄、四肢不温、舌淡苔白润、脉沉紧。取公孙、中脘、足三里、神阙，细火针点刺公孙和足三里，深度2～3分；中脘连续点刺2～3下，深度4～5分；神阙不针仅灸20分钟。诸穴合用，可温中散寒以止痛。

公孙也是治疗呃逆的常用穴。张景岳云："呃逆之由，总由气逆，气逆于下，则直冲于上。"在治疗上，贺老以理气和胃、降逆平呃为主，常与通于阴维脉的内关穴配伍，治疗各种呃逆。因情志失和，肝气犯胃，气机阻滞，胃气上逆所致者再加泻太冲以疏肝理气，和胃降逆；因宿食痰浊，久蕴胃中，郁而化火，胃火上冲所致者，加泻内庭、中脘以消积导滞、清胃降逆；因肝气郁滞，气郁化火，肝火犯胃，肝胃之火上冲所致者，加泻行间、内庭以平肝清胃、降逆平呃；因暴食生冷，或过食生冷或寒凉药物所伤，寒气蕴蓄中焦，胃阳被遏，胃失通降所致者，加灸中脘以温中散寒、和胃降逆。

四、三阴交（SP 6）——疏肝健脾又补肾

【定位】

在小腿内侧，当内踝尖上3寸，胫骨内侧缘后方。

【腧穴特性】

三阴指足三阴。交即交会。此穴系足太阴脾经、足厥阴肝经、足少阴肾经三经之交会穴，故名三阴交。

【主治及刺法】

（1）主治：①脾胃病：如腹胀、肠鸣泄泻、消化不良。②妇科病：如月经不调、崩漏、赤白带下、经闭、癥瘕、产后血晕、恶露不行。③男科病：如阳痿、阴痛、小便不利、遗尿、癃闭。④局部病症：如湿疹、荨麻疹、下肢痿痹、半身不遂。

（2）刺法：①微通法：毫针直刺透绝骨，进针1.5～2寸，局部酸胀针感；或毫针直刺后略向后，进针1～1.5寸，有麻电感向足底放散；或针尖向上斜刺，进针1.5～2.5

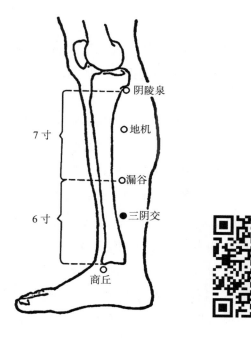

图 2-33　三阴交穴

寸，得气后，大幅度捻转，酸胀感可扩散至膝关节或股内侧。②温通法：火针点刺 3 分或艾条悬灸 30 分钟。

【穴性原理】

三阴交治病广泛，是由其腧穴特性所决定。足三阴经起于足，交汇于三阴交穴，复从三阴交穴分行于少腹，结于阴器，交于任脉，会于曲骨、中极、关元，又分行于腹、胸、脘、肋等处。根据足三阴经的循行和脾、肝、肾三脏的生理特点，三阴交不仅治疗肝、脾、肾三脏功能失常为因的男女生殖、泌尿系疾病，还可循经取穴，治疗足三阴经循行通路上的下肢、阴器、腹胸肋等病变。

妇科病中的经、带、胎、产诸疾与冲、任、带脉关系密切。冲为血海，任主胞胎，带脉约束诸脉，此三脉与肝、脾、肾关系密切。脾胃化源不足，肝肾精血亏少，则冲、任、带脉无以充盈，经无生成之血，胎无营养之本，必致胎、产、经、带诸疾丛生，故三阴交可治疗肝、脾、肾功能失常引起的冲任带病变。

足太阴脾经又属脾络胃，上注于心，心主血、脾统血、肝藏血、肾主精血，故三阴交具有调血养心宁神之功能。

三阴交具有健脾利湿、调血养筋的功用，可治因风寒湿邪闭阻经络，或筋脉失养所致的下肢痿痹、半身不遂。三阴交既可调血祛风，又可健脾利湿、清泻血分之热，常治疗因风邪郁于肌表，或湿热郁于血分所致的皮肤病症。

【临床应用】

贺普仁教授常取本穴治疗妇科病、小便不利症和皮肤病。妇科病如崩漏、经迟、痛经、闭经、带下病和阴痒病症；小便不利包括淋证、癃闭和遗尿；皮肤病包括湿疹、荨麻疹和白癜风。

如因饮食不节，劳倦过度，伤及脾气，脾失健运，谷不化精，聚而为湿，流注下焦的脾虚型带下病，表现为带下量多，色白或淡黄，质黏稠，无臭味，绵绵不绝；或因素体下元亏虚，或纵欲过度，或孕育过多，伤及肾气，带脉失约，任脉不固的肾虚型带下病，表现为带下清冷，量多色白，质稀薄，淋漓不断；或因经行产后，胞脉空虚，或手术所伤，湿毒秽浊之气乘虚而入，损伤任带二脉的湿毒型带下病，表现为带下量多，色黄绿如脓，或夹有脓血，或混浊如米泔，臭秽，阴中瘙痒，分别治以健脾渗湿、温补肾阳、利湿解毒。贺老取三阴交、中极、带脉为基础方，脾虚型加脾俞、足三里，肾虚型加肾俞、关元，湿毒型加阴陵泉、行间，虚证用补法，湿毒型用泻法。

针灸三阴交治疗遗尿有显著效果。遗尿以小儿或老人为多见，治以补肾壮元、温理下焦。穴取三组：第一组是肾俞、三阴交；第二组是关元、三阴交；第三组是中极、三阴交；配穴是足三里、阳陵泉、膀胱俞、太冲、百会。三组穴轮流使用，每次配穴 1～2 个，用补法，腹部可加灸。肾俞及腹部、下肢穴位直刺 1～1.5 寸，膀胱俞直刺 1 寸，太冲直刺 5 寸，百会平刺 0.5～0.8 寸，诸穴共济固脬止尿之功。曾观察 85 例患者，用上法治疗，每日 1 次，5 次 1 疗程，治疗 2～3 个疗程后，疗效显著者 39 例，症状减轻者 41 例，无效者 5 例，总有效率 94.1%。

五、地机（SP 8）——行气止痛治痛经

【定位】

在小腿内侧，当内踝尖与阴陵泉的连线上，阴陵泉下 3 寸。

【腧穴特性】

郄穴。地，土为地之体，意指足太阴脾上。机，要也。穴属足太阴之郄，为足太阴气血深聚之要穴，故名地机。

【主治及刺法】

（1）主治：①脾虚湿盛病症：腹胀、腹痛、食欲不振、泻泄、痢疾、水肿、小便不利、胃痉挛。②局部病症：腿膝麻木、疼痛。③妇科病症：月经不调、癥瘕、痛经、功能性子宫出血。④男科病症：遗精、精液减少症等。

（2）刺法：①微通法：毫针直刺 1～1.5 寸。②温通法：火针点刺 3 分或艾条悬灸

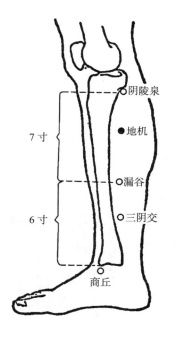

图 2-34 地机穴

30 分钟。

【穴性原理】

地机为脾经之郄穴，气血之所聚，故刺之能调和气血，活血理气，调理胞宫，健脾祛湿，是治疗痛经的要穴。

【临床应用】

地机性主疏调，功善调和气血、健脾祛湿，故贺老常用此穴治疗妇科疾病如月经不调、痛经以及脾失健运之中焦诸症；且阴经的郄穴治疗血证，故临床上对功能性子宫出血亦有良效。

六、阴陵泉（SP 9）——健脾祛湿疗水肿

【定位】

在小腿内侧，当胫骨内侧髁后下方凹陷处。

【腧穴特性】

阴陵泉为足太阴脾经五输穴之合穴，五行属水。阴为阳之对。陵指山陵。泉即水泉。内为阴，穴在胫骨内侧髁下缘陷中，如山陵下之水泉，故名阴陵泉。

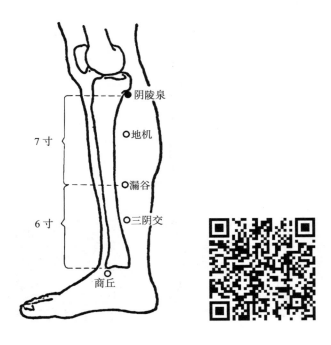

图 2-35　阴陵泉穴

【主治及刺法】

（1）主治：①脾虚湿盛病症：痰饮、水肿、腹胀、泄泻、湿疹、小便不利或失禁。②妇科病：妇人阴痒。③局部病症：膝疼、痿痹。

（2）刺法：①微通法：毫针直刺，沿胫骨后缘，进针 1～3 寸，局部酸胀针感可向下扩散。②温通法：火针点刺 3 分或艾条悬灸 30 分钟。

【穴性原理】

阴陵泉为足太阴之脉所入为合的合水穴，为治湿要穴。本穴可治疗脾不化湿、湿困脾土、聚湿生痰、脾虚及胃肠病变引起的诸多病症。足太阴经筋结膝内辅骨，上循阴股，结于髀，聚于阴器，故针刺本穴可治疗循经病症。

【临床应用】

贺普仁教授临床应用此穴治疗泌尿系结石，包括肾、输尿管、膀胱结石，属于中医的石淋、膏淋、癃闭范畴。临床多见腰部或小腹部突发性刀割样剧烈绞痛和血尿，疼痛呈阵发性，可持续几分钟，几十分钟或几小时，可向输尿管、外生殖器、大腿内侧放射，常伴有恶心、呕吐。贺普仁教授治疗此症穴取阴陵泉、肾俞和腰阳关，用三棱针点刺三穴，使其稍有出血后立即拔罐，三穴合用以清利湿热、疏通水道、通淋止痛。

阴陵泉也常用于治疗水肿。水肿的形成与肺、脾、肾三脏功能失常有关。张景岳云：

"凡水肿等证，乃肺、脾、肾三脏相干之病。盖水为至阴，故其本在肾；水化于气，故其标在肺；水惟畏土，故其制在脾。"故贺老取本穴健脾利水。水肿因脾虚不能制水，以致水湿停聚，泛滥横逆而成者，泻阴陵泉、中极，补关元、脾俞；脾肾两虚，水湿不化者，补阴陵泉、关元、肾俞，以温补脾肾、化气行水。

七、血海（SP 10）——养血祛风治皮疹

【定位】

在大腿内侧，髌底内侧端上 2 寸。

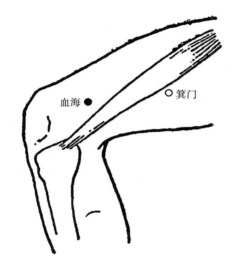

图 2-36　血海穴

【腧穴特性】

血，指气血。海，百川皆归之处。本穴在膝上内侧，按之凹深。脾主生血，此穴离膝而上，血渐生旺，而腹中饮食所生之血，亦能于此所上下，血生于此地，主治崩经带产以及男女之血分诸证，犹如治血证之渊海。针灸此穴有引血归脾之效，犹如江河百川入归诸海之意，为妇人调经要穴，因名血海。

【主治及刺法】

（1）主治：①妇科病：经闭、痛经、月经不调。②皮肤病：湿疹、瘾疹、皮肤瘙痒、丹毒。③局部病症：股内侧痛。

（2）刺法：①微通法：毫针直刺，进针 1 ～ 2 寸，局部酸胀针感，有时向髋部扩散。②温通法：火针点刺 3 ～ 5 分或艾条悬灸 30 分钟。

【穴性原理】

足太阴脾经为多血之经，脾主统血，能益气，故有气为血帅、气行则血行之理。血海意即血液会聚之处，即本穴具有调血之功，用于与血有关的病症。妇人以血为本，故为妇科调经要穴。

血来源于水谷精微，生化于脾，总统于心，贮藏于肝，固摄于肾，注之于脉，血脉循道，润养全身。气血失调是人体主要发病机制之一。思虑、劳倦、气滞、肝火、痰火、寒凝、湿热、气虚、热邪、损伤等因使五脏功能失常，均能导致血行障碍、瘀血闭阻、血热妄行、阴血不足、新血不生等病理变化。血海为阴血之海，既可调血，又为脾经穴，具有养血行血、凉血调血之功，上述之因所导致的与血有关的病症，如血虚、血瘀、血燥、热耗阴血所出现的病症均可使用。

【临床应用】

血海是贺普仁教授治疗皮肤病的常用穴位之一，对慢性瘙痒型皮肤病有明显效果，如牛皮癣（西医称神经性皮炎）。该病初起多由风湿热邪郁于肌肤经络，皮肤失养所致，日久耗伤阴血，血虚生风化燥而使病情缠绵难愈，每因情志不遂或搔抓等诱因而使病情加剧。皮损好发于颈部、肘膝关节屈侧、会阴、大腿内侧等处。如属外邪蕴阻，其病程较短，患部皮肤潮红、糜烂、湿润；如属血虚风燥，其病程较长，患部干燥、肥厚、脱屑，状如牛皮。治以散风祛邪，养血润燥。贺老穴取血海、曲池、风市以凉血泻热散风，加肺俞、风门以驱散表邪，或加膈俞以养血行血。

第五节　手少阴心经腧穴

一、通里（HT 5）——益智通督利言语

【定位】

在前臂掌侧，当尺侧腕屈肌腱的桡侧缘，腕横纹上1寸。

【腧穴特性】

手少阴经之络穴。通，通达，贯通之义。里，邻里、表里。本穴为手少阴之别络，从此别走手太阳小肠经，经气由此通达表里二经，且小肠为受盛之官，化物出焉，若井里然，故以为名。

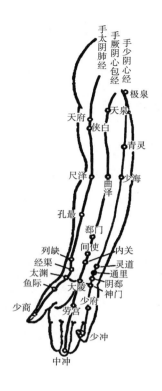

图 2-37　通里穴

【主治及刺法】

（1）主治：①心经病证：暴喑、舌强不语、心悸、怔忡。②局部病证：腕臂痛。

（2）刺法：微通法：毫针直刺，进针 0.5～1 寸，局部酸胀针感，并沿尺侧向上下传导。

【穴性原理】

手少阴之脉，从心系却上肺，手少阴经别，属于心，上走喉咙，故取手少阴经穴通里可宣肺通闭以治暴喑。心开窍于舌，手少阴之络脉入心中，系舌本，通里为心经之络穴，故本穴是治疗舌强不语之要穴。手少阴心经起于心中并属心，故本穴可宁心安神，以治心悸怔忡。

【临床应用】

贺普仁教授临床把通里作为治疗智力障碍儿童必用穴之一。通里治疗小儿五迟，尤其是语迟。小儿先天禀赋不足，如胚胎时母体患病，或母体素弱、智力不足，或分娩时胎儿产伤，均可致先天之本亏虚，髓海不足，气血不充而致智能障碍。表现为吐字欠清，无语言或仅能只语片言。组方法则为填髓通督，健脑益智。穴取心经络穴通里和哑门共用以通窍增音，治疗舌强不语。针法以补法为主，进针后捻转半分钟即出针，深度 0.5

寸左右。本病的治疗需要较长疗程，应采取综合措施配合功能训练，从各个方面促进大脑智能的恢复。

二、神门（HT 7）——宁心安神助睡眠

【定位】

在腕部，腕掌侧横纹尺侧端，尺侧腕屈肌腱的桡侧凹陷处。

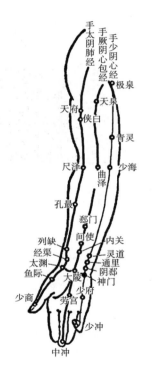

图 2-38　神门穴

【腧穴特性】

五输穴之输穴，手少阴心经之原穴。神，神明之谓。门，出入之口。心者，君主之官，神明出焉。心藏神，穴为神气出入之门，故名神门。

【主治及刺法】

（1）主治：心神不宁病症：失眠、健忘、心痛、心烦、心悸、怔忡、痴呆、悲哭、癫狂、痫症。

（2）刺法：微通法：毫针直刺，稍偏向尺侧，进针 0.3～0.5 寸，局部酸胀针感，并

可有麻电感向指端放散。

【穴性原理】

神门是心经原穴，为五输穴之输穴。《灵枢·九针十二原》曰："五脏之有疾，当取之十二原。"《素问·咳论》曰："治脏者，治其俞。"心主血脉，心藏神，故心神失养，或心火亢盛，或痰浊蒙心，或气血闭阻引起的神志病，均可用神门治之。

【临床应用】

贺普仁教授临床常应用此穴治疗失眠症。《素问·灵兰秘典论》曰："心者，君主之官，神明出焉。"心藏神，乃神明之府，为精神意识思维中枢。取本穴可补心、清心、镇心安神。补神门、三阴交以补益心脾，养血安神，适用于心脾血亏型；泻神门、补复溜以滋阴清火，适用于阴虚火旺型；泻神门、内关以镇惊安神，适用于心胆气虚型；泻神门、足三里以消积导滞，和胃安神，适用于脾胃不和之失眠。

第六节　手太阳小肠经腧穴

一、少泽（SI 1）——增液通乳利耳窍

【定位】

在手小指末节尺侧，距甲根角 0.1 寸。

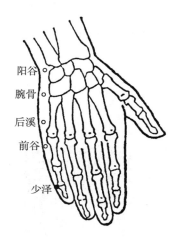

图 2-39　少泽穴

【腧穴特性】

少即幼小。泽指沼泽。小肠之脉主液，津液有润泽身体之功。此穴为手太阳经井穴，脉气初生，位处小指外侧陷中，犹如小泽，故名少泽。

【主治及刺法】

（1）主治：①小肠经经脉病症：肩臂外后侧疼痛、头痛、项强、咽喉肿痛、耳聋、耳鸣。②乳病：乳汁少、乳腺炎。

（2）刺法：①微通法：毫针斜刺0.1寸。②强通法：井穴有开窍醒神的作用，主治热病昏迷、精神分裂症、中风昏迷，三棱针点刺放血3～5滴。

【穴性原理】

井穴，属金。泽，有润泽之意。小肠主液，故有增液通乳、清热利窍之效。

【临床应用】

少为小。泽为润。小肠主液，其穴可润泽身体。井穴脉气始出而微小，故名少泽。关于本穴主治，历代医籍这样记载：《铜人腧穴针灸图经》曰其可治"目生肤翳覆瞳子"；《针灸大成》曰其可治"喉痹，舌强，口干，咳嗽，口中涎唾，颈项急不得回顾"；《针方六集》曰其可治："疟疾、妇人无乳及乳痈痛，乳汁不通，鼻衄不止"。临床上常取之用于循经病症，角膜炎、红眼病等眼疾，缺乳等，也有指压少泽治疗呃逆的报道。手太阳经起于少泽，止于耳前听宫，作为井穴，少泽有通接经气，开窍启闭之功，善于治疗耳疾。

二、后溪（SI 3）——颈腰强痛亦消痔

【定位】

在手掌尺侧，微握拳，当小指本节后的远侧掌横纹头赤白肉际。

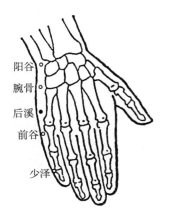

图 2-40　后溪穴

【腧穴特性】

五输穴之输穴，八脉交会穴，通督脉。后，与前相对。溪，含沟、陷之意。本穴属手太阳小肠经穴，穴处第五掌指关节后方，当尺侧横纹头赤白肉际，其形如沟渠，故名。

【主治及刺法】

（1）主治：①督脉病证：痔疮、落枕、急性腰扭伤、头项强痛。②局部病证：手指及肘臂挛急。

（2）刺法：①微通法：毫针直刺，握拳，从外侧沿掌骨前向内刺入，进针0.5～1寸；或后溪透合谷，进针1.5～2寸，局部酸胀针感可传至整个掌部。②温通法：火针点刺2分不留针。

【穴性原理】

后溪为八脉交会穴，通于督脉。督脉起于少腹下，循脊柱向上，至项后上头顶；其络与足太阳经会合，贯脊属肾；其支脉起于目内眦，还出别下项，夹脊抵腰中。手太阳经筋起于小指之上，结于肘部，并上行结于耳后完骨。后溪为五输穴之输穴，《难经·六十六难》曰"输主体重节痛"。故后溪治疗督脉病症和循经病症如痔疮、落枕、腰扭伤和头项强痛等。

【临床应用】

后溪作为治疗痔疮的基础方穴之一，在贺普仁教授临床中广为应用，穴取后溪加长强、承山和阳溪，取其通督脉之理。督脉起于邻近肛门的长强，督脉不和则可生痔疾。若气虚下陷加肾俞，湿热郁滞加曲池。诸穴合用以益气升阳举陷或清热利湿化滞。

落枕症见颈项强痛或微肿，不能左右转侧，或前后俯仰不便，甚则酸楚疼痛延及肩背、头部或扩散到上臂。贺普仁教授循经取穴，上病下取，泻后溪以宣畅太阳经脉壅滞。如以项强不能俯仰为主者，加泻足太阳经脉通于阳跷脉的申脉，以宣畅足太阳经脉的壅滞。正如《黄帝内经》曰："项痛不可以俯仰，刺足太阳；不可以顾，刺手太阳也。"因睡眠姿势不当，经络气血运行受阻者，加取局部穴位火针点刺，或刺络出血拔罐以温通散寒、舒筋活络。

三、养老（SI 6）——聪耳明目健筋骨

【定位】

在前臂背面尺侧，当尺骨小头近端桡侧凹陷中。

【腧穴特性】

郄穴。养，含"益"之意。老，指老年人。养老即"奉养老人"之谓。本穴主治目

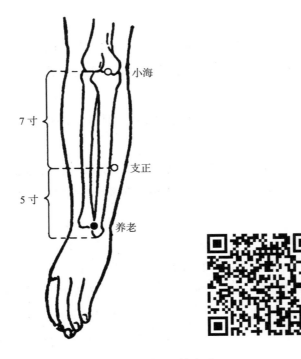

图 2-41　养老穴

视不明、耳闭不闻、肩臂疼痛等老年人疾患，针此穴有益老年人之健康，为调治老年人疾病要穴，故名。

【主治及刺法】

（1）主治：老年病：如目视不明、耳鸣耳聋、颈肩腰腿痛等。

（2）刺法：①微通法：毫针斜刺，向内关方向，进针 1 ～ 1.5 寸，手掌和手腕酸麻针感，可向肩肘传导；或掌心向胸，肘方向斜刺 0.5 ～ 0.8 寸，治疗急性腰痛。②温通法：火针点刺或艾条温和灸 10 ～ 30 分钟。

【穴性原理】

养老是手太阳经的郄穴，善于通经止痛，用于手太阳经脉循行所过之处的急性疼痛；手太阳经在背部交会于督脉和足太阳经，故又可用于急性腰痛的治疗。

【临床应用】

该穴善于治疗老年人因阳气不足引起的目视不明、耳鸣耳聋、颈肩腰腿痛等，故名养老。现代颈椎病、腰椎病日益年轻化，视力也提前退化，故养老穴已广泛运用于各年龄组。贺普仁教授取养老多用于治疗急性腰痛。本病多因腰肌劳损或外受风寒湿邪，或突遭外伤，引起局部气滞血瘀，经脉闭阻不通。贺老取养老加昆仑，可疏通经气、活络止痛。

四、听宫（SI 19）——疏通上肢开耳窍

【定位】

在面部，耳屏前，下颌骨髁状突的后方，张口呈凹陷处。

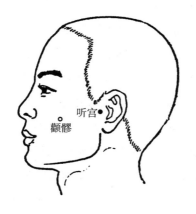

图 2-42 听宫穴

【腧穴特性】

宫，五音之首也，又含要处之意。本穴当耳屏前方，针此穴能聪耳听五音，主治耳聋、耳鸣，故名。

【主治及刺法】

（1）主治：①局部病症：耳鸣、耳聋、面痛、牙痛、下颌关节功能紊乱。②小肠经脉循行病症：落枕、颈痛、上肢活动不利、上肢震颤。

（2）刺法：①微通法：张口取穴，直刺 1.5 寸，患者感应局部酸胀，可扩散至半侧面部，或可有鼓膜向外鼓胀的感觉，留针 30 分钟。②温通法：病症经久不愈，疼痛加重者，火针点刺，直刺 2 分，针后即觉局部温热，颈项肌肉松弛。

【穴性原理】

听宫穴是贺普仁教授常用的独特穴位之一，是交会穴理论的临床应用。因该穴为手少阳足少阳、手太阳的交会穴，三脉均入耳中，该穴又位于耳前，针之可以疏调三经经气，为治疗耳病要穴，故可治疗局部病症，如耳聋、耳鸣等。

手太阳小肠经起于小指之端，沿手外侧上腕，直上循臑外后廉，出肩解，绕肩胛交肩上，循咽下膈；其支者，从缺盆循颈上颊，至目锐眦；其支者，别颊上𩓾，至目内眦。手少阳三焦经，起于小指次指之端，循出臂外，上贯肘，循臑外上肩；其支者

上颈；其支者至目锐眦。足少阳胆经，起于目锐眦，循颈，至目锐眦后，其支者，别目锐眦，下加颊车，下颈，络肝属胆。其中手太阳、手少阳均循臂外肩上，三经均过颈目且均会于听宫，故听宫可以治疗诸经脉所循病症，如上肢、牙、面颊、咽及眼部病症。

【临床应用】

对于听宫穴，贺老多年来一直在进行深入的研究和观察。听宫穴归经为手太阳经，其位居头侧部，《针灸甲乙经》认为该穴还为手少阳足少阳、手太阳之会。因此，贺老在临床上常用其治疗太阳经和少阳经的病变。治疗范围除耳疾以外，还有目疾、癫狂、失音等病症。《针灸大成》言其主癫狂、眩仆、暗不能言等。贺老不仅喜用听宫穴，而且更善用听宫穴，形成了独特的风格。在临床实践中，贺老曾用本穴治疗中风、肢体震颤、落枕、肢端肿胀、耳鸣耳聋、癫症等多种病症。

"太阳为开。"凡外邪侵袭，多从太阳经始，调理太阳经可祛表邪、散风寒，治疗由于外受风寒所导致的颈项强直疼痛。太阳为开，开则肉节渎而暴病起，故暴病者取之太阳。如中风中脏腑，其发生多由风、火、痰三者引起，病变涉及心、肝、脾、肾等脏腑，涉及上、中、下三焦，主要病机为气血不通，经脉不畅。太阳主筋，太阳经气通达，则周身筋脉得以充润。听宫穴可通行全身气血经脉，故可以治疗半身不遂，也可以配合列缺、条口、环跳等穴，以增强通经活络之力。听宫穴用于治疗因中风引起的半身活动不利或上肢震颤，操作上运用毫针施以补法，予轻刺激量，留针30分钟，每日治疗1次。如伴有下肢病变常加条口穴，一上一下配合应用。

另外，听宫穴具有益聪开窍、通经活络之功，从经脉流注上来看，太阳与少阴相交相贯，互为络属，故可调于前而治于后，调于阴而治于阳。治疗耳聋、耳鸣时，可配合应用筑宾穴。筑宾为肾经穴位，为阴维郄穴。郄穴为经气汇聚之处，善于治疗突发病、急性病。肾开窍于耳，阴维主一身之阴，故筑宾有补肾益阴之效，对耳部疾患有很好疗效。贺普仁教授治疗小儿耳聋、耳鸣均多取听宫穴，刺法均以毫针，行速刺法，得气即出针，每周治疗2～3次，一般经长期治疗，症状会明显改善。

另外，火针点刺听宫穴治疗落枕、颞颌关节功能紊乱亦可获得明显效果。

第七节　足太阳膀胱经腧穴

一、睛明（BL 1）——明目消翳疗眼疾

【定位】

在面部，目内眦角稍上方凹陷处。

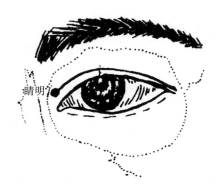

图 2-43　睛明穴

【腧穴特性】

本穴为手太阳、足太阳、足阳明、阳跷、阴跷之会。睛，指眼睛。明，指光明。穴在目内眦外，因主治眼病，能使患眼复明，故名。

【主治及刺法】

（1）主治：①目赤肿痛、流泪、视物不清、目眩、近视、夜盲、色盲、干眼证等目疾。②急性腰扭伤、坐骨神经痛。③心悸、怔忡。

（2）刺法：微通法：嘱患者直视，针尖刺入后，不宜提插和捻转，沿目眶鼻骨边缘缓缓刺入，深 1～1.5 寸，局部酸胀针感，并扩散至眼球后面及周围。注意此穴易出血，起针后用棉球压迫局部 3～5 分钟，以防出血。针刺本穴易出现"熊猫眼"，应充分告知患者并签署知情同意书。针刺时医者应注意手下感觉。若进针时毫无阻力，为进针顺利；若针下有阻力，应停止进针，或改变角度。如针后出血，局部可出现青紫，可先用冷敷法止血，待血止 24 小时后改用热敷法促进瘀血吸收。眼周青紫约 2 周可消退，但并不影响视力。

【穴性原理】

睛明是治疗眼病的重要穴位，该穴是手太阳、足太阳、足阳明、阳跷和阴跷的交会穴。阳跷脉出于足太阳经申脉穴，沿小腿、股外侧上行，经髋部、肋胁部、肩部、颈部、口旁面部，到达目内眦睛明穴，与手足太阳经、阴跷脉会合后入发际到项后风池。阴跷从照海穴分出，沿内踝后直上，经大腿内侧入前阴部，经腹部入胸内，上缺盆、人迎部、鼻旁，属目内眦睛明，合于太阳、阳跷而上行。跷脉有濡养眼目、司眼睑之开合的功能。阴阳跷主病如《灵枢·脉度》所云："气并相还则为濡目，气不荣则目不合。"通过睛明穴调节阴阳跷脉治疗眼疾，此为原理之一。该穴又为手太阳、足太阳、足阳明之交会穴。太阳主一身之藩篱，太阳经多血少气，手太阳小肠经与心经相表里，泻之可疏风散热、清心泻热，补之可补血以明目；足太阳膀胱经与肾经相表里，补之可益肾明目；足阳明胃经多血多气，可益气补血以养目。此为原理之二。该穴位于眼部，取其局部作用治疗眼疾，此为原理之三。

【临床应用】

穴位所在，主治所及。故睛明穴为治疗眼疾所常用，可用于治疗结膜炎、白内障、流泪症、麦粒肿、近视等多种眼病。

现代研究表明，针刺睛明穴可改善眼周围的血液循环，提高视神经的兴奋性，调整视神经的功能。有研究者对此穴进行了解剖学分析，提出当针刺深度到19毫米时，针尖可能刺伤筛前动、静脉，当针到32毫米左右时，有可能刺伤筛后动、静脉，故建议睛明穴刺入深度不要超过15毫米。也有临床报道，睛明可深刺达1.5～2寸的，关键在于针刺手法和角度。一般刺入1寸深，不行提插捻转手法。

白内障是部分或全部晶状体混浊而影响视力的一种常见眼科慢性疾病，可分为先天性和后天性，尤以后天老年性白内障最为多见。本病发病年龄多在50岁以上，为双侧性，可先后发生，从发病到成熟的时间可数月到数年不等。中医称之为"如银障""枣花翳"等。此病多因年老肝肾渐亏，目窍失养；或脾胃虚弱，精血无以化生，目失血荣发为本病。患者自觉眼前有固定不移的黑点，或如蝇飞蚊舞，或如隔轻烟薄雾，久之视力逐渐下降，视物昏花，眼球酸痛，最后可仅余光感。贺普仁教授只选睛明一穴治疗此病，取其通调眼部经脉、促进气血循行、营养目窍之功效。用细毫针沿眼眶边缘缓慢进针，出针时用干棉球按压针孔，以免出血。每天1次，10次为1个疗程。临床上针灸对早期老年性白内障有较好疗效，可延缓晶状体混浊病情的发展。若翳障影响视力严重，仅存光感，应建议去专科医院行眼科手术。

二、攒竹（BL 2）——解毒退热安胞宫

【定位】

在面部，当眉头凹陷中，眶上切迹处。

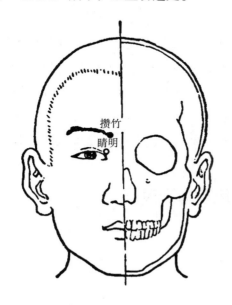

图 2-44　攒竹穴

【腧穴特性】

攒，指聚。竹，指竹叶。人之眉毛聚结直立似竹，因穴在眉一头攒聚之处，故名攒竹。

【主治及刺法】

（1）主治：①头痛、目赤肿痛、流泪、眼睑痉挛、面瘫等局部病症。②感冒、产后发热、急惊风等。

（2）刺法：①微通法：直刺，深 0.3 ～ 0.5 寸，局部酸胀感；治眼病时，可向下斜刺透睛明，进针 0.5 寸，局部及眼眶周围胀感；治面瘫和头痛，可横刺透鱼腰，进针 1 ～ 1.5 寸，局部及眼眶周围胀感。②强通法：产后发热，可三棱针点刺放血。

【穴性原理】

攒竹位于眼眶，其近治作用能治疗该穴所在部位及邻近组织、器官的病症，故可以治疗眼病，面瘫，前额、眉棱骨疼痛。穴属足太阳膀胱经，穴位于上，太阳主表，外感邪气易先沿经脉侵犯头部，故该穴具有清热解表、镇静安神之功，可治疗感冒、急惊风等。足

太阳膀胱经止于至阴，而交于足少阴肾经，膀胱经脉属膀胱络肾，肾主生殖，《素问·奇病论》言"胞络者系于肾"。攒竹因其清热之功，故可清胞宫之毒邪，治产后发热。

【临床应用】

产后发热是以产后发热为主症，或伴有其他症状的一种疾病。产后发热原因很多，可以分为感染邪毒、外感风寒、血瘀内停、阴虚血亏等。单纯血瘀或里虚证者多为低热，外感邪毒者为高热。贺普仁教授常取攒竹等穴治疗感染邪毒所致的产后发热。此型是因产妇在分娩时，损伤产道或护理不慎，邪毒乘虚侵入胞宫，正邪相争以致发热不解。临床可见患者高热不退，小腹疼痛拒按，恶露臭秽，兼见烦躁口渴、便结溲赤，舌红苔黄，脉洪数。贺老取攒竹、大椎放血以清热解毒，阴陵泉、曲池、合谷凉血解毒。若热势较高，并伴神昏等危重证候，要及时采取综合措施给予救治。对因会阴部损伤而发热者，要定时换药，防止感染的扩散或加重。妇女产后要适当补充营养，以使阴血尽快得复。

三、风门（BL 12）——祛风散寒治表证

【定位】

在背部，当第 2 胸椎棘突下，旁开 1.5 寸。

【腧穴特性】

督脉与足太阳之会。风，指风邪。门，为出入之处。穴属足太阳膀胱经。足太阳主一身之表，为风邪入侵之门户，又因该穴主治风病，故名风门。

【主治及刺法】

（1）主治：①祛风要穴，主治风邪外袭之感冒、咳嗽，牛皮癣，产后发热，百日咳。②肩背痛。

（2）刺法：①微通法：操作时，针尖斜向脊柱，深 0.5 寸，局部酸胀针感，有时向肋间扩散；或平刺，针尖从上往下沿肌间平刺，进针 1～2 寸，局部酸胀感，不宜直刺过深，以免刺伤肺脏。②温通法：火针点刺，或温和悬灸或热敏灸 10～60 分钟，部分患者可出现透热、扩热、传热、表面不热深部热等热敏现象。

【穴性原理】

太阳主一身之表，为人体防止风邪入侵之藩篱。该穴为风邪侵入人体之门户，又主治风疾，故名风门。穴近肺脏，其近治作用可治疗外风侵袭、肺失宣降之感冒、咳嗽、哮喘。足太阳经筋上结头项，若受之于风，则颈项强紧不适，可用风门疏风解肌以治之。风门散风调肺，促进气血运行，利于肌肤营血分布，可治疗风湿入里，湿久化热，湿热发于肌肤，皮肤失养所导致的牛皮癣等皮肤病。

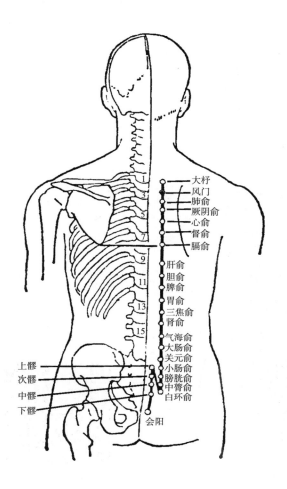

大杼
风门
肺俞
厥阴俞
心俞
督俞
膈俞

肝俞
胆俞
脾俞
胃俞
三焦俞
肾俞

气海俞
大肠俞
关元俞
上髎　　小肠俞
次髎　　膀胱俞
中髎　　中膂俞
下髎　　白环俞

会阳

图 2-45　风门穴

【临床应用】

牛皮癣是一种慢性瘙痒性皮肤病。本病初起多由风湿热邪阻滞于肌肤经络，皮肤失养所致，日久耗伤营血，血虚生风化燥而使病情缠绵难愈，每因情志不遂或过度疲劳而使病情加剧，临床可分外邪蕴阻型和血虚风燥型。贺普仁教授治疗此病选曲池、血海、风市作为基础方，如风湿热等外邪蕴阻型则加风门、肺俞和阴陵泉，取风门可驱散表邪、固护卫气之功效。

四、肺俞（BL 13）——解表化痰宣肺气

【定位】

在背部，当第 3 胸椎棘突下，旁开 1.5 寸。

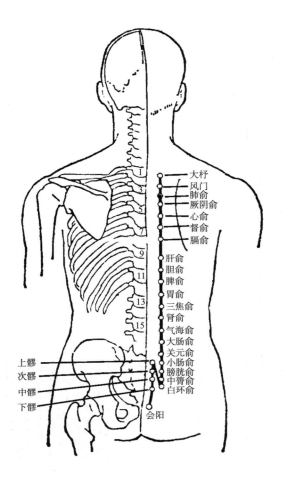

图 2-46　肺俞穴

【腧穴特性】

肺背俞穴。肺，脏腑名。俞，与腧、输同，转输、输注之意。该穴乃肺脏经气转输之处，主治肺系疾患，故名。

【主治及刺法】

（1）主治：①咳嗽、哮喘、咯血。②骨蒸潮热、盗汗等阴虚病症。③皮肤瘙痒、瘾疹、牛皮癣、痤疮等皮肤病。

（2）刺法：①微通法：操作时，针尖斜向脊柱，深 0.5 寸，局部酸胀针感，有时向肋间扩散，不宜直刺过深，以免刺伤肺脏，亦可采用刮痧、拔罐、走罐疗法刺激本穴。②温通法：火针点刺不留针，或蒜泥灸、隔姜灸，或热敏灸 30 ～ 60 分钟，部分患者可出现透热、扩热、传热、表面不热深部热等热敏现象。③强通法：三棱针点刺或挑刺，刺络拔罐 5 ～ 10 分钟。

【穴性原理】

肺俞是肺脏之气输注之要穴，于表证而言可以解表宣肺，就里证而论可以化痰平喘。

【临床应用】

肺俞为肺脏之气转输、输注之所，是治疗肺系疾病的常用穴位。治咳喘可配风门穴以疏风宣肺，止咳平喘；治鼻疾可配合谷、迎香以宣肺通鼻窍；治骨蒸潮热盗汗可配膏肓、三阴交以补虚清热；治皮肤瘙痒、荨麻疹、牛皮癣等皮肤病可配曲池、血海以祛风邪，和营血，化瘀滞。

五、心俞（BL 15）——醒脑安神愈癫狂

【定位】

在背部，当第 5 胸椎棘突下，旁开 1.5 寸。

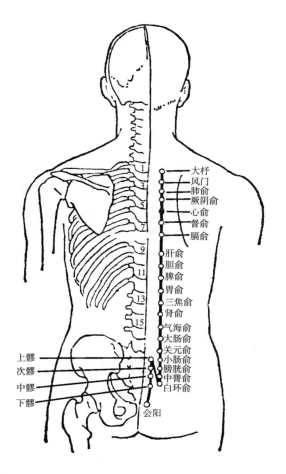

图 2-47 心俞穴

【腧穴特性】

心俞是心的背俞穴。心即心脏。俞即输注。本穴是心气转输于后背体表的部位，故名心俞，主治心系、心包系疾患。

【主治及刺法】

（1）主治：①心系病证，如心痛、惊悸、癫狂痫病、失眠、健忘、智力障碍、脏躁。②肺系病证，如咳嗽、咯血等。③遗精、盗汗等。

（2）刺法：①微通法：针尖斜向脊柱，深 0.5 寸，局部酸胀针感，有时向肋间扩散，不宜直刺过深，以免刺伤肺脏，亦可刮痧、拔罐、走罐。②温通法：上述病症属阳虚有寒者，可火针点刺不留针，或蒜泥灸、隔姜灸或热敏灸 30～60 分钟，部分患者可出现透热、扩热、传热、表面不热深部热等热敏现象。③强通法：癫狂痫症，梅花针叩打心俞局部至潮红或出现小血滴，亦可刺络拔罐治疗。

【穴性原理】

心俞是心气转输、转注之穴，具有养心宁神、调理气血的作用。心主血藏神，心神失养，或心神失宁，就会导致癫狂、失眠。心肾相连，水火共济。若水火不济，心肾不交，虚火内扰精宫，可致遗精。

【临床应用】

贺普仁教授常用心俞配谚语成对穴治疗情志疾病，如癫狂症。癫狂是精神失常的病症。癫症多呆静，可见沉默痴呆、精神抑郁、表情淡漠，或喃喃自语、语无伦次、或悲或喜、哭笑无常、不知秽洁、不思饮食；狂症多躁动，可见性情急躁、头痛失眠、面红目赤，继则妄言责骂，不分亲疏或毁物伤人。患者以青壮年较多。该病大多为情志所伤引起，忧思恼怒，肝失调达，肝壅克脾，脾虚生痰，痰蒙心窍，以致神志逆乱而发癫狂。穴取心俞、谚语可斜刺 0.8 寸，合谷、太冲、内关可直刺 1 寸，丰隆可直刺 2 寸。素体虚弱者加气海，施以补法，直刺 1 寸，长留针 1 小时。狂证发作时点刺上穴不留针。诸穴合用以醒脑开窍，化痰安神，清心泻热。

六、膈俞（BL 17）——活血祛风助生发

【定位】

第 7 胸椎棘突下，旁开 1.5 寸。

【腧穴特性】

膈俞是八会穴之血会。膈指横膈。俞即输注。本穴是横膈之气转输的部位，又因穴近膈膜，主治呃逆，故名。

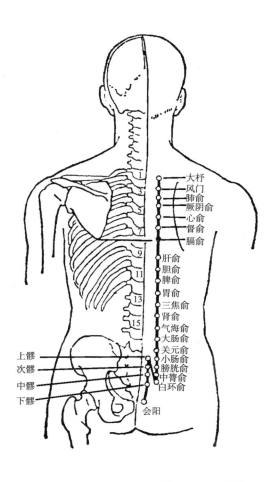

图 2-48 膈俞穴

【主治及刺法】

（1）主治：①血瘀诸证。②呕吐、呃逆、气喘、吐血等上逆之证。③瘾疹、牛皮癣、皮肤瘙痒等皮肤病。④贫血、潮热盗汗等。

（2）刺法：①微通法：针刺时，针尖斜向脊柱，深 0.5 寸，局部酸胀针感，有时向肋间扩散，不宜直刺过深，以免刺伤内脏。②温通法：火针点刺不留针，或蒜泥灸、隔姜灸或热敏灸 30 ～ 60 分钟，部分患者可出现透热、扩热、传热、表面不热深部热等热敏现象。③强通法：瘾疹、牛皮癣、皮肤瘙痒等皮肤病或病情迁延不愈者，可三棱针点刺或挑刺，挤出血数滴加拔火罐 5 ～ 10 分钟。

【穴性原理】

膈俞为血会，善于调理气血。妇人以血为本，故产后气血虚弱、阴虚内热所导致的产后发热、产后腹痛，以及经早、经闭均可选膈俞治疗。瘾疹、牛皮癣可因血分郁热，久而不愈，血燥生风而引起，用膈俞治之，取其"治风先治血，血行风自灭"之意。膈俞内应横膈，为上、中二焦升降之枢纽，关乎水液代谢，有助运化水湿。痹症多因风寒湿邪外袭，痹阻气血运行，不通则痛。膈俞可运化水湿，又可调理气血，故可治疗痹症等。

【临床应用】

贺普仁教授取血会膈俞治疗皮肤疾病是其临床特色之一。斑秃为一种头部突然发生的局限性脱发。引起斑秃发病的原因之一是饮食不节，以致脾胃积热、风盛血燥，临床表现为突然头发成片脱落，轻度瘙痒，伴头晕失眠、心悸健忘，舌淡苔薄白，脉弦细。治疗时，除用梅花针点刺局部外，还可应用膈俞、足三里等穴以养血祛风。

七、肝俞（BL 18）——养肝明目强筋骨

【定位】

在背部，当第9胸椎棘突下，旁开1.5寸。

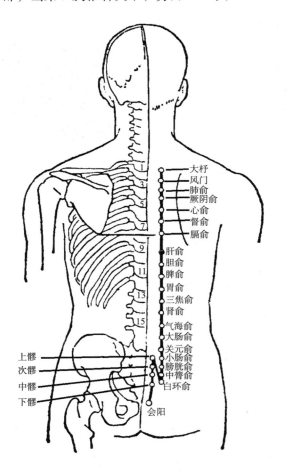

图 2-49 肝俞穴

【腧穴特性】

肝俞是肝的背俞穴。肝即肝脏。俞即输注。本穴是肝气输注的部位，故名肝俞。

【主治及刺法】

（1）主治：肝胆、神志、目疾、血证等疾患，如失眠、痿证、痤疮、黄褐斑、经乱、痛经、产后发热、青光眼、视网膜炎、视神经萎缩等。

（2）刺法：①微通法：针刺时针尖斜向脊柱，深0.5寸，局部酸胀针感，有时向肋间扩散，不宜直刺过深，以免刺伤肺脏。②温通法：火针点刺不留针，或蒜泥灸、隔姜灸或热敏灸30～60分钟，部分患者可出现透热、扩热、传热、表面不热深部热等热敏现象。③强通法：病情迁延不愈或较重者，梅花针叩打至皮肤潮红或出小血滴；治疗黄褐斑，可于肝俞及背部痣点挑刺出血数滴加拔火罐10分钟。

【穴性原理】

肝俞能主治多种疾病与肝脏功能密切相关。肝为风木之脏，体阴而用阳，其性刚劲，主动主升。如肝阳升动上扰肺金，可引起咳嗽；上扰心神，神不守舍则致失眠、癫痫；肝木横克脾土可致泄泻；肝气郁结，经血不畅可致经乱；肝开窍于目，肝火上炎或肝血不足，均可致目疾。肝气输注的部位为肝俞。肝俞是治疗肝脏功能失调的重要穴位。

【临床应用】

肝开窍于目，肝之经脉系于目，肝之精血濡养于目。《灵枢·脉度》曰："肝气通于目，肝和则目能辨五色矣。"《素问·五脏生成》曰："肝受血而能视。"因肝的功能失常引起的眼病，贺普仁教授常取本穴施治。如肝肾两虚，精血不能上荣于目之青盲、暴盲，可补肝俞、肾俞、太溪和风池。如暴怒伤肝，肝气上逆，气血郁闭，精明失用之暴盲，可泻肝俞、太冲。如肾虚肝热，水亏火旺所致之夜盲、青盲，可泻肝俞、行间，补复溜。

肝藏血主筋，为罢极之本，肾藏精主骨，为作强之官，精血充盛则筋骨坚强。肝肾亏虚，精血不能濡养筋骨经脉，临床表现为下肢及腰脊酸软等肝肾不足型痿证。取补肝俞、肾俞、太溪，以补肝肾益精血以益筋骨；或补肝俞、肾俞、阳陵泉，以补肝肾壮筋骨。

八、脾俞（BL 20）——健脾益气安睡眠

【定位】

在背部，当第11胸椎棘突下，旁开1.5寸。

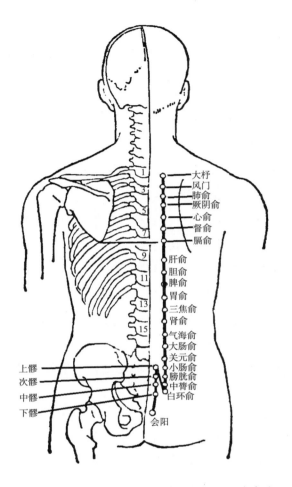

大杼
风门
肺俞
厥阴俞
心俞
督俞
膈俞
肝俞
胆俞
脾俞
胃俞
三焦俞
肾俞
气海俞
大肠俞
关元俞
上髎　小肠俞
次髎　膀胱俞
中髎　中膂俞
下髎　白环俞
会阳

图 2-50　脾俞穴

【腧穴特性】

脾俞是脾的背俞穴。脾即脾脏。俞即输注。本穴是脾气转输于后背的部位，故名脾俞。脾俞穴主治脾胃等疾患。

【主治及刺法】

（1）主治：①腹胀、纳呆、呕吐、泄泻、痢疾、便血、水肿等脾胃肠病证。②多食善饥、形体消瘦。③局部病症，如背痛等。

（2）刺法：①微通法：针尖斜向脊柱，深 1～1.5 寸，局部酸胀针感，有时向腰部扩散。不宜直刺过深，以免刺伤肝和肾脏。②温通法：阳虚有寒者，可火针点刺不留针，或蒜泥灸、隔姜灸或热敏灸 30～60 分钟，部分患者可出现透热、扩热、传热、表面不热深部热等热敏现象。③强通法：黄褐斑、痫证等疑难杂病，可予梅花针叩打脾俞，或背部痣点刺络放血拔罐。

【穴性原理】

脾俞是脾气输注的部位，能主治多种脾胃相关疾病。这与脾胃的生理功能密切相关。脾主运化，输布水谷精微，升清降浊，为生化之源，具有益气统血，主四肢肌肉等功能。如运化功能失常，气机阻滞则腹痛，升降失常则呕吐、泄泻；生化失职，气血亏虚则头痛、腹痛、经闭；水湿停聚，凝炼成痰，上致咳嗽，外发皮癣。以上诸症均可取脾俞，通过调节脾胃功能而治之。

【临床应用】

心脾两虚型失眠的临床特点为多梦易醒，常伴心悸健忘、面黄纳减等症状。贺普仁教授取百会、神门、三阴交为基础针方，加上脾俞、心俞补法以健运脾土、养心安神。

咳嗽病位在肺，但有些咳嗽病源在脾，临床可取补脾之背俞穴脾俞，治疗痰浊阻肺型和肺脾两虚型咳嗽。如脾失健运，痰浊内生，壅塞于肺的痰浊阻肺型咳嗽，取脾俞、肺俞、丰隆和中脘；如脾虚及肺，脾肺两虚型咳嗽，补脾俞、肺俞，加补太渊、太白，以补脾益肺，培土生金。

九、肾俞（BL 23）——培补元气愈沉疴

【定位】

在背部，当第 2 腰椎棘突下，旁开 1.5 寸。

【腧穴特性】

肾之背俞穴。穴近肾脏，为肾脏之气转输之处，主治肾之疾患，故名。

【主治及刺法】

（1）主治：①头晕、耳鸣耳聋、腰酸痛等肾虚病症。②遗尿、遗精、阳痿、早泄、淋证等泌尿生殖系统疾病。③月经不调、带下、不孕等妇科病症。④消渴。

（2）刺法：①微通法：针尖斜向脊柱，深 1.5～2 寸，腰部酸胀针感，或有麻电感向臀部或下肢扩散，不宜向外斜刺过深，以免刺伤肾脏。②温通法：阳虚有寒者，可火针点刺不留针，或蒜泥灸、隔姜灸或热敏灸 30～60 分钟，部分患者可出现透热、扩热、传热、表面不热深部热等热敏现象。③强通法：癫痫、黄褐斑等疑难杂病属肾虚者，梅花针叩刺或背部痣点挑刺加放血拔罐。

【穴性原理】

肾俞是足太阳经位于腰部的穴位，与肾脏有内外相应的联系，为肾经经气输注之处。肾为先天之本，生殖发育之源，"男子以藏精，女子以系胞"（《难经·三十六难》），"胞脉系于肾"（《素问·奇病论》），与肾虚有关的胎、产、经、带、阳痿、遗精等，都属本

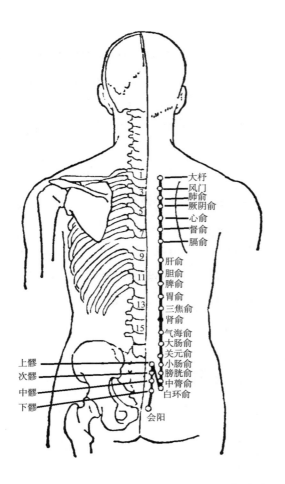

图2-51 肾俞穴

穴的主治范围。肾主骨，藏精生髓，为作强之官。髓藏骨中，充养骨骼。齿为骨之余，腰为肾之府，脑为髓之海。肾脉循喉咙，夹舌本，肾之津液出于舌下。肾开窍于耳。"目者，五脏六腑之精也。"肾精亏耗、髓海不足、精血亏虚引起的骨、髓、脑、齿、耳、目、腰的病症均可取本穴治疗。足太阳之经筋"上夹脊上项"，足太阳为病的角弓反张和所循行处的经筋拘急、弛缓、麻痹或劳损等也可取本穴治疗。

【临床应用】

腰痛是患者的一个自觉症状，病因诸多。贺普仁教授选取本穴施治以下2型腰痛：①肾虚型腰痛：表现为腰痛绵绵不休，以酸痛为主，劳累时加重，多伴有下肢酸软无力，耳鸣，脱发，足跟痛。②风寒湿痹腰痛：多有外受寒冷或潮湿史，痛在腰骶，时有僵硬感，与气候有关，阴雨寒冷天腰痛加重。腧穴可取肾俞、委中，肾虚型加大肠俞和命门，寒湿型加风府和腰阳关。

肾俞为足太阳膀胱经穴，为肾脏之气输注之所，可益肾填精、强壮元阳，适用于肾气亏虚、肾阳不足之证，是治疗肾脏疾患的重要腧穴。关于其功效，古籍中有如下记载：《针灸大成》曰其主"虚劳羸瘦，耳聋肾虚，水脏久冷，心腹膜满胀急……小便淋……腰寒如冰……洞泄食不化，身肿如水"；《胜玉歌》云其主"肾败腰疼小便频"。现代研究证实，针刺肾俞穴对肾脏有调整作用，可使尿蛋白减少，酚红排出量增加，泌尿功能加强，血压下降，浮肿减轻等。临床可用于治疗慢性肾炎、肾病综合征等。

久病或过于虚弱的患者可配合应用关元穴。关元为任脉经穴，是任脉与足三阴经之交会穴，具有鼓舞肾气、充盛气血的功效，凡久病沉疴、痼疾顽症均可取其治疗。二穴配伍应用，更强化了补肾壮阳之效。除针刺补法外，可并用灸法。

十、次髎（BL 32）——通经活血主妇科

【定位】

在骶部，当髂后上棘内下方，适对第2骶后孔处。

【腧穴特性】

髎，指骶骨后孔，穴在第二骶骨孔中；次，与上髎穴相对为次也，故名。

【主治及刺法】

（1）主治：①痛经、月经不调、不孕、石瘕、小便不利、遗精、阳痿等泌尿生殖系统疾病。②疝气。③腰骶痛、下肢痿痹等。

（2）刺法：①微通法：毫针稍斜下刺，进针深1～2寸，骶部酸胀针感，刺入第二骶后孔针感可放射至小腹部，有时向下肢放散。②温通法：妇科病属阳虚有寒者，可火针点刺不留针，或蒜泥灸、隔姜灸或热敏灸30～60分钟，部分患者可出现透热、扩热、传热、表面不热深部热等热敏现象。③强通法：痛经、神经性皮炎等疑难杂病迁延不愈者，三棱针挑刺次髎穴皮肤，刺血拔罐5～10分钟。

【穴性原理】

次髎穴近胞宫，为足太阳膀胱经穴，属膀胱络肾，肾主生殖，对治疗痛经和胞宫疾病有特效。

【临床应用】

次髎，出自《针灸甲乙经》，是足太阳膀胱经的腧穴，具有强腰补肾、调经活血、行气止痛的作用。本穴属八髎之一，主治腰痛、下肢痿痹、月经不调、痛经、赤白带下、阳痿、疝气等。贺普仁教授认为次髎可通调冲任，引经气下注，为治疗痛经的经验效穴，尤其是治疗肝郁气滞和寒湿凝滞所致之经期小腹疼痛连及腰骶者。前者取次髎、中极、

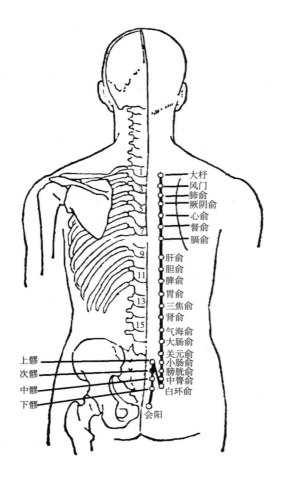

大杼
风门
肺俞
厥阴俞
心俞
督俞
膈俞
肝俞
胆俞
脾俞
胃俞
三焦俞
肾俞
气海俞
大肠俞
关元俞
小肠俞
膀胱俞
中膂俞
白环俞
会阳

上髎
次髎
中髎
下髎

图 2-52　次髎穴

地机、血海和行间，毫针治疗；后者取次髎和中极，火针速刺法，点刺不留针，次髎刺深 1～3 分，中极刺深 3～5 分。诸穴合用，共奏温散寒湿、通经活血之效。

十一、委中（BL 40）——清热解毒治皮癣

【定位】

在腘横纹中点，当股二头肌腱与半腱肌肌腱中间。

【腧穴特性】

五输穴之合穴，膀胱下合穴。委，指委曲。中，指正中。穴在腘窝横纹中央，当足膝委折之中曲而取之，故名。

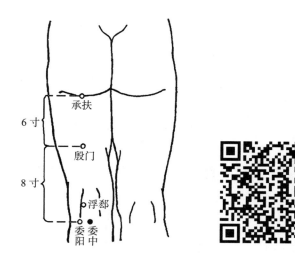

图 2-53　委中穴

【主治及刺法】

（1）主治：①腰背痛、下肢痿痹等腰及下肢病症。②腹痛、急性呕吐、泄泻等急症。③牛皮癣、湿疹、丹毒等皮肤病。④小便不利、遗尿等。

（2）刺法：①微通法：毫针直刺，进针深 0.5 ～ 1 寸，局部酸胀针感，或有麻电感向足底放散。②温通法：温针灸或艾条温和灸 10 ～ 30 分钟。③强通法：三棱针刺络放血拔罐。

【穴性原理】

委中为足太阳经合穴。合穴如江河水流汇入湖海，经气最为旺盛，调节气血的作用较强。委中又为血之郄穴，善治血分病。风邪入血分，致气血壅滞，发于体表，可致皮肤疾病。太阳主开，位于体表，易感受外邪。《难经·八十八难》曰："合主逆气而泄。"若外邪由表直接入里，导致脾胃升降紊乱、清浊不分则出现呕吐、泄泻，取委中放血可直接泻血解毒，驱邪外出，脾胃升清降浊功能恢复而吐泻止。足太阳经脉从腰中下挟脊贯臀，入腘中，根据"经脉所过，主治所及"的原理，委中可治腰痛，故前人有"腰背委中求"之说。

【临床应用】

委中穴位居血管丰富之处，是强通法临床应用的常用穴。《灵枢·九针十二原》云："菀陈则除之。"《素问·调经论》云："血有余，则泻其盛经，出其血……病在血，调之络。"用三棱针点刺委中血络出血，可治疗瘀血阻络、血热壅闭、邪毒蕴郁、热郁肌肤、暑湿秽浊、暑热郁闭、血随气升、热入血营、汗闭高热、气血郁滞等导致的急性热病、闭证、疮疡、疖肿、丹毒、霍乱、暑病以及腰痛。

贺普仁教授用委中放血治疗牛皮癣疗效甚佳。先用止血带系在委中穴的上端，常规消毒，右手持三棱针，对准委中努起的静脉，徐徐刺入脉中，0.5～1分，然后缓缓将针退出，血即流出，待黑色血出尽，变为赤色，再将止血带松开，以消毒棉球按压针孔，其血即可自行停止。放血时，切记针刺过深，以免穿透血管壁，造成血液内溢。若治疗后局部发生血肿，可以用手挤压出血，或用火罐拔出。如血肿不退，还可局部热敷，促使血肿消散。

曲泽、委中分别为手厥阴心包经和足太阳膀胱经合穴，二者常配合应用于急性胃肠炎、中暑、霍乱等病症，有和胃降逆、凉血解毒之效。

十二、膏肓（BL 43）——肩痹咯血诸虚劳

【定位】

第4胸椎棘突下，旁开3寸。

【腧穴特性】

膏，意指心下部分。肓，意指膈膜。本穴处心膈之间，为膏脂、肓膜之气所转输之处，故名；又喻疾在肓之上，膏之下，病情深重，针药不能及，灸此穴常能见效，故名膏肓。

【主治及刺法】

（1）主治：①慢性咳嗽、哮喘、咯血、百日咳、肺痨等肺系虚损病症。②健忘、遗精、盗汗、赢瘦等虚劳诸症。③循经远治作用，如肩胛痛、漏肩风。

（2）刺法：①微通法：毫针斜向脊柱，进针0.5～1寸，局部酸胀感，针刺不宜过深，以免刺伤内脏，亦可拔罐，留罐5～10分钟，或三伏贴穴位贴敷。②温通法：火针点刺，或温和灸、热敏灸30～60分钟，亦可艾炷灸5～9壮，蒜泥灸5～9壮。

【穴性原理】

心下为膏，心下膈上为肓。膏为膏脂，肓为肓膜。膏肓即指膏脂、肓膜之气输注于体表的部位。《左传》云："公（晋景公）疾病，求医于秦。秦伯使医缓为之。未至，公梦疾为二竖子，曰：'彼良医也，惧伤我，焉逃之？'其一曰：'居肓之上，膏之下，奈我何？'医至，曰：'疾不可为也！在肓之上，膏之下。攻之不可，达之不及，药不至焉，不可为也。'公曰：'良医也。'厚为之礼而归之。"此论说明膏肓是人体深处要害部位，与之对应的膏肓穴为重要穴位。膏肓穴位于胸背部，主治很广，能扶助正气，故临床一般用于治疗肺脏之虚损劳伤。病久体弱则为虚，久虚不复为损，咯血、百日咳即为肺脏劳伤表现。此外，针刺本穴对漏肩风、颈背痛也有佳效。

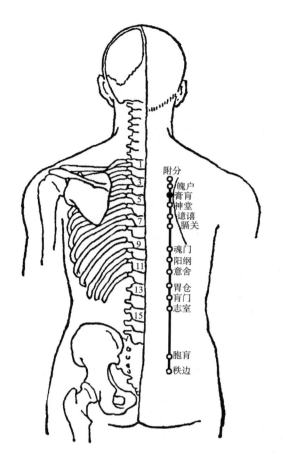

附分
魄户
膏肓
神堂
譩譆
膈关
魂门
阳纲
意舍
胃仓
肓门
志室
胞肓
秩边

图 2-54 膏肓穴

【临床应用】

由于该穴临近肺脏，故现代临床膏肓用之很少，但贺普仁教授常取之治疗咯血。咯血是肺络受伤，血液外溢，以咳嗽、咯血或痰中带血等为主要临床表现，多见于支气管扩张、肺结核等疾病过程中。贺普仁教授治疗咯血症以膏肓、肺俞、脾俞和膈俞为基础方，如因燥热伤肺可加尺泽、孔最，如肝火犯肺可加阳陵泉、行间，如属阴虚肺热加鱼际、水泉。诸穴合用，可清热润肺、清肝泻肺、滋阴养肺而宁络止血。

膏肓属于足太阳膀胱经穴，善治诸虚百损。贺老还常取膏肓治疗肩周炎之顽症。肩周炎患者病程多在半年以上，症见肩痛，沉重感，缠绵不愈，局部畏风怕凉，活动受限，不能高举，且多伴全身乏力、气短、食欲不振等。此时最宜取膏肓穴治疗。该穴治疗肩周炎在针灸文献中的记载并不多，贺老对该穴刺法加以改进，用于临床实践取得了满意的效果。膏肓既能扶正，还能驱邪，因此对正虚感受外邪的肩周炎最为适宜。刺膏肓时，选用 3 寸 28 号毫针，进针前医生用手指揣摩，重按之局部有酸楚欣快之感，方可进针。

针刺时沿着肩胛骨后缘下方向肩部斜刺 2～3 寸深，使肩周产生酸麻胀感。得气后行捻转补法，留针 30 分钟。局部配合火针点刺。隔 2 日 1 次，5 次为 1 疗程，一般要治疗 1～10 个疗程。

十三、譩譆（BL 45）——宣肺止咳畅情志

【定位】

在背部，当第 6 胸椎棘突下，旁开 3 寸。

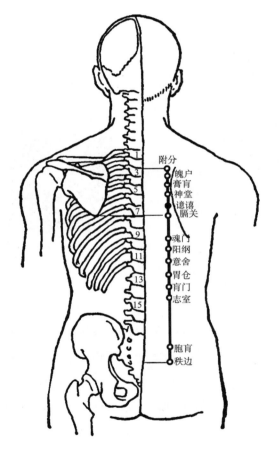

附分
魄户
膏肓
神堂
譩譆
膈关
魂门
阳纲
意舍
胃仓
肓门
志室
胞肓
秩边

图 2-55　譩譆穴

【腧穴特性】

譩，欢也。譆，心悦也。二者合用亦指叹息声，或呼叫声、哀痛声。因穴在第六胸椎棘突下旁开 3 寸，医者用手指按压，并嘱患者呼出譩譆声，该穴即应手而动，按之觉异，故名。一说医者按压取穴时，患者即因痛而发出哀痛之譩譆声是穴，故名。

【主治及刺法】

（1）主治：①咳嗽、气喘、鼻衄等肺病。②胁痛、腰痛、肩背痛、季肋引少腹痛。③情志疾病、疟疾、热病汗不出等病症。

（2）刺法：①微通法：毫针斜刺 0.5 ～ 0.8 寸。②温通法：阳虚有寒者，可火针点刺，或蒜泥灸、隔姜灸或热敏灸 30 ～ 60 分钟，部分患者可出现透热、扩热、传热、表面不热深部热等热敏现象。

【穴性原理】

本穴属足太阳膀胱经，位居背上，内通肺气，而太阳主开主表，肺主呼吸外合皮毛，故泻本穴可疏风清热、宣肺止咳，多用于治疗风邪外袭、肺失宣降之咳喘，以及局部病症如肩背痛等。

【临床应用】

谵谵常配合心俞以养心神、通心络、开心窍以治疗精神、情志疾病。

十四、承山（BL 57）——清热利湿疗痔疾

【定位】

在小腿后面正中，委中与昆仑之间，当伸直小腿或足跟上提时，腓肠肌肌腹下出现尖角凹陷处。

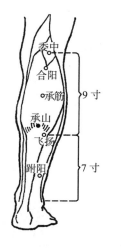

图 2-56　承山穴

【腧穴特性】

承，指承接、承受。山，指山谷。穴在腓肠肌两肌腹结合间之凹陷处，状如山谷，

此处承载一身如山之重，故名。

【主治及刺法】

（1）主治：①痔疮、肛裂等循经病症。②寒性腰腿痛。

（2）刺法：①微通法：毫针直刺，进针深 1～1.5 寸，局部酸胀针感，有时扩散至腘窝。②温通法：火针点刺 5 分，或温和灸 15～30 分钟，亦可温针灸 1～3 壮。

【穴性原理】

十二经脉在人体的分布，除了"内属于脏腑，外络于支节"的分布路线以外，每条经脉都另有别行深入体腔的分支，称为经别。足太阳经别，从足太阳的腘窝分出以后，其一支经别延展分布到尻骶下 5 寸处，别走于肛门部位，属于膀胱，散络于肾，即《灵枢·经别》所言："足太阳之正，别入于腘中，其一道下尻五寸，别入于肛。"依"经脉所行，主治所及"之理，承山可治疗痔疮、肛裂等肛肠疾患。

【临床应用】

贺普仁教授常取承山穴治疗肛裂。肛裂是肛管的皮肤全层破裂，并形成慢性溃疡，诸多因素如大便干结、排便用力、妊娠分娩、用力努张等，均可撕裂肛管；加之湿热内蕴人体，血热肠燥，热结成痛，肠络阻滞而反复难愈。疼痛是肛裂的主要症状，其特点是排便时肛门灼热，便后略缓解，然后剧痛又作，呈波动式疼痛。贺老取承山穴，加孔最、阳溪和后溪，以润肠通便、清利湿热、调理气血。该法治疗肛裂，可明显止痛、止血、止痒，疗效满意，疗程较短，操作简便，易为患者接受。

十五、昆仑（BL 60）——通络止痛腰椎病

【定位】

外踝尖与跟腱之间的凹陷处。

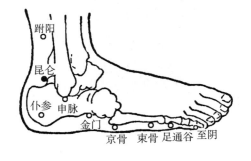

图 2-57　昆仑穴

【腧穴特性】

五输穴之经穴。昆仑者，山之名，寓高大。因穴在外踝之后，以其踝高突起如山，故名。

【主治及刺法】

（1）主治：①足太阳膀胱经经病：头痛、项强、腰背痛、下肢痛、下肢瘫痪。②局部病症：踝关节疼痛。③特殊治疗作用：癫痫、滞产。

（2）刺法：①微通法：毫针直刺，可透太溪，进针深 0.5 ～ 1 寸，局部酸胀感，可向足跟或足趾放散，孕妇禁针，以防流产。②温通法：艾条温和灸 10 ～ 20 分钟，温针灸 1 ～ 3 壮。

【穴性原理】

昆仑穴的治病原理与其经脉和经筋的循行密切相关。足太阳膀胱经循行于头部、项部、背部、腰部及股、腘、踹、外踝等部位。足太阳经筋结于踵、跟、踹、腘、臀、腰、项、头部。所以《灵枢·经脉》云：足太阳膀胱经"是主筋所生病者……头囟项痛……项、背、腰、尻、腘、踹、脚皆痛，小指不用"。按"经脉所行，主治所及"之理，循经取穴，该穴具远治作用之效，可治疗腘以上诸病，近治作用可治疗踹、足踝病症。

【临床应用】

坐骨神经痛中医称为腿股风，为临床常见病。本病主要表现为放射性腰腿痛，疼痛常由一侧腰部、臀部向大腿后侧、腘窝、小腿外侧及足背外侧放散。疼痛性质多样，程度有轻有重，常因咳嗽、排便或弯腰用力而加重。晚期可有腿部肌肉轻度萎缩及感觉异常。贺普仁教授独取昆仑穴，用泻法，直刺 1 ～ 1.5 寸，较强手法，有放电感效果好，适用于早期坐骨神经痛，可驱散外邪、通络止痛。

十六、至阴（BL 67）——风邪头痛纠胎位

【定位】

足小趾外侧趾甲根角旁 0.1 寸。

【腧穴特性】

井穴。至有尽、极、最之意。阴指足少阴。因穴在足小趾外侧端，足太阳膀胱脉气极尽之处，并由此交至于足少阴经，故名。

【主治及刺法】

（1）主治：①足太阳膀胱经经病：头痛、目痛、鼻出血、鼻塞、中风、痛经、产后

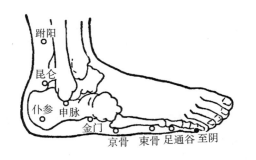

图 2-58　至阴穴

或术后尿潴留。②特殊治疗作用：胎位不正、难产、胎盘滞留。

（2）刺法：①微通法：毫针斜刺向上，进针 0.1～0.2 寸，针感为局部疼痛。②温通法：胎位不正，艾条温和灸 15～30 分钟。③强通法：三棱针点刺出血。

【穴性原理】

足太阳膀胱经循行于头部，太阳主开，易于感受风邪侵袭，沿经脉上行，阻于清窍。《灵枢·终结》云："病在头者，取之于足。"该穴是五输穴之井穴，配五行属金，开窍于鼻，据此至阴可治疗因风引起的诸多疾病。足太阳膀胱经止于至阴，而交与足少阴肾经。《素问·奇病论》言："胞脉者系于肾。"若肾气不足，则胞宫失养，难系胎位。正气不足，气血虚弱，产力不足，可致难产。温灸至阴穴，可通达肾气，增益精血，气血充足，胞宫得养，使错位胎位复正，助胎儿顺利分娩，此为特效经验穴。该穴点刺出血可强通膀胱经气血，收缩子宫、膀胱，治疗难产、胎盘滞留，产后、术后尿潴留。

【临床应用】

至阴穴在足小趾端，为足太阳膀胱经之井穴，膀胱经循头后部而行，因此至阴穴可治疗后头部疼痛。

至阴也是治疗胎位不正的特效穴位。至阴为足太阳膀胱经井穴，《针灸经纬》云："治横逆难产，危在顷刻，符药不灵者，灸至阴穴三炷，炷如小麦，下火立产，其效如神"。《医宗金鉴》云："妇人横产，子手先出，诸符药不效，灸此，灸三壮。"本穴用于治疗各种胎位不正，并可借其良性促宫缩作用，用于难产及胎盘滞留。妊娠 7 个月，经诊断为胎位不正者，医者可用艾条悬灸至阴穴，每日 1 次，每次 15～30 分钟。此穴经研究证实可增强子宫活动，增快胎儿心率，胎儿活动也随之增强，从而有利于胎位的矫正。除了矫正胎位外，贺普仁教授善于用该穴治疗膀胱经循行部位的各种痛症。

第八节 足少阴肾经腧穴

一、涌泉（KI 1）——引血下行潜风阳

【定位】

足趾跖屈时，约当足底（去趾）前 1/3 凹陷处。

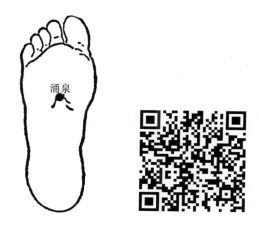

图 2-59 涌泉穴

【腧穴特性】

五输穴之井穴。本穴位于足心而居一身之下，肾为六经之里，由阳经之至阴而至足心，喻经气初出如泉水涌出于下，故以为名。

【主治及刺法】

（1）主治：①昏厥、中暑、小儿惊风、癫狂痫等急症及神志病。②头痛、头晕、目眩、失眠。③咯血、咽喉肿痛、喉痹、失音等肺系疾病。④大便难、小便不利。⑤奔豚气。⑥足心热。

（2）刺法：①微通法：毫针直刺 0.5 ～ 1 寸，有局部痛、酸胀针感，或向上扩散至踝部。②温通法：中药泡脚，或艾条温和灸、热敏灸 15 ～ 30 分钟。

【穴性原理】

涌泉为肾经穴，足少阴肾经上贯肝膈，其支者，从肺出络心，注胸中，故肾与心、肝、肺经络相连。肝为刚脏，体阴而用阳，全赖精血之滋养。心主神明，心火与肾水需上下相济，才能保持相对平衡，维持正常的生理功能。若肾水不足，肝失所养，则肝阳

上亢，肝风内动，或水火不能上下相济，就会产生心神失宁，神志异常诸症，故可见中风、痫证。肾开窍于耳，肾精充盛，则气血畅通，耳络平和，反之则气血运行不畅而出现耳鸣、耳聋等病症。

【临床应用】

贺普仁教授选涌泉治疗痫证。其发作时，突然昏倒，不省人事，四肢抽搐，牙关紧闭，双目上视，口吐唾沫，甚则二便失禁，醒后神清如常人。发作时应醒脑息风、豁痰开窍，取涌泉，加百会、人中、颊车和地仓。待发作后间歇期，根据具体病症辨证取穴，以治其本。

涌泉还常治疗高血压，以"病在上取之下，病在头取之足"之法，引火下降以潜其阳。属于肝阳偏亢，风阳升动，上扰清空所致者，加泻行间、风池和百会，以平肝潜阳息风；属于下虚上盛，本虚标实者，加泻太冲、补复溜，以平肝息风、育阴潜阳。

二、然谷（KI 2）——行气宽胸疗胸痹

【定位】

内踝前下方，足舟骨粗隆下缘凹陷中。

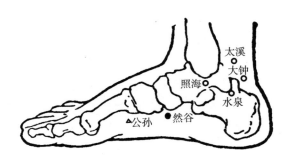

图 2-60　然谷穴

【腧穴特性】

荥穴。然，指然骨，即舟骨粗隆。谷，指凹陷处。本穴位于舟骨粗隆前下方凹陷处，故名然谷。

【主治及刺法】

（1）主治：①妇科病：月经不调、阴挺、阴痒、白浊。②男科病：遗精、阳痿、小便不利。③肾阴虚火旺病症：胸胁胀痛、咳血、小儿脐风、口噤不开、消渴、黄疸、喉痹等。④局部病症：足跗痛、下肢痿痹。

（2）刺法：①微通法：毫针直刺 0.5～1 寸。②温通法：温针灸或艾条温和灸 10～30 分钟。③强通法：三棱针刺络放血。

【穴性原理】

然谷为荥穴，属火。然，有燃烧水谷之义，有益肾助阳、导赤清火之效。本穴为足少阴肾经之荥穴，水中之真火，少火生气，故补之、灸之能温补少阴之火、温阳益气，治疗肾阳衰微所致诸疾。然谷穴处经气尚微，荥迁未成大流，故其阴易虚，其火易亢，刺之能潜镇龙相之火，滋肾阴，泻肾火，用于治疗肾阴亏虚，相火妄动所致疾患。

【临床应用】

然谷为肾经荥穴，心与肾为同名经，然谷放血可祛胸中瘀血，心脉通畅而痛可止，针刺治疗胸痹可配合膻中、内关，效果可靠。膻中为气会，可调畅气机，气行则心脉可通；内关为心包经络穴，别走少阳之经，且与阴维相会，"阴维为病苦心痛"，内关透郄门，中间透过间使穴可宽胸和胃，清心安神，郄门穴可活血止痛，二者合用以宽胸理气止痛。

然谷，有燃烧水谷之义，亦可用于减肥。

三、太溪（KI 3）——补元交泰疗肾系

【定位】

内踝高点与跟腱后缘连线的中点凹陷处。

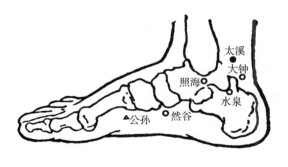

图 2-61 太溪穴

【腧穴特性】

五输穴之输穴、原穴。太，大也。溪，山间流水也。足少阴脉气出于涌泉，流经然谷，至此聚而成太溪，故名。

【主治及刺法】

（1）主治：①头痛、眩晕、不寐、健忘、遗精等肾虚病症。②咽喉肿痛、牙痛、耳

鸣、耳聋、耳轮痛等阴虚性五官病症。③咳嗽、哮喘、咯血、胸痛等肺系疾病。④消渴、小便频数、便秘。⑤经早、经乱、痛经、崩漏等妇科病症。⑥腰脊痛、下肢厥冷、内踝肿痛等局部病症。

（2）刺法：①微通法：毫针直刺 0.5～1 寸，可透昆仑穴，有局部酸胀针感，时有麻木扩散至足底感。足跟痛者，针尖略向内踝，进针 0.5～1 寸，有麻木感扩散至足底。②温通法：细火针局部点刺，进针 0.3 寸。③强通法：细三棱针点刺放血。

【穴性原理】

太溪穴为肾经原穴，是肾经原气输注之穴。肾为水火之脏，内藏元阴元阳，肾阴是一身的根蒂，先天之真源，肾阳是机体活动的动力。肾阴亏耗、肾阳虚衰的病症，宜取本穴滋阴壮阳。肾为先天之本，生殖发育之源，与肾有关的胎、产、经、带、遗精等病症，都可选太溪治疗。

肾经直接与肝脏、心脏、肺脏、膀胱相通，与咽喉、舌本、耳部、脊柱相连。依据"经脉所通，主治所及，生理相连，病理相关"之理，太溪主治疾病包括：肺系疾病如咳嗽和哮喘等；心系疾病如不寐等；肝系疾病如眩晕、中风、青光眼等；与肾脏相关疾病如月经不调、水肿，齿病如牙痛等；耳病如耳鸣、耳聋等。

【临床应用】

取肾经的原穴太溪，可主治与肾有关的牙痛。肾主骨，齿为骨之余，肾衰则齿豁，肾固则齿坚。肾精不固的齿脆、齿动，肾阴不足、虚火上炎的满齿隐痛，均可取本穴治之。

喘有虚喘、实喘之分，虚喘有肺虚、肾虚之别。肺为气之主，肾为气之根，肾虚则气不摄纳，肺虚则气无所主。取太溪穴可主治肾虚和肺肾俱虚型的虚喘。肾虚型加补复溜和气海，补肾纳气；偏于阳虚者加关元，助阳纳气。肺肾俱虚型加补肺俞，补肺肾，益元气。如心阳亦同时衰竭，以致喘逆加剧、烦躁不安、肢冷汗出、脉象浮大无根，乃属孤阳欲脱的危候，宜急补关元、气海、太溪，扶元救脱，镇摄肾气。

四、水泉（KI 5）——调经血利尿明目

【定位】

太溪穴直下 1 寸，当跟骨结节内侧上缘。

【腧穴特性】

郄穴。泉，水源也。此穴是肾经的郄穴，为肾经之气血深聚之处，又肾主水，穴似深处之水源，故名水泉。

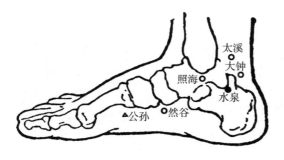

图 2-62 水泉穴

【主治及刺法】

（1）主治：①足少阴肾经经病及肾脏病：月经不调、痛经、阴挺、小便不利、眩晕、腹痛、闭经、子宫脱垂等。②局部病症：足跟痛。

（2）刺法：①微通法：毫针直刺 0.3～0.5 寸。②温通法：温针灸或艾条温和灸 10～30 分钟。

【穴性原理】

水泉有清热利水、活血通经之效，又为足少阴肾经气血深聚之郄穴，善治血证。《素问·上古天真论》云："肾者主水，受五脏六腑之精而藏之，故五脏盛乃能泻。"肾所主之水，即为精血。精血充盈则天癸至，月事以时下，故刺水泉能活血调经，用于月经不调诸证。此外，本穴为足少阴肾经脉气之所发，能疏水之极源，故刺之能调理肾经之气而通利小便，用于治疗小便之疾。

【临床应用】

水泉穴为足少阴肾经的郄穴，肾属水，针水泉配归来有扶正祛邪、疏窍利水之妙，亦常可配合三阴交治疗泌尿系结石，达到培补脾肾、通利水道、散结止痛之目的。水泉是肾经穴，有明目之效，和光明穴一样也是治疗目疾的常用穴，但二者相比，水泉多用于肾虚目疾，而光明则虚实皆用。贺老常取水泉、光明、臂臑补益肝肾、调理气血，配合睛明、太阳、攒竹局部取穴以调理眼区经气，诸穴配合使用，起到养阴明目、提高视力的作用。

五、照海（KI 6）——清咽利喉通阴跷

【定位】

内踝高点正下缘凹陷处。

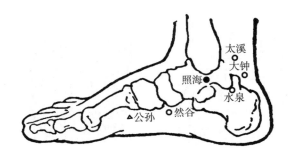

图 2-63　照海穴

【腧穴特性】

八脉交会穴，通阴跷。照为光及之象。海为水归聚处。穴在内踝下，为阴跷脉所生，足少阴脉气归聚处，因穴处脉气明显，阔大如海，故而得名。

【主治及刺法】

（1）主治：①阴虚火旺病症：口疮、咽喉肿痛、失音、梅核气、胁痛、瘿气、瘰疬、蛇丹。②肾虚病症：智力障碍、痹症、面痛。

（2）刺法：微通法：毫针直刺 0.5～1 寸，有酸麻感扩散至踝部或小腿部。

【穴性原理】

足少阴肾经起于足下涌泉穴，贯脊属肾络膀胱，贯肝、膈，入肺中，络于心，故可治疗肾、膀胱、肝、心、肺的病变。照海穴为阴跷脉的交会穴，阴跷脉为足少阴经的别支，起于足跟，从内踝上行，经大腿内侧进入阴部，向上沿胸里至咽喉，上达面部与阳跷脉会于目并入于脑。因阴跷脉与肾、阴部、胸部、咽喉、脑相联系，所以照海的主治从脏腑言为肾、膀胱、肝、心和肺之病症，从部位言为脑、眼、咽喉、胸、阴部和下肢内侧病症，尤其咽喉为肺之系，又是阴跷脉经过之处，故咽喉干燥独取照海润之，故有"公孙冲脉胃心胸，内关阴维下总同，临泣胆经连带脉，阳维锐眦外关逢，后溪督脉内眦颈，申脉阳跷络亦通，列缺任脉行肺系，阴跷照海膈喉咙"。

【临床应用】

咽喉疼痛是喉咽部病变的一个主要症状，包括西医学的急性咽炎、慢性咽喉炎、扁桃体炎。照海因其为肾经和阴跷脉交会穴这一特性，故善治虚热型之咽喉疼痛。如慢性咽炎，其病因多因素体阴亏或阴液耗伤，阴津不能上润咽喉，且阴虚生内热，虚火上灼于咽喉而致发病。临床常见咽部疼痛，阵阵作痒，痒后干咳不止，少痰，咽部干燥，频频求饮，但饮之不多，咽部痛或伴音哑，多言更甚，头痛耳鸣，腰膝酸软，急躁易怒，便干难解，入夜诸症加剧，舌红少苔，脉细数。贺老常取照海、太溪和列缺等以滋阴降火，清咽通络。

六、复溜（KI 7）——利肾气止汗消肿

【定位】

太溪穴上 2 寸，当跟腱的前缘。

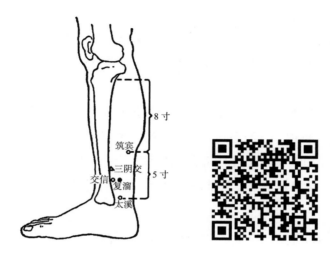

图 2-64 复溜穴

【腧穴特性】

五输穴之经穴。复即返还。溜同流。足少阴脉气由涌泉经然谷、太溪，下行大钟、水泉，再绕行至照海，复从太溪直上而流于本穴，故名复溜。

【主治及刺法】

（1）主治：①盗汗、无汗。②水肿病。③痉证、疟疾。④腹胀、腹泻、肠鸣等胃肠病症。⑤腰脊强痛、下肢痿痹。

（2）刺法：微通法：毫针直刺 1 ～ 1.5 寸，有局部酸胀针感，有时麻木感至足底。

【穴性原理】

复溜是五输穴之经穴，配五行属金，肾主水，金生水，所以复溜是足少阴肾经的母穴，虚者补其母，该穴多用于肾虚证的治疗。足少阴经属肾，通达心、肺、肝，复溜穴可补肾安心、调理肝肺，故既可补卫气以固表止汗，又可鼓动卫气以祛邪、开腠理治疗汗症。复溜为肾经母穴，可补肾以利气化，配五行属金，内应于肺，其经脉又上达于肺，故可补肺以通调水道，温补肾脏可健运脾土以利运化，故该穴是治疗水肿之要穴。

【临床应用】

复溜、合谷是治疗汗症的重要对穴，对于其补泻手法，历代医书对此多有记载，但

有歧义。如《玉龙赋》云"伤寒无汗，攻复溜宜泻；伤寒有汗，取合谷当随"；《玉龙歌》云"无汗伤寒泻复溜，汗多宜将合谷收"；《肘后歌》云"当汗不汗合谷泻，自汗发黄复溜凭"；《针灸大成》云"多汗先泻合谷，次补复溜；少汗先补合谷，次泻复溜"；《医学纲目》云"伤寒汗不出，刺合谷、复溜，俱针泻之"；《十四经要穴主治歌》云"复溜……伤寒无汗急泻此，六脉沉伏即可伸"；《拦江赋》云"更有伤寒真妙诀，三阴须要刺阳经，无汗更将合谷补，复溜穴泻好施针"。

　　贺普仁教授认为，复溜是肾经的金母穴，有补肾益阴的作用。伤寒无汗属于阴虚体质者，在解表发汗的同时，补复溜防止汗出伤阴，有增液的作用。汗多伤阴，误汗而重伤阴液，泻复溜更伤阴液亦伤精血，宜补复溜补阴敛阴，以防多汗亡阳。伤寒无汗应该泻合谷，因合谷是手阳明大肠经的原穴，肺与大肠相表里，肺属卫，外合皮毛，主一身之表，泻合谷有开发腠理、宣通毛窍、祛邪外出、解表发汗的作用。伤寒汗出不止，应该补合谷，是因伤于卫表，表虚则卫气不固，腠理不密，补合谷益气固表而止汗。总之，二穴合用治疗汗症，无汗泻合谷，补复溜；有汗补合谷，补复溜。

七、大赫（KI 12）——利水道调经种子

【定位】

脐下 4 寸，前正中线旁开 0.5 寸。

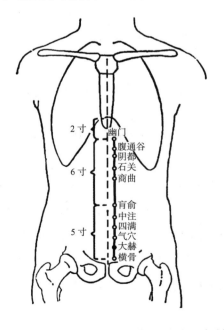

图 2-65　大赫穴

【腧穴特性】

大赫，盛大也。穴为冲脉少阴之会，内应胞宫精室。因本穴阴气盛大，故而得名。

【主治及刺法】

（1）主治：①妇科病：月经不调、带下、痛经、不妊、阴部痛、子宫脱垂。②男科病：遗精。③局部胃肠病：泄泻、痢疾。

（2）刺法：①微通法：毫针直刺 0.8 ～ 1.2 寸。②温通法：温针灸、艾条温和灸或热敏灸 10 ～ 30 分钟，部分患者可出现透热、扩热、传热、表面微热深部热等热敏感觉。

【穴性原理】

大赫为足少阴肾经脉气所发，冲脉与足少阴之交会穴，内应胞宫精室，阴气盛大，亦为赫赫下焦元阳升发之处，水中之火，助阳生热，有补肾固精、调经种子之效。

【临床应用】

闭经的治疗，调理气血是根本原则。临证要究其致病之因，在应用关元、大赫穴补益肾精以养血的基础上，再针刺三阴交补阴血调经。

阴挺病多由气虚下陷所致。贺老认为，阴挺与肾气关系最为密切。肾气虚，带脉失约，冲任不固，无力维系胞宫，故子宫下垂，小腹坠胀；腰为肾之府，肾主骨，肾虚则腰酸腿沉，行走劳累后症状更重；舌淡，脉沉细，均为肾虚之征象。贺老以关元、大赫补益肾气，以曲骨穴固冲任，刺水道穴调补脾胃之气。四穴合用，益气而固胞。

癃闭的针灸治疗效果较好，取穴以腹部腧穴为主。气海、关元、水道、大赫居于小腹，与膀胱相邻，具有疏利膀胱之作用，另加脾经腧穴阴陵泉以运化水湿。以上诸穴，共同起疏导气机、通利水道、促进排尿之作用。

阳痿也是针灸治疗效果较好的病种。贺老认为，本病虽以虚证为多，实证为少，但治疗上并不能完全将虚实截然分开，这是针灸治疗的特点。无论发病原因如何，或虚或实，发病之病机总为气血瘀滞于内，肾阳不足，宗筋不荣。因此，通调少阴、任脉等经脉则为常规大法。腧穴多选用大赫、中极、关元等，并据气血虚实酌情选用三阴交、内关、环跳等腧穴。关元可填精补阴，温阳通脉，治疗中强调针感要串至会阴或阴茎。大赫、中极为局部用穴，辅助关元增加效力。三阴交以养阴血，鼓舞后天脾胃，气血得充，五脏得以调养。内关、环跳枢转阴阳之气，调和诸脉，使宗筋得养。

八、阴谷（KI 10）——通淋排石利关节

【定位】

屈膝，腘窝内侧，当半腱肌肌腱与半膜肌肌腱之间。

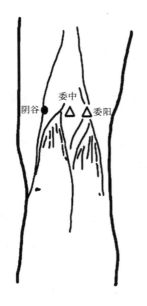

图 2-66　阴谷穴

【腧穴特性】

合穴。阴指内侧。谷指凹陷。本穴在膝关节内侧，当半腱肌肌腱与半膜肌肌腱间凹陷处，故名阴谷。

【主治及刺法】

（1）主治：①妇科病：月经不调、崩漏、阴中痛、阴部痛痒。②男科病：阳痿、小便难、淋证。③局部病症：膝股内侧痛。④特殊治疗作用：癫狂、疝痛。

（2）刺法：微通法：毫针直刺 1 ～ 1.5 寸。

【穴性原理】

阴谷为足少阴肾经合穴，属水，功善补肾培元、清热利湿、利水排石，常用于治疗生殖、泌尿系统诸疾。

【临床应用】

阴谷，肾经气血输入脏腑之处，能调理肾经之经气，助肾之气化，为通调水道之效穴，主要用于治疗肾结石、泌尿系结石引起的小便不利。

九、肓俞（KI 16）——益肾健脾止头痛

【定位】

脐旁 0.5 寸。

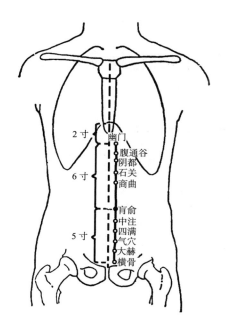

图 2-67　肓俞穴

【腧穴特性】

冲脉与足少阴之交会穴。肓，指肓膜。穴在脐旁，当大腹与少腹之间，内应肓膜，故名。

【主治及刺法】

（1）主治：①局部胃肠病症：胃痛、腹痛绕脐、腹胀、呕吐、泄泻、痢疾、便秘。②妇科病：月经不调。③肾虚病症：腰脊痛等。

（2）刺法：微通法：毫针直刺 0.8～1 寸，可灸。

【穴性原理】

肓俞有理气止痛、益肾健脾、润燥通便之效，又因其位于腹中部，为肠外脂膜之气输注之处，与肓门前后相攻，刺之能疏理肠膜之气而调理肠胃，可用于治疗胃肠疾病。

【临床应用】

肓俞，出自《针灸甲乙经》。本穴与膏肓、胞肓、肓门相通，为肾气输注于腹部的要穴，有理气止痛、益肾健脾、润燥通便之效，常用于治疗腹痛绕脐、腹胀、月经不调、疝气、便秘。《类经图翼》云："主治腹痛寒疝，大便燥，目赤痛从内眦始。"贺老经过对古医书的研究发现，肓俞对偏头痛有治疗作用。

第九节 手厥阴心包经腧穴

一、内关（PC 6）——和胃调神安胸痹

【定位】

腕横纹上 2 寸，掌长肌腱与桡侧腕屈肌腱之间。

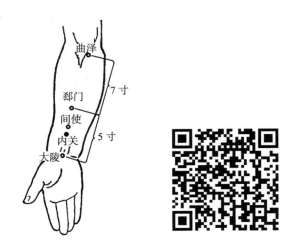

图 2-68 内关穴

【腧穴特性】

络穴，八脉交会穴，通阴维。内指胸膈之内，前臂内侧。关指联络、关要。本穴属于手厥阴心包经，位于前臂内侧，为心主别络，通达联络表里二经，故名内关。内亦指内脏，关指关隘。本穴为八脉交会穴，通阴维脉，阴维为病在脏，本穴擅治内脏疾患，故名内关。

【主治及刺法】

（1）主治：①心系病症：胸痹、惊悸、心动过速或过缓等。②脑系病症：中风、偏瘫、头痛、眩晕。③神志疾病：不寐、郁证、脏躁、梅核气、癫狂痫等。④胃肠病：胃痛、呕吐、呃逆。⑤局部病症：手指麻木、肘臂腕挛痛。

（2）刺法：①微通法：针向病所，心系、头部疾病，毫针针尖向上斜刺，进针 1.5 寸，酸胀针感可扩散至肘、腋下和胸部；胃肠病症，毫针直刺 0.5～1.5 寸，可透外关，局部酸胀针感，麻木感可扩散至指尖；手指麻木，毫针斜刺，针尖向下略偏向桡侧，进

针 0.3 ～ 0.5 寸，有麻电感扩散至指端。②温通法：细火针穴位点刺，或灸 3 ～ 7 壮，或温灸 5 ～ 15 分钟。

【穴性原理】

内关是手厥阴心包经的络穴，和与其相表里的手少阳三焦经相联系，三焦作用于全身气化。内关又是八脉交会穴之一，通于阴维脉，阴维脉的功能是维络诸阴，它联系着足太阴、少阴和厥阴，并会于任脉，还与足阳明经脉相合，这些经脉都循行于胸脘、胁腹，阴维脉的病症是心痛、胃痛、胸腹痛，《难经·二十九难》曰"阴维为病苦心痛"。故内关穴可理气散滞、通畅心脉，可治疗胸痹和惊悸等症；亦有调理气机、理气和胃的作用，可治疗胃痛和呕吐、呃逆等症。

手厥阴心包经属心包，系心脏，心主血脉、主神明、藏神，故可以治疗神志方面的病变，如肝郁化火、上扰神明的癫狂、不寐等。

内关为络穴，直接与手少阳三焦经相连，三焦主一身之气化，手厥阴心包经与足厥阴肝经同名经，同气相应，故内关有疏肝理气、平肝潜阳的作用，可治疗肝阳上亢引起的头痛、眩晕等病症。

手厥阴心包经"循臑内，行太阴、少阴之间，入肘中，下臂，行两筋之间，入掌中，循中指，出其端；其支者，别掌中，循小指次指出其端"，故内关可治疗手指麻木及肘臂腕挛痛等局部病症。

总之，内关的主治病症与其是络穴、八脉交会穴通阴维脉的特性和经脉循行相关。

【临床应用】

内关是临床常用穴，治疗病种广泛，贺普仁教授常用该穴治疗神志、胃心胸的病变。

晕厥：取内关，加人中、合谷、太冲以回阳醒脑、清心开窍。

癫狂：取内关，加合谷、太冲、丰隆、颊车、心俞、譩譆，毫针刺入上穴，进针 0.5 ～ 1 寸，气海补法。诸穴合用以开郁化痰安神、清心泻热、醒脑开窍。

脏躁：取内关，加素髎、合谷、太冲、中脘、心俞、神门，以毫针刺入上述穴位，进针 0.5 ～ 1 寸，用泻法，留针 1 小时。诸穴合用以平肝降逆、理气宽胸。

胸痹：取内关透郄门，以 4 寸毫针刺左侧内关穴沿皮平刺向上透郄门，用补法，有益气养阴、温阳通络的功效。

呃逆：取内关，加足三里、气海、期门、左章门、右合谷，以毫针刺入，进针 0.5 ～ 1 寸，用补法。诸穴合用以降气和胃平呃。

胃下垂：取内关，加脾俞、胃俞、中脘、气海、足三里，取细火针，点刺上述穴位，不留针，共起补中益气、升阳举陷之作用。

二、劳宫（PC 8）——口疮湿疹清心火

【定位】

掌心横纹中，第2、3掌骨中间。简便取穴法：握拳，中指尖下是穴。

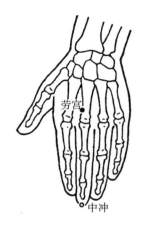

图 2-69　劳宫穴

【腧穴特性】

五输穴之荥穴。劳指劳动、操作。因手掌为操劳的要所、宫殿，本穴位于掌心，当手屈指时，故名劳宫。

【主治及刺法】

（1）主治：①中风昏迷、中暑等急症。②心痛、夜啼、癔病、癫狂痫等。③湿疹、鹅掌风。④口疮、口臭。

（2）刺法：①微通法：毫针直刺0.3～0.5寸，局部酸胀针感。②温通法：艾炷灸3～5壮，艾条温和灸5～10分钟。

【穴性原理】

劳宫为荥穴，配五行属火，火乃木之子，《难经·六十六难》云"荥主身热"，故劳宫穴的特点是清心热、泻肝火、醒脑开窍，适应于心火上炎之口疮，肝阳上亢引起的中风昏迷。若母病及子，致脾失健运，湿热内蕴，郁于肌肤可现湿疹等皮肤病。

【临床应用】

贺普仁教授选用劳宫主要治疗以下疾病。

口腔溃疡：劳宫加照海，用平补平泻手法，以泻火解毒，或滋阴清热。

湿疹：劳宫进针5分，用泻法，加委中、背部痣点点刺或挑刺出血。

　　鹅掌风：劳宫加曲池、外关、合谷、中渚，毫针用泻法，留针 30 分钟，以清热利湿解毒。

第十节　手少阳三焦经腧穴

一、液门（TE 2）——宣气机润喉开音

【定位】

第 4、5 掌指关节之间的前缘凹陷中。

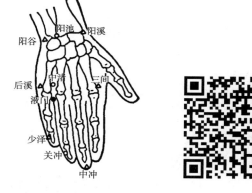

图 2-70　液门穴

【腧穴特性】

　　荥穴。液者水也。门者出入之处。本穴为三焦经之荥穴，五行属水，三焦乃决渎之官，主水液之运行出入，且穴在小指次指间之凹陷，故名。

【主治及刺法】

　　（1）主治：①头痛、目赤、耳鸣、耳聋、喉痹、失音等头面五官热性病症。②疟疾。③手臂痛。

　　（2）刺法：微通法：毫针直刺，0.3 ～ 0.5 寸。

【穴性原理】

　　液指水之精。门为出入之处。本穴为三焦经之荥水穴。三焦者，决渎之官，水道出焉，脉气由此输注，为水气出入之门，故名液门。液门为手少阳三焦经脉气所溜之荥水

穴，水能克火，故本穴性善清实热，有清三焦郁火、消肿止痛之功，是治疗三焦少阳郁火上攻所致头面五官肿痛之常用穴。

【临床应用】

液门为三焦经荥穴，可通调三焦之气，肺属上焦，肾为下焦，故此穴也可调畅肺肾气机，起到宣通气机、育阴升津润喉之效，因此常用于声音嘶哑、失音等症。

《景岳全书》云，"声由气而发，肺病则气夺，此气为声音之户也。肾藏精，精化气，阴虚则去气，此肾为声音之根也"，可见失音与肺、肾关系密切，正与液门穴性相符，故贺老治疗失音常取之，还可配合应用水突、听宫等穴。针刺时以毫针刺入 2 寸深，向上方斜刺，使针感沿经向上传导为佳。

二、中渚（TE 3）——利三焦聪耳开窍

【定位】

在手背，第 4、5 掌骨小头后缘之间凹陷中，当液门穴后 1 寸。

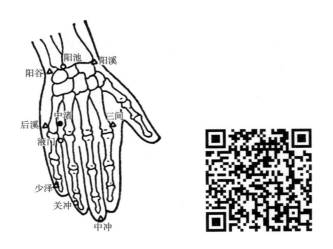

图 2-71　中渚穴

【腧穴特性】

输穴。中，中间之意。渚，指水中小洲。本穴为手少阳三焦经之输穴，且本穴位居手掌两骨之间，脉气至此输注留连，其势较缓，如江中逢洲，故名。

【主治及刺法】

（1）主治：①肩背肘臂酸痛、头痛、目赤、耳鸣、耳聋、胁痛、落枕。②手指不能屈伸、肘腕疼痛。③热病、消渴、疟疾。

（2）刺法：①微通法：毫针直刺 0.3 ～ 0.5 寸。②微通法：温针灸或温和灸 5 ～ 10 分钟。

【穴性原理】

中渚为三焦经输穴，属木，可疏筋活络、清热散邪。中渚为手少阳三焦经脉气所注之输木穴，性善通调，刺之能通调三焦气血，治疗外经病变；又因其为三焦火经之木穴，泻之能清三焦相火，有釜底抽薪之力，可治疗三焦相火亢盛所致头面五官疾患。

【临床应用】

中渚为输穴。渚是江中小洲之意，三焦水道似江，脉气至此输注留连，犹如江中有渚，故名中渚。手少阳之脉，其支者从耳后入耳中，出走耳前。本穴可清宣少阳经气，祛邪散滞，善于治疗耳部疾患。《针灸大成》言其治疗"耳聋"，《针灸甲乙经》言"耳聋，两颞颥痛，中渚主之"，《外台秘要》言其可治疗"头痛耳鸣"，临床还常用于治疗落枕、腰扭伤、眩晕、呃逆及咽喉、眼部、肩背部等疾患。

三、阳池（TE 4）——疏通少阳，安神助眠

【定位】

腕背横纹中，指总伸肌腱尺侧缘凹陷中。

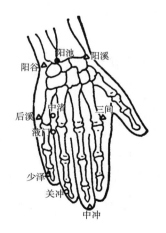

图 2-72 阳池穴

【腧穴特性】

原穴。以阴阳而论，手背、腕部为阳。池，凹陷处。本穴为手少阳三焦经之输穴，三焦为阳腑，且穴处手背腕部，左右有筋，前后有骨，位于筋骨凹陷中，故名。

【主治及刺法】

（1）主治：①目赤肿痛、咽喉肿痛、耳聋等五官病症。②手腕痛、肩臂痛。③疟疾、消渴。

（2）刺法：①微通法：毫针直刺 0.3～0.5 寸。②温通法：温针灸 15～20 分钟。

【穴性原理】

阳池为手少阳三焦经之原穴，性善扶正祛邪，刺之能调理三焦、疏风散热、和解少阳，用于邪在半表半里、枢机不利之寒热往来等症，有理气通经、和解少阳、益阴增液之效。

【临床应用】

阳池，出自《灵枢·本输》，为手少阳三焦经之原穴，可通利三焦水液，使之输布如常，有生津止渴润燥之性。古医籍中记载阳池可治疗如下病症：肩痛不能自举，汗不出，颈痛，手腕提物不得，消渴，口干，烦闷等。有报道，阳池施用灸法可治疗子宫脱垂。贺老常选用阳池治疗失眠。三焦作为连通人体上下、调节气机升降的重要一腑，在睡眠中扮演着不可或缺的重要角色。若三焦功能失常，气机不畅，则五脏不和，六腑壅滞，阳不入阴，阴阳失调而导致不寐。针刺手少阳三焦经原穴阳池，能通利三焦水液，输布精微物质，生津润燥，能调节三焦所连结的脏腑气机，既各司其气，又上下贯为一体，协调共济，使气机通畅调达，有益气调血、固本培元之功效，脏腑既固，气机如常，则气定神安，阴阳调和，阳入于阴则安寐。

四、外关（TE 5）——疏风清热外感康

【定位】

腕背横纹上 2 寸，尺骨与桡骨间隙中点。

【腧穴特性】

络穴，八脉交会穴，通阳维。外指体表。关指关隘、要冲。本穴为手少阳三焦之别络，与阳维脉相通，且别走手厥阴心包经，穴位在外，与内关相对，为主治头肢、躯干疾患之要穴，故名。

【主治及刺法】

（1）主治：①头痛、目赤肿痛、耳鸣耳聋等头面五官病症。②胁痛、肩痛、肘臂屈伸不利。③外感热病、瘰疬。

（2）刺法：①微通法：毫针直刺 1～1.5 寸，可透内关，局部酸胀针感；或针向病所，毫针针尖向上斜刺 1.5 寸，局部酸麻胀可扩散至肘部。②温通法：细火针局部点刺，

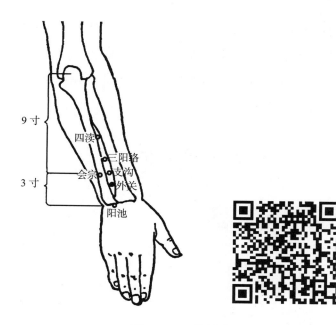

图 2-73　外关穴

或温和灸 5 ～ 15 分钟。

【穴性原理】

外关是手少阳三焦经经穴，又是八脉交会穴之一，通于阳维脉。阳维脉的功能是"维络诸阳"而主表，故外关有解表祛热的作用，可治疗感冒。手少阳经脉循头之偏侧、颊部，入耳中，因其散风解表清热作用，故外关可治疗外感风热，或三焦火盛上扰之偏头痛、咽喉肿痛。"三焦手少阳之脉，起于小指次指之端，上出两指之间，循手表腕，出臂外两骨之间，上贯肘，循臑外上肩，而交出足少阳之后"，按"经脉所行，主治所及"之理，可治疗肩痛、肘臂屈伸不利。

【临床应用】

《经验特效穴歌诀》云"头痛发热外关安"，《杂病穴法歌》云"一切风寒暑湿邪，头痛发热外关起"，《拦江赋》云"伤寒在表并头痛，外关挥动自然安"。贺普仁教授取外关治疗外感头痛，临床应用时循经取穴应结合辨证取穴。如泻外关，加泻丘墟，治疗少阳头痛，共奏宣通少阳、通络止痛之功效；如因风热引起的头痛，针泻外关以清热解表，加合谷以疏散风热、通络止痛；因风寒引起的头痛，针泻外关以宣阳解表，加列缺以疏卫解表、通络止痛。

贺普仁教授认为外关是治疗痄腮的重要穴位。痄腮即流行性腮腺炎，以发热、耳下腮部肿痛为主的急性传染病，以冬春季发病最多，多见于 5 ～ 15 岁儿童。本病起病时可有发热，1 ～ 2 天后可见以耳垂为中心的漫肿，边缘不清，皮色不红，压之有痛感，通常先见于一侧，然后见于另一侧，整个病程 1～2 周。病情重者可见高热烦渴，并发睾丸肿大，神昏惊厥，舌苔黄腻，脉滑数。贺老治疗取泻外关、合谷、颊车、翳风。如高热不解，可大椎、少商放血；如睾丸肿大，加针大敦和曲泉；如神昏惊厥，加人中。诸穴合用，可起到疏风清热、解毒消肿的作用。

五、支沟（TE 6）——润肠通便疗胁痛

【定位】

腕背横纹上 3 寸，尺骨与桡骨间隙中点。

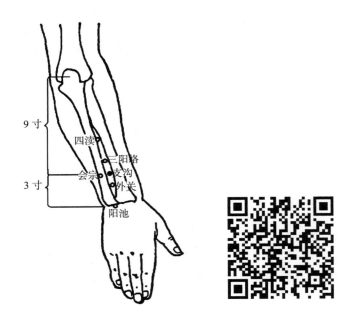

图 2-74　支沟穴

【腧穴特性】

五输穴之经穴。支与肢通。沟指沟渠，寓意狭窄。本穴在上肢前臂尺桡二骨狭窄之间，脉气行于两骨间如水行沟渠，故名。

【主治及刺法】

（1）主治：①少阳证：耳鸣、耳聋、暴喑、胁痛。②三焦病症：便秘、水肿。③特殊治疗作用：蛔虫症、瘰疬、热病。

（2）刺法：①微通法：毫针直刺 1～1.5 寸，局部酸胀针感，麻木感可向肘部或指端扩散。②强通法：三棱针点刺放血。

【穴性原理】

手少阳三焦经与足少阳胆经属于同名经，同气相求，足少阳胆经循胁里，过胁肋，其次与表里经手厥阴心包经相连，手厥阴心包经循胸出胁，故可以治疗胁痛。三焦主气，有调理气机、主气化的作用。支沟是手少阳三焦经五输穴之经穴，配五行属火。该穴可清泻三焦相火，疏理三焦气化功能，故凡气血阻滞，三焦火盛引起的胁肋痛、便秘和水肿等均可取支沟治之。

【临床应用】

贺普仁教授选支沟治疗情志失和、肝气郁结、气机不畅、脉络痹阻和气滞血瘀、阻滞脉络的胁肋痛。支沟透间使以理气、通络、止痛。若症见胁肋掣痛、烦热口干、二便不畅、舌红苔黄、脉象弦数等气郁化火征象的胁肋痛，可针泻支沟、行间以清肝调气。

支沟又为治疗便秘之要穴，取本穴用以养血生津、清热、理气通便，治疗虚秘、热秘和气秘，临床应用如下。

因精血枯燥，津液亏损，肠内干涩，失其滋润的虚秘（血虚），大便不干，便意频，但排便费力，便后汗出，兼见口干心烦，舌苔花剥，脉象细数者，取支沟、丰隆，加复溜、足三里以养血生津、润肠通便。

因肠胃积热，热伏于内，耗伤津液，燥热内结的热秘，大便干结不通，兼见腹部胀满、按之有块作痛、矢气频出、面红身热、头痛口干、小便短黄，舌苔黄燥，脉滑实，取泻支沟、丰隆、内庭、天枢以清热通便。

因情志不舒，气机郁滞不能宣达，通降失常，传导失职所引起的气秘，大便秘而不甚干结，腹部胀满连及两肋，嗳气频作，纳少，苔薄白，脉弦，取泻支沟、丰隆，加中脘、太冲以行气导滞、通肠治秘。

第十一节　足少阳胆经腧穴

一、风池（GB 20）——平肝息风疗眼疾

【定位】

胸锁乳突肌与斜方肌上端之间的凹陷中，平风府穴。

【腧穴特性】

足少阳、阳维之会。风，指风邪。池，指凹陷。本穴在颞颥后发际陷者中，穴处凹

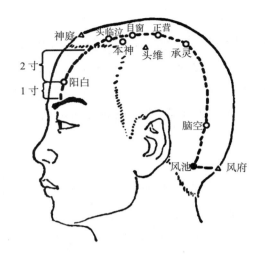

图 2-75　风池穴

陷如池，为搜风之要穴，主治风邪为患，故名。

【主治及刺法】

（1）主治：①感受风邪所致的疾病：感冒、咳嗽、头痛、面痛。②眼病：目赤肿痛、青盲等。③特殊治疗作用：痉证、水肿。

（2）刺法：①微通法：毫针直刺，平耳垂水平，略斜向下，进针 1 寸，局部酸胀针感，并向头顶、颞部、前额或眼眶扩散；或毫针斜刺，针向对侧风池穴，进针 1 寸，局部酸胀针感，可扩散至项部。②温通法：细火针点刺，或温和灸、热敏灸 10 ～ 30 分钟。

【穴性原理】

风池穴为治风之要穴。因足少阳胆经与足厥阴肝经相表里，肝为风木之脏，极易化火动风，所产生之内风表现为头痛、眩晕等症；该穴为足少阳与阳维之会，阳维脉维络诸阳经而主表，应于肺，风邪袭人，上先受之，颠顶之上，唯风可到，说明头面五官病症多与风邪有关，如外风引起的头痛、感冒、咳嗽等症均可选用风池穴。

足少阳经脉起于目外眦，足少阳经别系目系，足少阳经筋结于目外眦，故该穴又为治眼疾之要穴，可治疗目赤肿痛、青光眼和视网膜炎等眼疾。

【临床应用】

风池穴是治疗眼病的重要穴位，贺普仁教授尤善用此穴治疗眼科疑难病症——视网膜炎，临床常见有如下两种。

一种是原发性视网膜色素变性。该病是一种慢性进行性损害视网膜色素上皮和光感受器细胞的疾病，具有明显的遗传倾向性，主要表现为进行性夜盲，视野逐渐狭窄，中心视力下降，在视网膜上出现骨细胞样色素沉着，一般于儿童期或青春期发病。本病属眼科疑难病，致盲眼病之一，其发病机制和确切病因尚不明了，针灸可缓解病情。

另一种是中心性视网膜炎，为一种较常见的眼底病，受累部位主要局限于黄斑区。一般认为本病是黄斑区附近的小动脉收缩，使周围的毛细血管扩张，导致浆液渗入附近组织内，从而形成周围组织的积滞现象。其主要临床特点以视力模糊及视物变形为主，可不同程度地影响中心视力，但一般不会致盲。

中医认为视网膜炎多由暴怒惊恐，气机逆乱，血随气逆；或因情志抑郁，肝失调达，气滞血瘀，脉络阻塞；或因嗜好烟酒，恣食肥甘，痰热内生，上壅目窍；也有外感风热之邪，内传脏腑，邪热内炽，上攻于目；病程日久或素体肝肾阴亏，阳亢风动，风火上逆，上扰清窍所致。此外，撞击伤目也可致本病。

临床可见视物模糊、眼前黑影飘动、视力下降、看东西变形、眼前暗点、闪光感等。发病初期往往伴有同侧偏头痛。眼底检查首先出现黄斑水肿，在水肿边缘可见圆形、椭圆形或不规则的反射光晕，中心凹光反射消失。在水肿区常见有黄白色或灰白色圆形渗出小点。治疗原则宜活血化瘀、清肝明目。病久者宜养血明目。穴取风池、睛明、光明和太阳。

二、环跳（GB 30）——补肾壮阳腰腿痛

【定位】

侧卧屈股，当股骨大转子高点与骶管裂孔连线的外 1/3 与内 2/3 交点处。

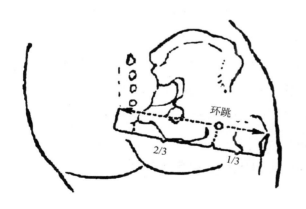

图 2-76　环跳穴

【腧穴特性】

足少阳、太阳之会。环，指环曲。跳，指跳跃。本穴在髀枢中，针其穴，可使其跳跃如常，加之取穴时，需侧卧，伸下足，屈上足，其屈膝髋呈环曲状，故名。

【主治及刺法】

（1）主治：①腰胯疼痛、下肢痿痹、半身不遂等肢体疾患。②皮肤瘙痒症、阳痿、遗精。

（2）刺法：微通法：毫针直刺，针尖向外生殖器方向，进针3～3.5寸，酸胀或麻电针感可传至会阴部或下肢；亦可毫针直刺及左右探刺，进针2～3寸，局部酸胀针感，可扩散至髋关节。

【穴性原理】

环跳是足太阳膀胱经和足少阳胆经的交会穴。足太阳经分布于腰、臀和下肢的后面；足少阳胆经分布于髋部和下肢的外侧部；足太阳和足少阳经筋结于踝、膝、腘、臀和骶部；在经脉病候上，足太阳"主筋所生病"，足少阳经"主骨所生病"，筋和骨是人体结构的主体，关系着人的运动功能。根据经络的分布及主病，结合环跳穴位于髋部，为下肢运动之枢纽，所以环跳是治疗腰腿痛、中风病下肢瘫痪不遂的主穴。

足少阳经脉出气街，绕毛际，横入髀厌中；足少阳经别，绕髀入毛际，合于足厥阴；足厥阴经循股阴，入毛中，环阴器。环跳是两阳经交会穴，可与相表里的足厥阴肝经和足少阴肾经相联系，肾藏精主生殖，所以本穴可治疗男子阳痿、遗精等病症。

【临床应用】

环跳是治疗各种原因所致的坐骨神经痛的主穴，具通经活络、化瘀止痛之功，对风湿性疾病、类风湿性疾病，以及肌肉、肌腱疾患所致的腰部及下肢疼痛均有良好的效果。该穴还常用于治疗中风引起的下肢不遂，对下肢运动功能障碍确有良好的治疗作用。

贺普仁教授还用本穴治疗遗精和阳痿。如遗精症，以4寸毫针刺入环跳3寸半深，刺入朝会阴部方向，用补法，针感传至少腹或阴茎，此法可振奋阳气、固摄精关；如阳痿症，穴取环跳，刺法同上，加用关元、大赫和三阴交，以补益肾阳。

三、风市（GB 31）——调和营血愈风疹

【定位】

大腿外侧正中，腘横纹上7寸。简便取穴法：垂手直立时，中指尖下是穴。

【腧穴特性】

市，指集结、集聚、市集之意。本穴主治因风之集聚而致中风腿膝无力，半身不遂等诸般风证，故名。

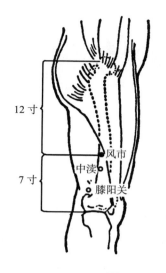

12 寸

风市

中渎

7 寸

膝阳关

图 2-77　风市穴

【主治及刺法】

（1）主治：①风邪所致病患：荨麻疹、遍身瘙痒症、下肢痿痹麻木、脚气。②局部病症：中风后遗症、小儿麻痹后遗症、坐骨神经痛、膝骨关节病变。

（2）刺法：①微通法：毫针直刺 1 ～ 1.5 寸。②温通法：温针灸 3 ～ 5 壮，艾条温和灸 5 ～ 10 分钟。

【穴性原理】

风市，风邪游行聚集之处，故为祛风要穴，刺之可祛风化湿、疏通经络，治疗外风所致下肢痿痹和皮肤瘙痒等症。

【临床应用】

荨麻疹的病名出自西医，中医学对本病的描述较多，如"风疹""瘾疹""鬼饭疙瘩"等皆相当于荨麻疹。中医对本病最早的记载出自《素问·四时刺逆从论》，到了隋唐时期，对本病的病因病机及其治疗均有了详细的记载。对针灸治疗本病的记载，当推宋代王执中所撰《针灸资生经》较详，书中云："曲泽治风疹，臂肘腕善动摇；肩髃治热风瘾疹；曲池治刺风瘾疹；涌泉、环跳治风疹；下昆仑疗刺风疹、风热、风冷痹；曲池疗刺风疹疼痛；伏兔疗隐疹；合谷、曲池疗大小人遍身风疹。"

荨麻疹多因体质因素，不耐鱼虾荤腥等食物，或肠道寄生虫病，导致胃肠积热，腠理不固，风邪侵袭，遏于肌肤而成。故治以清热和营，疏风止痒。贺老常以曲池、合谷清理胃肠之热，风市、合谷疏风，血海、三阴交、合谷活血通络、调理营卫之气，可获得较好的疗效。

四、阳陵泉（GB 34）——舒筋通络安胆腑

【定位】

腓骨小头前下方的凹陷中。

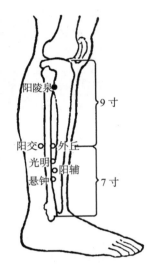

图 2-78　阳陵泉穴

【腧穴特性】

五输穴之合穴，胆下合穴，八会穴之筋会。阳，指外侧。陵，指高处。泉，指凹陷处。本穴位于膝下外侧，当膝骨小头前凹陷处，故名。

【主治及刺法】

（1）主治：①黄疸、胁痛、口苦、呕吐吞酸等肝胆犯胃病症。②膝关节肿痛、下肢痿痹麻木、瘫痪等肢体病变。

（2）刺法：①微通法：毫针直刺，向胫骨后缘斜下进针 1.5 ～ 2 寸，局部酸胀针感可向下扩散。②温通法：病症顽固，迁延不愈者，火针点刺 3 分。

【穴性原理】

阳陵泉是八会穴之一。《难经·四十五难》云"筋会阳陵泉"，因足三阳经筋和足三阴经筋均结聚于膝，《素问·脉要精微论》提出"膝者筋之府"，所以膝下穴阳陵泉具有舒筋通络的作用，主治筋脉病症、膝关节病症、下肢疼痛及活动不利等病症。

该穴是足少阳胆经之合穴，又是胆腑之下合穴。《素问·邪气脏腑病形》曰"合治内腑"，故阳陵泉善治胆腑病症。

【临床应用】

黄疸、胁痛是常见病症，可发生于急性胆囊炎和胆石症的疾病过程中。肝胆气郁，经络不通则见胁痛；郁而化火，脾虚生湿，湿热蕴结，则发黄疸；湿热蕴结，煎熬胆汁，则生砂石。贺普仁教授认为阳陵泉是治疗上述病症的主要腧穴。如见肝郁气滞型，表现为右胁阵发性绞痛或窜痛，口苦咽干，头晕，食欲不振，舌苔薄白或薄黄，脉弦或弦数等，取泻阳陵泉、丘墟、太冲，以疏肝理气、清热利胆；如遇肝胆湿热型，表现为右胁持续性胀痛，阵发性加剧，口苦咽干，发热畏寒，或寒热往来，身目色黄，尿黄便秘，舌质红，舌苔黄腻，脉象弦滑，取泻阳陵泉、丘墟，加利胆退黄之经验效穴腕骨，共奏清胆利湿、疏肝理气之功效。

五、悬钟（GB 39）——补肾通髓疗脑空

【定位】

外踝高点上 3 寸，腓骨前缘。亦名绝骨。

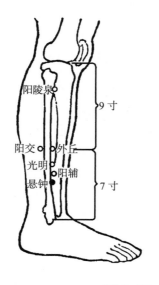

图 2-79 悬钟穴

【腧穴特性】

八会穴之一，髓会。悬，挂之意。钟，聚也。本穴为足少阳脉气聚注之处，且穴当足外踝上 3 寸，未及于足，犹如悬挂之状，故名；一说因小儿于此处悬带响铃似钟，故名。

【主治及刺法】

（1）主治：①足少阳胆经经病，如落枕、颈项强痛、胸腹胀满、胁肋疼痛。②脑髓空虚之头痛、头晕、中风、痴呆等。③膝腿疼痛、下肢痿痹等。

（2）刺法：微通法：毫针直刺，可透三阴交，深度可1～2寸，局部酸胀或向足底放散。

【穴性原理】

悬钟是足少阳胆经穴位，肝胆相表里，肝主疏泄，喜条达而恶抑郁。若肝气郁结，肝胆失于疏泄，可见胸腹胀满、胁肋疼痛等症。足少阳胆经分布于胸肋部，故取其经穴悬钟治之。

中风半身不遂多由于肾水不足，肝阳上亢，肝风内动所致。悬钟是髓之会穴，肾主骨生髓，悬钟又具有疏通经络的作用，故可用于半身不遂的治疗。脑为髓之海，若髓不足，脑窍失养，可致头痛、头晕、痴呆等，故可用髓会悬钟施治。

悬钟因其较强的疏通经络的作用，可用于落枕、颈项强痛的治疗。

【临床应用】

悬钟临床应用广泛，但贺普仁教授临床用之最具特点的是独穴取之治疗落枕。落枕可因感受风邪，或睡眠姿势不当引起。前者用手太阳小肠经之听宫穴可疏风定痛，因太阳主开，凡外邪侵袭，经络阻滞不通先从太阳经治疗；后者则用足少阳经之悬钟以疏通经络、活血止痛，因少阳为枢，凡气血瘀滞，枢纽不利，经络不通可取少阳经治疗，效果良好。

六、丘墟（GB 40）——疏肝利胆疗丹毒

【定位】

外踝前下方，趾长伸肌腱的外侧凹陷中。

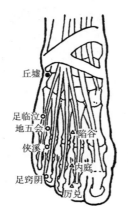

图 2-80　丘墟穴

【腧穴特性】

原穴。丘，指高处。墟，指大丘也。本穴正当足外踝前下方凹陷处，此处高起犹如大的土丘，故名。

【主治及刺法】

（1）主治：①少阳经病症：偏头痛、颈项痛、丹毒、胁痛。②胆腑病：黄疸。③局部病患：下肢痿痹、足肿、踝扭伤、足内翻等。

（2）刺法：①微通法：毫针直刺，对准内踝下缘，进针 0.5～2.5 寸，局部酸胀针感。②温通法：细火针点刺，或艾条温和灸 5～15 分钟，温针灸 1～3 壮。

【穴性原理】

丘墟为足少阳胆经之原穴，即胆经原气输注之穴，故治疗胆经病变有其特殊疗效；《灵枢·九针十二原》提出"五脏六腑之有病者，皆取其原也"，故胆病首取原穴丘墟，可治疗胁痛、黄疸、丹毒等。原穴又善于通经络、利关节，故可治疗痿痹等病症。胆附于肝，位于胁下，足少阳胆经又分布胸胁，若肝胆失于疏泄，气血不通可致胁痛，发于肌肤可致黄疸；肝胆内寄相火，多火多热，发于内腑可致胆囊炎，浸淫肌肤脉络可成丹毒，均可选用本穴。

【临床应用】

丹毒是在皮肤上出现簇集成群、累累如串珠的水疱，且疼痛异常剧烈的一种疾病。贺普仁教授认为丘墟透照海能够有效治疗该病。丹毒多因外感火热时毒之邪；或肝气郁结，郁而化火，以致肝胆火盛，湿热蕴蒸，浸淫肌肤脉络而发；或因脾湿久困而化热，蕴于皮肤而致。本病初起皮肤发红，继则出现密集成簇、大小不等的丘疱疹，迅即变成小水疱，水疱三五成群，排列成带状，疱群之间肤色正常，患部呈带索状刺痛、灼痛，取丘墟透照海，局部三棱针刺血治疗以清热利湿、疏肝解郁、通经止痛。

七、足临泣（GB 41）——疏肝明目止溢乳

【定位】

第 4 跖趾关节的后方，足小趾趾伸肌腱的外侧。

【腧穴特性】

输穴；八脉交会穴，通带脉。泣，指泪水。临，含居高临下之意。本穴为足少阳之输穴，应肝，肝开窍于目，其液为泪，故其气上通于目，主治目疾，同时穴位于足上，与头临泣相对应，故名。

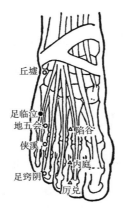

图 2-81　足临泣穴

【主治及刺法】

（1）主治：①循经远治作用：偏头痛、目痛、乳痈、胁肋痛、瘰疬、疟疾、中风偏瘫。②局部病症：足跗肿痛。

（2）刺法：微通法：毫针直刺，0.5～0.8 寸。

【穴性原理】

本穴为胆经输穴，属木，八脉交会穴之一，通于带脉，可平肝息风、消肿止带、调经回乳。

【临床应用】

足临泣常用于治疗目赤肿痛、胁肋疼痛、月经不调、瘰疬等症。足临泣是八脉交会穴之一，通于带脉，妇女的经、孕、产、乳与冲、任、督关系密切。带脉"起于季胁，回身一周"，约束全身纵行的经脉。带脉出自督脉，行于腰腹。因冲、任、督皆起于胞中，所以带脉与冲、任、督三脉的关系极为密切，故亦能影响乳汁的分泌，故针刺本穴可以治疗溢乳、乳痈等。贺老单取足临泣治疗溢乳，取穴独特，疗效显著，明显优于其他治疗方法。

溢乳是指乳汁不经婴儿吸吮而自然流出。其病机为气血虚弱，阳明胃气不固；或肝经郁热，疏泄失常，迫使乳汁外溢。足临泣可调节带脉功能、疏泻肝胆，从而调节乳汁的分泌。

八、地五会（GB 42）——利胆息风清耳窍

【定位】

第 4、5 跖骨间，第 4 跖趾关节稍后方，当足小趾趾伸肌腱的内侧缘处。

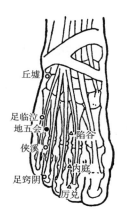

图 2-82　地五会穴

【腧穴特性】

地，指足言。五，中数也。会，指会通。本穴处于胆经足部五穴之中，为胆经脉气上下会通之处，且主治足部疾患，使其五趾着地，站立平稳，故名。

【主治及刺法】

（1）主治：①循经远治作用，足少阳胆经病症：头痛、目赤痛、耳鸣、耳聋、腋肿、胁痛、乳痛。②局部病变：足跗肿痛。

（2）刺法：微通法：直刺或斜刺 0.3 ～ 0.5 寸。

【穴性原理】

此穴能治足病五趾不能着地，刺之可以使五趾着地，站立平稳。地五会为足少阳脉气之所发，"病在头者，取之足"，故本穴有疏肝利胆、通经活络之效，用于治疗肝胆郁热、风火上攻所致头面五官之疾。

【临床应用】

在古典医籍中，耳聋有多种名称，如暴聋、卒聋、虚聋等。因为耳鸣常与耳聋同时出现，且治疗又大致相同，故可并论。

耳鸣耳聋在临床上首先需辨证。从辨经角度认识，耳鸣耳聋多与手、足少阳经有关。三焦手少阳之脉"上项，系耳后，直出耳上角……从耳后入耳中，出走耳前"；胆足少阳之脉"上抵头角，下耳后""从耳后，入耳中，出走耳前"。从辨证角度认识，本病分为虚实之证。虚证者，听力渐渐下降，日久成聋，耳鸣呈高调如夏季之蝉鸣，经久不断，多为脏腑虚弱，如肝血不足、肾阴不足等。实证者，突发暴聋，耳鸣多呈低调，音响较大，如雷鸣、如击钟、如飞机起落等不尽相同，时作时止，多与风、火、郁等因素有关。贺老取听宫、翳风、中渚、地五会四个主穴均为阳经穴，可疏通耳部气血、止鸣复聪；配四关穴清泻火热，开窍启闭；配太溪、筑宾滋阴补肾，肾精充足则耳窍得养。

第十二节　足厥阴肝经腧穴

一、行间（LR 2）——清肝泻火解湿毒

【定位】

在足背，当第1、2趾间的趾蹼缘上方纹头处。

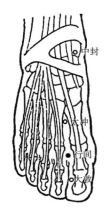

图 2-83　行间穴

【腧穴特性】

五输穴之荥穴。行者，循行之意。穴在第1、2趾间缝纹端，喻脉气行于两趾间，而入本穴，故名行间。

【主治及刺法】

（1）主治：①循经远治作用，足厥阴肝经病症：癫痫、头痛、目眩、目赤肿痛、青盲、口歪。②肝经湿热之皮肤病：丹毒、白癜风。③木火刑金所致之肺系病：咳嗽、咯血。④妇科病：痛经、带下病、石瘕、产后发热、恶露不下。

（2）刺法：①微通法：毫针斜刺，进针0.5～1寸，局部酸胀针感可传向足背。②温通法：细火针点刺，或温灸5～15分钟。

【穴性原理】

行间是荥穴，"荥主身热"，说明荥穴主要用于热证的治疗。该穴配五行属火，火乃木之子，实则泻其子，故行间的作用可概括为清肝热、泻肝火。

足厥阴肝经起于足大趾，过阴器，抵小腹，上达于头部，连目系，出于额，与督脉

会与巅，其支脉注于肺，其支者挟胃属肝络胆。从肝脏的生理功能和经脉循行言，该穴与头面五官、妇人经血、肺之宣发肃降、胃之受纳腐熟和小便功能正常与否密切相关。肝为刚脏，体阴而用阳，内寄相火，所以肝病最易生火动阳。若肝阳上亢可致头痛；若肝火炽盛，肝不藏血，火盛动血则见咯血；若肝经湿热下注，气化不利则出现淋证，浸润肌肤现皮肤病症。行间可治疗肝气郁滞或肝郁化火引起的上述诸症。

【临床应用】

贺普仁教授认为行间适用于因肝火上炎、肝经湿热所引起的临床诸症。

如肝火灼肺引起的咳嗽，表现为气逆作咳，痰少而黏，咳时胸胁引痛，舌苔薄黄少津，脉弦数，取泻行间、阳陵泉、鱼际以泻肝肃肺。如湿热内蕴引起的淋证，多因湿热之邪蕴结下焦，膀胱气化失司，则产生尿频、尿急、尿痛等症，或湿热灼伤血络则可出现尿血，或湿热煎熬尿液，浊质凝结为砂石，可使尿路受阻，刺痛难忍，取行间、中封、蠡沟、膀胱俞、中极、阴陵泉，以清热利湿、通淋止痛。如气郁痰阻引起瘿瘤，可见颈部肿大，伴有胸胁串痛，胸闷太息，情绪不稳，苔白腻，脉弦缓，取行间和丰隆，局部火针治疗以疏肝解郁、理气化痰。如湿毒引起的带下病，多因经行产后，胞脉空虚，或手术所伤，湿毒秽浊之气乘虚而入，损伤任带二脉而致，表现为带下量多，色黄绿如脓，或夹有血液，或秽混如米泔，臭秽，阴中瘙痒，口苦咽干，小便短赤，舌红苔黄，脉滑数，取行间、阴陵泉和下髎以清热利湿解毒。

二、太冲（LR 3）——明目息风安妇科

【定位】

在足背，第 1、2 跖骨结合部之前凹陷中。

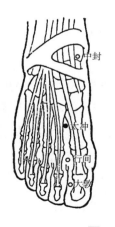

图 2-84　太冲穴

【腧穴特性】

五输穴之输穴、原穴。太，大也。冲，指冲盛。穴为肝经之原，为冲脉之支别处，肝主藏血，冲为血海，肝与冲脉气脉相应，合而盛大，故名太冲。

【主治及刺法】

（1）主治：①胁痛、痫证、不寐、脏躁、急惊风、慢惊风、眩晕、中风、梅核气。②妇科病，如乳癖、经早、经乱、崩漏、恶露不下、产后腹痛。③遗尿。④木旺克土所致的泄泻、便秘。⑤目赤肿痛、青光眼。⑥耳鸣、耳聋。

（2）刺法：①微通法：毫针斜刺 0.5 ～ 1.5 寸，可透刺向涌泉穴，局部酸胀或麻电感传至足底。②温通法：细火针点刺不留针，或温和灸 5 ～ 15 分钟。

【穴性原理】

太冲是足厥阴肝经的原穴，是肝脏原气经过和留止的部位，所以是肝经穴中的重要穴位。在治疗方面，《灵枢·九针十二原》说："五脏有疾，当取之十二原。"针刺原穴能使原气通达，从而发挥其维护正气、抗御病邪的作用，说明原穴有调节脏腑经络虚实的功能。所以太冲的主要功能是调节肝脏和肝经的虚实，在临床上既可用于肝实证，也可用于肝虚证的治疗。

肝为风木之脏，内寄相火，其气主升主动，最易化火生风，上扰神明，故可导致中风、痫证、不寐、脏躁和急慢惊风等症，取太冲可镇肝息风。

肝开窍于目，目者肝之窍也，肝气通于目，肝和则目能辨五色，肝受血而能视，肝得养以明目，其经脉连目系，上出额，与督脉会于巅，故头面五官病症可取太冲清泻肝火或滋阴平肝。

足厥阴肝经夹胃属肝络胆，布胁肋。肝主疏泄，喜调达而恶抑郁，若功能失调，必致疾病发生。太冲为原穴，又是五输穴之输穴，配五行属土，有疏肝调中的作用，故可治胃肠病、胁痛等症。

肝藏血，主疏泄，具有调节血量的作用，与妇人经、带、胎、产密切相关，太冲可疏肝解郁、清泻肝火，或调补肝血。

足厥阴肝经过阴器，抵小腹，和生殖泌尿器官相联系。尿液的正常排泄，主要取决于肾的气化和膀胱的制约功能，而膀胱的制约功能与肝的疏泄功能有关，同时又有肝肾同源、肝肾相生之说，所以前阴病变多责之肝肾，故临床上部分泌尿生殖系统疾病可取太冲治疗。

【临床应用】

太冲穴临床应用广泛，贺普仁教授常用之治疗各种妇科疾病。

如郁热型经早，可见月经先期，经量或多或少，经色紫红，经质黏稠并夹有血块，经行不畅，胸胁、乳房胀痛，心烦易怒，舌苔薄黄，脉弦数。穴取太冲、膈俞、血海和三阴交，以疏肝解郁、凉血调经。

　　如气滞型的经迟，可见月经错后，量少色暗，小腹胀满而痛，胸胁乳房作胀，舌苔薄白，脉弦。治取太冲、中极、血海和三阴交，以行气化滞、养血通经。

　　如肝郁型经乱，可见月经先后不定，经量或多或少，色紫红，质黏稠，经行不畅，胸胁乳房胀痛，嗳气不舒，善太息，苔白脉弦。治取太冲、中极和肝俞，以疏肝理气、调和冲任。

　　如肝郁血热型崩漏，可见出血量多，色紫红或夹有瘀块，腹痛拒按，胸胁胀满，性急易怒，口干口渴，舌质红，脉弦数，多见于年轻人和初病者。穴取太冲、气海、三阴交、隐白、大敦、血海。诸穴合用以解郁泻热、健脾统血。

　　如肝郁气滞型的恶露不下，多因情志不畅，肝气郁结，气机不利，血行受阻引起，表现为产后恶露不下，或流之甚少，下之不畅，色暗有块，少腹胀痛，舌质紫暗，脉弦。穴取太冲、中极、血海、地机、行间，以行气逐瘀。

　　如血瘀型产后腹痛，多因情志不畅，气机郁阻，血行受阻，瘀血内停而导致，表现为小腹疼痛拒按，恶露量少，涩滞不畅，夹有血块，舌暗苔薄白，脉涩。穴取太冲、中极、归来、膈俞、血海，以活血化瘀、通络止痛。

三、中封（LR 4）——疏肝止痛愈经筋

【定位】
内踝前 1 寸，胫骨前肌腱内缘凹陷中。

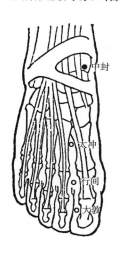

图 2-85　中封穴

【腧穴特性】

五输穴之经穴。封，指封界。穴在内踝高点前方，以胫骨前肌腱内侧为界，前有筋，后有骨，穴当期中，故名中封。

【主治及刺法】

（1）主治：①疝气、阴部痛、阴缩、遗精。②肝经湿热下注之淋证、小便不利。③肝胆火旺之痄腮。④腰痛、少腹痛、内踝肿痛等痛证。

（2）刺法：①微通法：毫针斜刺0.5～1寸，或毫针平刺2～2.5寸，针尖向上，局部酸胀感。②温通法：上述病症阳虚有寒时可配合艾炷灸3～50壮，或艾条温和灸10～30分钟，或温针灸2～3壮。

【穴性原理】

足厥阴肝经，起于足大趾，向上与足太阴脾经、足少阴肾经交汇于脾经三阴交，绕阴器，抵小腹，和任脉交会于曲骨、中极、关元等穴，与生殖泌尿器官相联系。尿液的正常排泄，主要取决于肾的气化和膀胱的制约功能，而膀胱的制约功能与肝的疏泄功能有关，同时又有肝肾相生、肝肾同源之说。所以前阴病变多责之肝肾，故临床上生殖泌尿系统可取肝经穴。《灵枢·经筋》云厥阴之筋"上结于内踝之前"，即中封所在之处，故中封可治疗经筋病所致的疼痛。

【临床应用】

贺普仁教授认为中封具有较强的疏肝止痛作用。如淋证疼痛剧烈时可取中封，有通调气机、疏利水道之功，用泻法强刺激有明显的止痛效果。如痄腮，疾病位于少阳经脉，但少阳与厥阴相表里，足厥阴肝经绕阴器，若内传厥阴，则现睾丸红肿疼痛，治疗应加取中封和大敦，可取得良好的效果。

四、蠡沟（LR 5）——通利水道安神志

【定位】

内踝尖上5寸，胫骨内侧面的中央。

【腧穴特性】

络穴。蠡，瓢勺也。穴在内踝上5寸，喻近处之腿肚形如蠡勺，胫骨之内犹似渠沟，故而得名。

【主治及刺法】

（1）主治：①前阴病：月经不调、赤白带下、阴挺、阴痒、小便不利、疝气、睾丸肿痛、小腹满。②局部病症：胫部酸痛。

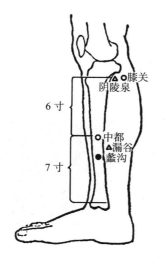

图 2-86 蠡沟穴

（2）刺法：①微通法：毫针，平刺 0.5 ～ 0.8 寸。②温通法：火针点刺不留针。

【穴性原理】

蠡沟为足厥阴肝经之络穴，有泻肝调经、清热消肿、缓解精神紧张之效。蠡沟为足厥阴肝经络穴，善于沟通肝胆表里两经之经气，故泻之能清利肝胆湿热；以其经别上至会阴部，故常用于治疗泌尿生殖系统病变。

【临床应用】

中封、蠡沟都是足厥阴肝经穴位。中封为经穴，主疝瘕暴痛、脐和少腹引痛、腰中痛、阴暴痛等症；蠡沟为络穴，别走足少阳，与三焦相通，主少腹痛、腰痛、小便不利、遗尿等症。两穴合用，有疏肝利气、通络止痛利尿的作用。

五、阴廉（LR 11）——针兼灸调经助孕

【定位】

气冲直下 2 寸，大腿根部，耻骨结节下方。

【腧穴特性】

廉，指侧边。穴在股内侧，阴器旁，故名阴廉。

【主治及刺法】

（1）主治：①前阴病和妇科病：不孕、少腹疼痛、月经不调、赤白带下等。②局部病症：下肢挛急、股内侧痛。

（2）刺法：微通法：毫针直刺 1 ～ 1.5 寸。

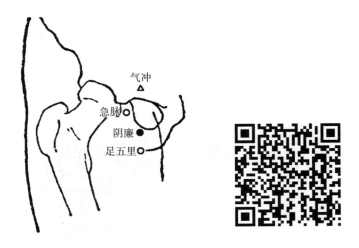

图 2-87　阴廉穴

【穴性原理】

阴廉位于阴器之旁，刺之能疏理局部气血，活血调经，用于治疗前阴病和妇科病，有调经种子、舒筋活络之效。

【临床应用】

贺老常用阴廉治疗妇科疾病，尤其是治疗不孕症。贺老认为不孕症与肾气不足、精血亏少、胞宫虚寒、冲任气血失调有关。女子以血为本，血液盈则荣于冲任，冲脉盛则任脉通，月事以时下。任脉司人身之阴，足三阴之脉皆会于任，故称阴脉之海，"任主胞胎"。任脉起于胞中，出会阴、上出毛际，与肝、脾、肾三脉会于曲骨、中极、关元。故不孕的产生与冲任气血关系最为密切。在治疗方面，凡不孕症患者有月经不调者，当治以调经为先，法用补肾固元、调理气血、荣养冲任。取穴以阴廉、关元、中极、水道、归来、三阴交为主方，可加气海以加强行气补气的作用。其中阴廉为治疗月经不调、不孕症的效验之穴。《针灸甲乙经》载："妇人绝产，若未曾生产，阴廉主之。"《铜人腧穴针灸图经》亦云："治妇人绝产，若未经生产者，可灸三壮，即有子。"以上诸穴配合使用，为治疗不孕症的常用穴组。

第十三节 督脉腧穴

一、长强（GV 1）——息风益智安肠腑

【定位】

跪伏或胸膝位，当尾骨尖端与肛门连线的中点处。

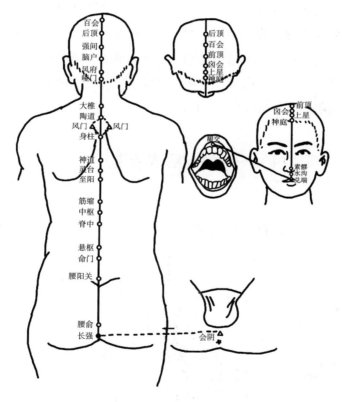

图 2-88 长强穴

【腧穴特性】

络穴，督脉、足少阴交会穴。此穴为督脉之络，督脉循脊里而行，脊柱形长且强硬，又督脉为诸阳之长，其气强盛，故而得名。

【主治及刺法】

（1）主治：①大肠病：痢疾、泄泻。②局部病症：痔疮。③脑病：摇头风、小儿智力障碍。

（2）刺法：微通法：毫针平刺，沿尾骨和直肠之间刺入，深为1.5～2.5寸，局部酸胀针感，可扩散至肛门。

【穴性原理】

长强穴位于肛门处，肛门为大肠之门户，故本穴有调节大肠之功能，可用于泄泻、痢疾、脱肛和痔疮。

长强是督脉和足少阴经的交会穴，督脉入络于脑，其支脉和心相联系，足少阴经脉注入于心，脑为元神之府，心主神明，故本穴与人之神志有关，可治疗智力障碍、癫痫等。

【临床应用】

贺普仁教授常选用长强穴治疗摇头风。该病多因脾肾亏虚，气血生化乏源，精血不足，髓海空虚，肾精亏虚，肝之阴血亦亏，血不养筋，肝阳偏亢，肝风扰动而致头摇不止。表现为摇头不能自控，每于情绪激动、紧张而加重，睡时摇头停止，醒后又作，舌淡红，苔薄白，脉细弦。穴取长强，用4寸毫针，沿尾骨后缘向上刺入3～4寸，行补法。此法可起到益阴养血、平肝息风的作用。

二、大椎（GV 14）——通阳解表善退热

【定位】

后正中线上，第7颈椎棘突下凹陷中。

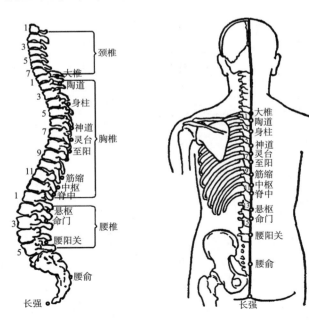

图2-89　大椎穴

【腧穴特性】

手足三阳、督脉之会。穴在第 1 胸椎上凹陷处，因其椎骨最大，故名大椎。

【主治及刺法】

（1）主治：①外感：感冒、咳嗽、痹症。②热病：高热、产后发热。③脑病及神志疾病：痫证、急惊风、智力障碍、脏躁。④特殊治疗作用：疟疾。

（2）刺法：①微通法：毫针直刺，针尖微斜向上，进针 0.5～1 寸，局部酸胀针感，或向下或向两肩部扩散。在一般情况下，进针不应过深，如有上肢麻电感，应立即退针。②温通法：火针点刺。③强通法：三棱针点刺刺络放血拔罐。

【穴性原理】

大椎是督脉、手足三阳经的交会穴。督脉总督诸阳，大椎为诸阳之会。阳主表，外邪入侵多犯阳经，所以大椎有通阳解表、退热祛邪的作用，为全身退热之要穴，可治疗高热、产后发热等症。

大椎穴邻居心肺，有理气降逆的作用，故可用于感冒、咳嗽等症；又督脉入于脑，其分支联络于心，故可治神志病及脑部疾病，如痫证、脏躁、智力障碍等。

疟疾是由疟邪侵袭人体，伏于半表半里，入于阴争则寒，出于阳争则热。因大椎为督脉和三阳交会穴，所以该穴即可助少阳之枢，又能启太阳之开，和解少阳祛邪外出。

【临床应用】

贺普仁教授认为强通法于大椎穴，是全身退热的有效方法，用于外感或内伤疾病引起的发热、流脑以及毛囊炎等皮肤感染病症。用三棱针挑刺大椎穴，挑 3 次，用手挤出血若干滴，并拔火罐，使血液充分流出，出血可自行停止，留罐 15 分钟。此法可起到清热解毒、息风泻热、行气活血的功效。如出现高热，可加三棱针点刺攒竹穴。属流脑者，加用速刺放血法于攒竹、印堂、十宣和人中。如属毛囊炎者，可加三棱针缓刺法于委中放血排毒。

三、哑门（GV 15）——益智醒神开喑哑

【定位】

第 1 颈椎下，后发际正中直上 0.5 寸。

【腧穴特性】

哑，音哑。门，门户。本穴可致哑，亦可治哑，比之为音哑的门户，故名哑门。

【主治及刺法】

（1）主治：①督脉病：颈项强急、脊强反张。②脑及神志病症：瘛疭、癫痫、脑性

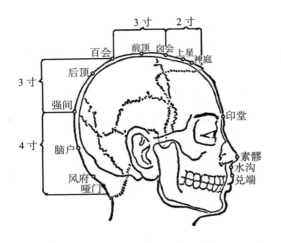

图 2-90　哑门穴

瘫痪等。③喑哑失语病：舌强不语、暴喑、舌肌麻痹。

（2）刺法：微通法：毫针，直刺或向下斜刺 0.5～1 寸，不可向上斜刺或深刺。

【穴性原理】

哑门为督脉与阳维之交会穴，入系舌本，阴病治阳，从阳引阴，故刺之能利咽开喑，为治哑要穴。因哑门位于后发际凹陷处，内应延髓，为回阳九针之一，故有息风通络、开窍醒神之效，多用于治疗中风、癫狂痫等病症。

【临床应用】

哑门是回阳九针穴之一，是治疗喑哑失语、神志病和督脉病的常用穴。哑门穴入系舌本，穴下深部是延髓。语言发育障碍及喑哑失语与延髓、喉、舌的机能障碍和大脑发育不良有密切关系。如小儿发育不良，因气血亏虚，髓海不足，不能上奉脑髓，音窍失养，故而语言不利或迟缓，因此对小儿语迟、语言表达障碍等症均可取哑门穴，以达益脑增音、开宣音窍、清脑醒智之功效。

四、风府（GV 16）——风湿痹痛颈项强

【定位】

正坐，头微前倾，后正中线上，入后发际上 1 寸。

【腧穴特性】

督脉、阳维之交会穴。风，风邪。府，聚集处。风府指风邪聚集之处。伤于风者，上先受之，穴出人身上部之头项处，易为风邪所袭，本穴主治一切风疾，故名风府。

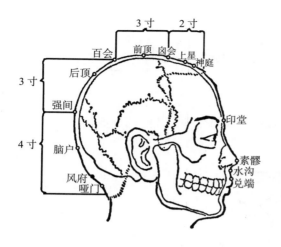

图 2-91　风府穴

【主治及刺法】

（1）主治：①神志病证：中风神识不清、癫狂痫、癔病。②局部病症：眩晕、颈项强急、头痛、颈项疼痛。③风邪所致病症：感冒、咽喉肿痛、瘰疬。④特殊治疗作用：舌急不语、失音。

（2）刺法：微通法：伏案正坐，使头微前倾，项肌放松，向衣领方向缓慢刺入0.5～1寸，针尖不可向上，以免刺入枕骨大孔，误伤延髓。

【穴性原理】

风府指风邪聚结之处，穴当人身上部之头项处，易受风邪，有散风息风、通关开窍之效。

【临床应用】

《素问·热论》云："巨阳者，诸阳之属也，其脉连于风府，故为诸阳主气也。"督脉主一身阳气，太阳为诸阳之首，是藩篱之本，通于督脉，风府为督脉穴位，为邪气易于出入之所。《素问·疟论》云，"言卫气每至风府，腠理乃发，发则邪气入，入则病作……中于手足者，气至手足而病。卫气之所在，与邪气相合则病作"，可见关节疼痛、肿胀、变形等常与卫气不行、邪闭经脉，渐致阳亏阴耗、筋骨关节失养有关。风府可鼓舞阳气，散风祛邪，对外邪侵袭、阳气不足之肢体关节疼痛等症有很好效果，对常法所不易取效的风湿顽痹，亦能显示出神奇疗效，如能配合火针点刺局部，则效果更佳。

五、百会（GV 20）——安神定眩升清阳

【定位】

后发际正中直上 7 寸，或当头部正中线与两耳尖连线的交点处。

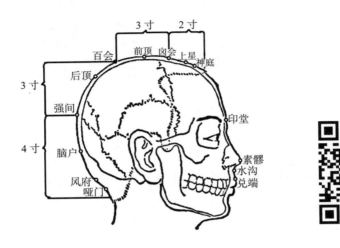

图 2-92　百会穴

【腧穴特性】

足太阳、手少阳、足少阳、足厥阴、督脉之会，三阳五会（《针灸甲乙经》），督脉、足太阳之会（《针灸大成》）。百，众多。会，交会。头为诸阳之会，穴为手少阳、足太阳、足少阳、督脉、足厥阴交会之处，百病皆治，故名百会。

【主治及刺法】

（1）主治：①脑及神志病症：不寐、头痛、眩晕、中风、痫证、智力障碍、夜啼、慢惊风。②阳气下陷病患：脱肛、阴挺、遗尿。

（2）刺法：①微通法：毫针平刺，针尖向前或向后，进针 0.5 ～ 1 寸，局部酸胀针感。②温通法：火针点刺，或温和灸 10 ～ 15 分钟。

【穴性原理】

百会为三阳五会，即足厥阴、足太阳、手少阳、足少阳与督脉交会穴。厥阴、少阳内属肝胆，肝胆内寄相火，为风木之脏，主风主动为内风；太阳主表，为一身之外藩，多与外风有关。据此，百会有祛风息风的作用，为治风要穴，可用于各种内外风病的治疗，如外风引起的头痛、眩晕等，内风引起的中风、痫证等。

头为诸阳之会，百会穴居颠顶正中，督脉、足太阳经均入络于脑，故可治疗头痛和眩

晕等症。督脉入络脑，上贯心，脑为元神之府，心主神明，故可治疗神志病变，如不寐等。

督脉起于胞中，经肛门部贯脊而上行；足太阳经属膀胱络于肾，其经别入于肛门；足少阳经系于带脉；足厥阴之筋结于阴器。督脉总督诸阳经脉，带脉约束诸纵行经脉，维系胞宫，经筋维持人体正常运动，肾开窍于二阴。若肾气虚弱，下元不固，经筋弛缓，带脉失于约束，则会发生脱肛、阴挺等病。根据"经脉所过，主治所及"的原理及《灵枢·终始》"病在下者高取之"的治疗原则，百会可治之。

【临床应用】

贺普仁教授认为百会是治疗眩晕的重要穴位。眩晕可见于内耳性眩晕、颈椎病、椎基底动脉供血不足、脑血管病变、高血压和贫血等多种疾病。郁怒伤肝，肝阳偏亢，风阳内动，或嗜食甘肥，湿盛生痰，风阳、痰浊上扰清窍可致实证眩晕。素体虚弱，思虑过度，心脾两虚，气血失荣，或肝肾之阴耗伤，髓海空虚可致虚证眩晕。

如见眩晕耳鸣，头胀痛，易怒，失眠多梦，口苦，舌红苔黄，脉弦滑。辨证为风阳上扰，穴取百会、合谷、阳陵泉和太冲，以平肝息风。

如见头重如裹，视物旋转，胸闷作恶，呕吐痰涎，苔白腻，脉弦滑。辨证为痰浊上蒙清窍，穴取百会、内关、足三里和丰隆，以蠲化痰浊。

如见头晕目眩，神疲乏力，心悸少寐，面色淡白，舌淡苔薄白，脉弱。辨证为气血亏虚，穴取百会、中脘、气海、足三里和三阴交，以补气养血。

如见眩晕久发不已，视力下降，少寐健忘，腰酸膝软，耳鸣，舌红苔白，脉细。辨证为肝肾阴虚，穴取百会、气海、三阴交、太冲、太溪，以滋补肝肾。

百会还适用于器官下垂病症，如脱肛病。脱肛虚证发病缓慢，初起便后能自行回纳，久则稍有劳累即发，不能自行回缩，伴有神疲乏力，心悸头晕，面色萎黄，舌苔薄白，脉濡细；实证见便秘、痔核破溃出血，伴局部红、肿、热、痛等症，舌红苔黄，脉弦。穴取百会穴，虚证用补法，实证用泻法，可起到益气固脱举陷和清热利湿之功。

六、上星（GV 23）——益气固表宣鼻窍

【定位】

囟会穴前 1 寸或前发际正中直上 1 寸。

【腧穴特性】

星，犹星夜之有明灯也，本穴功能开光明目，主治目中痛不能视，如星之居上，故名。

【主治及刺法】

（1）主治：①脑病：眩晕、头痛、前额神经痛等。②目疾：角膜白斑、目赤肿痛、

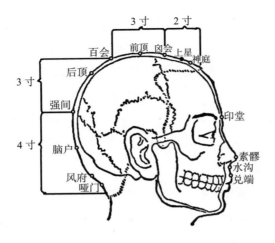

图 2-93　上星穴

迎风流泪。③鼻病：鼻渊、鼻痛、鼻衄、额窦炎、鼻窦炎、鼻息肉。④特殊治疗作用：热病汗不出、疟疾。

（2）刺法：①微通法：毫针，平刺 0.5～0.8 寸。②温通法：火针点刺不留针。

【穴性原理】

上星者，开光明目，如星之居上。上星位于头上，阳中之阳，为督脉经气所发，故刺之能清热凉血、清热明目、宁神通鼻。

【临床应用】

过敏性鼻炎为鼻科常见病、多发病，是身体对某些过敏原敏感性增高而出现的以鼻黏膜水肿、充血、分泌物增加为主要症状的疾病。本病常反复发作，较顽固，中医称之为"鼻鼽"，可发生于任何季节，夏秋之交、秋冬之交或春季较为多发。

肺气虚弱，卫表不固，外邪袭肺，或肾脾气虚，致肺气虚弱，肺开窍于鼻，鼻窍失养或壅塞，均可致本病发作。

鼻窍位居面部中央，督脉沿前额下行鼻柱，手阳明大肠经"上挟鼻孔"，足阳明胃经"下循鼻外"。上星属督脉穴，通调阳气，为治疗过敏性鼻炎的常用穴，同时可以配合合谷、风门祛风散邪，背俞穴补益脏腑，列缺宣肺理气。

本病患者容易感冒，使症状反复发作而加重，要嘱患者加强体育锻炼，提高自身免疫力，注意生活起居，避受风寒，使"正气存内，邪不可干"。

文献中多以艾灸或温针灸治疗本病，火针的记载很少，与传统的艾灸相比，火针热力不易散失，深入集中而透达，应用火针点刺本穴可振奋人体阳气，鼓舞卫气，固护肌表，提高人体免疫功能。

七、神庭（GV 24）——安神醒脑定眩晕

【定位】

前发际正中直上 0.5 寸。

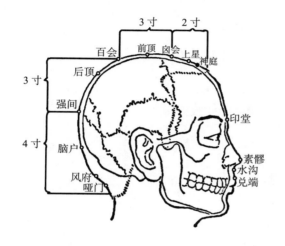

图 2-94 神庭穴

【腧穴特性】

督脉、足太阳、足阳明之交会穴。神，神明。庭，前庭。穴在额上发际直鼻上 0.5 寸处，脑为元神之府，穴居额上，额又称天庭，故名神庭。

【主治及刺法】

（1）主治：①癫狂痫、惊悸、失眠等神志病。②头痛、目眩、目赤肿痛、雀目、鼻渊、鼻衄等头面五官疾病。

（2）刺法：微通法：毫针平刺 0.3 ～ 0.5 寸。

【穴性原理】

神庭为神之庭院。脑为元神之府，穴当发际正中，脑海之前庭，乃元神所居之庭堂，故名神庭。本穴别名发际，归属督脉，为督脉与足太阳、足阳明经之会，是治疗神志病之常用穴。

【临床应用】

头为诸阳之会，脑为元神之府，本穴是督脉与足太阳、足阳明经交会穴，贺老常灸之用于治疗各型眩晕，取得满意疗效。轻者只灸神庭即可见效，重者须与辨证取穴及针刺疗法相结合，留针期间灸神庭。《备急千金要方》曰：本穴"主头风眩，善呕烦

满";《玉龙歌》云,"头风呕吐眼昏花,穴取神庭始不差"。神庭曾作为禁针穴记载于不少文献中,如《针灸甲乙经》曰"禁不可刺,令人癫疾,目失睛,灸三壮",《针灸逢源》说"灸七壮,禁针,针令人发狂,目失睛"。目前神庭已成为针刺常用穴位,并无特殊禁忌,但这些记录提示我们神庭穴作为灸穴使用的时间已很长,疗效甚至可能优于针刺。

眩是眼花,晕是头晕,二者常同时出现,故并称。西医的内耳性眩晕、高血压病、脑动脉硬化症、贫血、神经官能症以及某些脑部疾患等可出现眩晕。轻者只灸神庭即可见效,重者需配合针刺辨证取穴,留针期间可灸神庭。

八、水沟（GV 26）——醒脑开窍救晕厥

【定位】

在人中沟的上 1/3 与下 2/3 交点处。

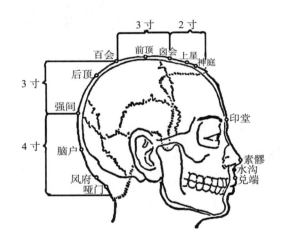

图 2-95　水沟穴

【腧穴特性】

督脉、手阳明大肠经、足阳明胃经的交会穴。穴在鼻柱下,因喻穴处犹如涕水之沟渠,故名水沟。

【主治及刺法】

（1）主治：①脑及神志病：昏迷、晕厥、痉证、急惊风。②头面五官病症：头痛、目眩、目赤、雀目、鼻渊、鼻衄等。③经脉循行远治作用：腰痛。

（2）刺法：①微通法：毫针点刺,或用指甲掐按穴位。②强通法：三棱针点刺放血。

【穴性原理】

水沟居口鼻之间，地气通于口，天气通于鼻，本穴可沟通天地之气。人身之任、督脉，犹如天地，故本穴通任、督脉。任脉总纳诸阴经，督脉总督诸阳经，督脉又入络于脑，其分支和心相联系。如督、任二脉经气失调，阴阳失于交合，就会导致昏迷、晕厥等症。该穴位于人中沟的上1/3与下2/3交点处，心脏也大致位于人身上1/3处，水沟与心脏相对应，心主神，故水沟有开窍启闭、宁心安神和疏通经络的功效，是临床常用的急救穴，可治疗昏迷、晕厥、痉证和急惊风等症。督脉循行又贯行腰脊，故本穴对腰痛、腰扭伤效果良好。

【临床应用】

贺普仁教授选用水沟穴治疗晕厥，穴取水沟、内关、合谷、太冲，以毫针刺入穴位0.5寸，虚补实泻，具有回阳醒脑、清心开窍的功能；还用于治疗水肿病，穴取水沟、支沟、中脘、足三里、三阴交、太溪，毫针刺入3分～1寸，用补法，具有宣肺健脾、补肾利湿、化气行水之功效；其他可用于休克、呼吸衰竭等急危重症、癔病、癫狂等神志病症，面部虚肿、口歪等面鼻口部病症以及闪挫腰痛等。

第十四节　任脉腧穴

一、关元（CV 4）——培补元气固根本

【定位】

前正中线上，脐下3寸。

【腧穴特性】

小肠募穴，足三阴、任脉之交会穴。穴在脐下3寸，为人身元阴元阳关藏之处，故名关元。

【主治及刺法】

（1）主治：①生殖系统病症：经早、经迟、经乱、痛经、经闭、带下病、阴挺、石瘕、恶露不下、产后腹痛、遗精、阳痿。②泌尿系疾病：遗尿、淋证、癃闭。③胃肠病：痢疾、便秘。④其他病症：胸痹、中风、痹症、夜啼。

（2）刺法：①微通法：排空膀胱，毫针斜刺，针尖向下，进针2～2.5寸，局部酸胀针感，有时可扩散至阴部，孕妇禁针。②温通法：排空膀胱，火针点刺不留针，或艾

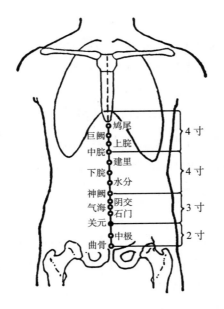

图 2-96　关元穴

柱灸 3～7 壮，或温和灸 15～30 分钟，或热敏灸 30～60 分钟。

【穴性原理】

关元是足太阴脾经、足少阴肾经、足厥阴肝经和任脉的交会穴，故本穴可治疗四经关联病症。肾藏精，主生殖，开窍于二阴，与膀胱互为表里；肝藏血，主疏泄，其经脉循阴股入毛中，过阴器，抵小腹；脾主运化，为气血生化之源，亦可统血，使血液正常运行于脉内。若三脏功能失调，可导致生殖病、妇科病、泌尿系疾病。关元为交会穴，位于小腹，位于三焦之气所出的部位——脐下肾间动气之处，乃十二经之根、元气之所系、生气之源、五脏六腑之本。正如《难经·八难》云："十二经脉者，皆系于生气之原。所谓生气之原者，谓十二经之根本也，谓肾间动气也。此五脏六腑之本，十二经脉之根，呼吸之门，三焦之原，一名守邪之神。"所以，关元具有培肾固本、补益元气、回阳固脱的作用，可作为强壮要穴，治疗中风脱证、虚劳羸瘦病症。关元又是小肠之募穴，具有调节小肠、分清泌浊的功能，可治疗二便病症。

总之，依其所属经脉、穴下脏器、小肠募穴及穴位所在，关元主治下焦、中焦、小腹、小肠腑病以及男女生殖、泌尿系疾病，对于真阳虚衰、脏腑虚惫的病症具有一定的功效。

【临床应用】

贺普仁教授常用关元治疗以下疾病：①淋证：穴取关元、肾俞、大赫、气冲、三阴交、中封，关元进针 1.5 寸用补法，诸穴合用以补肾疏肝、通利膀胱。②癃闭：穴取关元、气海、水道、大赫、阴陵泉，关元进针 1.5 寸用补法，诸穴合用以行瘀利水、通利小便。③遗尿：穴取关元、中极、气海、三阴交、肾俞，关元进针 1.5 寸用补法，诸穴合用以调补脾肾、固摄下元。④阳痿：穴取关元、环跳、大赫、三阴交，关元进针 1.5 寸用补法，诸穴合用以益肾壮阳。⑤子宫脱垂：穴取关元、大赫、曲骨、水道，关元进针 1.5 寸用补法，腹部配合艾盒灸，共同起益气固胞作用。⑥不孕症：穴取关元、气海、水道、归来、气冲、阴廉、三阴交，关元进针 1.5 寸用补法，诸穴合用以补益肾气、调理气血。

二、气海（CV 6）——培补元气益下焦

【定位】

腹部前正中线上，脐下 1.5 寸。

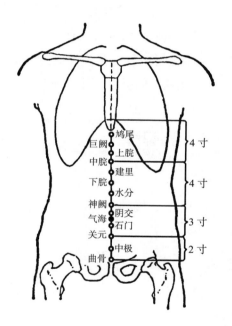

图 2-97　气海穴

【腧穴特性】

肓之原穴。穴为先天元气汇聚之处，主治"脏气虚惫，真气不足，一切气疾久不瘥"，故名气海。

【主治及刺法】

（1）主治：①虚脱、形体羸瘦、脏气衰惫、乏力等。②水谷不化、绕脐疼痛、腹泻、痢疾、便秘等。③癃闭、遗尿等。④经早、经迟、痛经、崩漏、不孕症、阴挺、产后腹痛、产后恶露不尽等。⑤阳痿、遗精。⑥疝气、少腹痛。⑦保健灸常用穴。

（2）刺法：①微通法：毫针斜刺，针尖向下，进针 2～2.5 寸，局部酸胀感，可扩散至外阴部。②温通法：排空膀胱，细火针点刺，或温针灸 3～7 壮，或温和灸 10～30 分钟，或热敏灸 30～60 分钟。

【穴性原理】

气海为任脉经穴。任脉与冲脉同起于胞宫，向后与督脉、足少阴之脉相并，同时任脉和足三阴、手三阴经脉联系，故又称为诸阴之海。故本穴可治疗生殖泌尿系疾病。气海穴又位于任脉之小腹，是"男子生气之海，元气之聚，生气之源"，为下焦的气会穴、元气要穴，主治脏气虚惫、真气不足和下焦气机失畅所致病症，所以有调气机、益元气、补肾虚、固精血的作用，故本穴为强壮要穴，有保健作用。

【临床应用】

贺普仁教授认为气海是治疗一切气病的要穴，具有培补元气、补益虚损和疏理气机的功效，故临床上适用于气机不利、脏气虚惫之诸症，以及与气有关的血症。

气机不利的病症，如呃逆、眩晕、中风、癃闭；与气有关的血症，如经早、经迟、痛经、崩漏、不孕症；脏气虚惫的病症，如舞蹈病、阴挺、小儿遗尿等。

三、中脘（CV 12）——益气养血调脾胃

【定位】

腹部前正中线上，脐上 4 寸，或脐与胸剑联合连线的中点处。

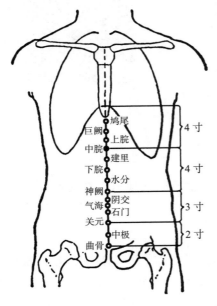

图 2-98　中脘穴

【腧穴特性】

胃募穴，八会穴之腑会，手太阳、手少阳、足阳明、任脉之会。脘，胃府也。穴在脐上 4 寸，当胃之中部，故名中脘。

【主治及刺法】

（1）主治：①脑及神志病症：痫证、不寐、脏躁、头痛。②胃肠病：小儿泄泻、水肿、胃痛、腹痛、黄疸、痢疾、便秘、慢惊风、疳积。③阳明气血亏虚诸症：胸痹、慢惊风、斑秃、咳嗽、痹症、痿证。

（2）刺法：①微通法：毫针针刺，进针 1.5 ～ 2 寸，上腹部闷胀沉重或紧缩针感。②温通法：中粗火针点刺，或温针灸 3 ～ 7 壮，或温和灸 10 ～ 15 分钟，或热敏灸 30 ～ 60 分钟。

【穴性原理】

中脘是胃之募穴，是胃的经气结聚的部位，又是手太阳、手少阳、足阳明、任脉之会穴，该穴又正当胃部，有调理胃气的作用，是治疗胃病的要穴。胃主受纳和腐熟水谷，胃气主降，以降为和，若其功能失司，可取中脘来调之。本穴适用于胃痛、呕吐、纳呆、食不化和小儿疳积等病症。该穴又为八会穴之腑会，六腑皆禀于胃，胃为六腑之长，中脘为胃之募穴，故中脘与六腑的生理功能有密切关系，六腑的病症如大肠功能失司导致的腹痛、腹胀、痢疾、泻泄、便秘等症，均可选取中脘穴治疗。

脾与胃相表里，脾胃为后天之本，气血生化之源，故本穴可用于脾胃虚弱、气血亏虚、筋脉失养之痿证，以及皮肤失养之冻疮和斑秃。脾胃虚弱不能运化水湿，蕴而成痰，上犯于肺致咳嗽，侵犯于经络致头痛、水肿和痹症，上犯于心致情志病变，这些都是中脘的常用主治。又因其为交会穴，手太阳和手少阴相表里，其经脉络属于心，足阳明经别上通于心，手少阳经脉布膻中、散络心包，故中脘穴可治疗不寐、脏躁和胸痹。

总之，根据中脘腧穴的特性，及与其相关的脏腑的关系和经脉的联系，该穴可用于胃、脾、心、肺、肠和胆的病症。

【临床应用】

中脘穴除常用于治疗胃脘痛、腹胀、呕吐、泻泄、纳呆、食不化等病症外，贺普仁教授还将本穴用于失眠、脱发、冻疮、四肢关节疼痛、前额头痛、痿证等的治疗。

失眠为常见病症，引起失眠的原因复杂繁多。中脘适用于饮食不节所致的脾胃失和型失眠，可兼见脘闷嗳气，吞酸恶心，舌苔黄腻，脉滑。穴取中脘、内关、脾俞、胃俞、百会、神门、三阴交。诸穴合用以和胃安中。

斑秃多因素体虚弱，脾胃不健，气血化源不足，风邪乘虚侵袭，以致血虚风燥，毛发失养而脱落，或因情志不畅，肝气郁结，气滞血瘀，或肝肾阴亏导致，其中血虚风燥者最为多见。临床可见头发突然成片脱落，脱发部位的形状不一，大小不等，多见圆形或不规则形，边界清楚，继续发展，则损害的程度、范围均可加重、扩大。穴取中脘、上廉、足三里，以健脾益肾、养血祛风。

冬季易患冻疮者，多因素体脾胃阳虚，外受寒冷之邪，寒凝气滞，气血运行不畅，面部或肢体末端失于温煦所致。穴取中脘，以火针点刺或灸中脘，可振奋中阳，从而起到温阳散寒、通经活络、荣养肢末的作用。

前额头痛多见于痰湿阻络之头痛，气血不足、脑窍失养之头痛及外感头痛。中脘为任脉穴，任主一身之阴，水液代谢也与任脉有关，又因中脘为胃之募、腑之会穴，故针刺任脉穴可健运脾胃、燥湿化痰，使痰湿去、经络通而头痛止。脾胃为气血生化之源，而中脘为胃募，针刺中脘可促进气血生化，气血足，脑窍得养而头痛止。

四、鸠尾（CV 15）——宁神定痫止咳喘

【定位】

前正中线上，脐上 7 寸，或剑突下，胸剑联合下 1 寸。

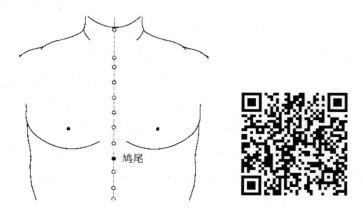

图 2-99　鸠尾穴

【腧穴特性】

络穴，膏之原穴。鸠，鸟名，即斑鸠。穴在剑突下方，因胸骨剑突形似斑鸠之尾，故名鸠尾。

【主治及刺法】

（1）主治：①心胸疾病：胸闷、心悸、心烦、心痛。②肺系病：咳嗽、咳痰、哮喘。③胃肠病：胃痛、胃胀、呃逆、呕吐。④脑病：惊狂、癫痫、脏躁、癔病。

（2）刺法：①微通法：毫针直刺 0.3 ～ 0.6 寸，向下斜刺。②温通法：火针点刺不留针。

【穴性原理】

鸠尾可安心宁神，宽胸定喘，祛邪定痫。鸠尾为任脉之络穴，膏之原穴，膏为心尖之脂，膏附于心，故刺之能通任督二脉、调和阴阳、清心宁神，凡阴阳失和、神不守舍之心烦不宁、癫狂痫证，皆可治之。

【临床应用】

鸠尾乃历代医家治痫之经验效穴，在于本穴能清心泻火、涤痰定痫。

此外，鸠尾可安心宁神，亦可治疗瘈疭症；其有宽胸定喘之效，可治疗哮喘。

五、廉泉（CV 23）——养阴开音利咽喉

【定位】

微仰头，在喉结上方，当舌骨体上缘的中点处。

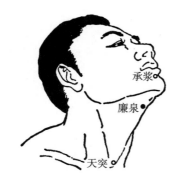

图 2-100　廉泉穴

【腧穴特性】

阴维、任脉之交会穴。廉，有清、洁之意。穴在结喉上，舌本下，因喻舌下腺体所出之津液，犹如清泉，故而得名。

【主治及刺法】

（1）主治：中风失语、吞咽困难、舌下肿痛、舌根缩急、舌纵涎出、暴喑、口舌生疮、喉痹等咽喉口舌病症。

（2）刺法：①微通法：毫针刺，针尖向咽喉部刺入 0.5 ～ 1 寸。②温通法：火针点刺不留针，或温和灸 10 ～ 15 分钟。

【穴性原理】

廉泉位于喉舌中间，内应舌根，为阴维、任脉之交会穴，二脉上达舌咽，故泻廉泉能清利咽喉，通利舌络，凡外邪内伤所致舌疾咽喉病，皆可治之。此外，本穴尚有养阴生津、消肿止痛之效。

【临床应用】

哑门、廉泉都可疏调舌本之气机，为治哑要穴。本穴与哑门均能治疗喑哑，但哑门偏于治疗脏腑功能失常之喑哑；廉泉偏于治疗舌疾喉痹之喑哑。二穴常配伍使用。本穴与天突均能通利咽喉，治疗咽喉疾病。天突功在化痰而通利咽喉，偏于治疗肺喉之疾；本穴功在利舌而通利咽喉，偏于治疗舌咽之病。二穴常配伍使用。

（刘海华　孙悦　从禹）

第三章　贺氏针灸三通法临证传承验案

第一节　面痛案

一、医案

张某，女，44岁，2018年11月6日初诊。

主诉：右侧面部疼痛1月余，加重3天。

患者于2018年9月底无明显诱因出现右侧面部疼痛，呈电击样剧痛，约10分钟自行缓解，未予诊治。3天前食用辛辣之品后复发，呈持续性、电击样放射性疼痛，以右侧鼻翼旁为主，涉及右侧太阳穴及前额部，在协和医院诊为三叉神经痛，予加巴喷丁口服而效果不显。刻下症见：右面部持续电击样放射性疼痛，心烦易怒，无口干口苦，纳可，眠差，大小便调。舌尖红，苔黄腻，脉弦滑。

此为面痛病。证属痰火上扰，面部经脉阻滞不通。治宜清热化痰祛火，活血通络止痛。

针方：迎香、太阳穴刺络放血，结合毫针针刺阳明经。

太阳、下关、大迎、迎香、承泣、二间、商阳、天枢、足三里、上巨虚、内庭、厉兑。

操作：先用贺氏强通法，以一次性采血针快速点刺迎香、太阳，使其出血数滴，颜色由暗变鲜红为止；然后选用贺氏微通法，以毫针刺余穴，泻法，留针30分钟。

2018年11月7日二诊：述自昨晚到就诊时右颊部电击样放射性疼痛明显减轻，夜寐安，小便可，舌尖红，苔黄腻，脉弦滑。

针方：太阳、下关、大迎、迎香、承泣、二间、商阳、天枢、足三里、上巨虚、内庭、厉兑。

因患者疼痛明显减轻，故未予局部放血治疗，以上穴位仅用毫针治疗。嘱患者注意劳逸结合，避免食用辛辣之品。

2017年11月13日三诊：面部疼痛症状基本痊愈，纳眠可，二便正常，舌红苔白，脉弦滑。

针方：迎香、二间、商阳、天枢、足三里、上巨虚、内庭、厉兑、承泣。

二、分析

原发性三叉神经痛是指在三叉神经分布区域内短暂的反复发作性剧痛，临床上以单侧面颊部和上下颌部（第2、3支）最为常见，额部（第1支）很少发生，轻触鼻翼、颊部可诱发。本病属于中医"面风""颊痛""齿槽风"等范畴，多与外感邪气、情志不调、外伤等有关，病位在面部，主要与手三阳经、足三阳经、足厥阴经密切相关。基本病机是气血阻滞，不通则痛。

本患者素有胃热，加之饮食不调，食用辛辣之品损伤脾胃，脾失健运，痰湿内生，郁而化热生火，痰火循经上扰阳明，面部阳明经脉阻滞，气血运行不畅，不通则痛。

颜面部为手、足阳明循行所过。手阳明大肠经："从缺盆上颈贯颊，入下齿中。"胃足阳明之脉："起于鼻之交頞中，旁纳太阳之脉，下循鼻外，入上齿中，还出挟口环唇。"故临床以取阳明经脉穴位为主。选用阳明经荥穴二间、内庭以清热泻火，通利阳明；大迎为足阳明胃经穴位，有祛风止痛、消肿活络之效，《胜玉歌》云"牙腮疼紧大迎全"；天枢穴为手阳明大肠经募穴，募穴为气血聚集之所，故可调理阳明气血；上巨虚为大肠下合穴，可疏通阳明经络；商阳、迎香分别为手阳明大肠经起始穴井穴及终止穴，厉兑、承泣分别为足阳明胃经起始穴井穴及终止穴，取其"根结配穴"之义，以加强激发阳明经气血运行的作用。患者辨证属痰火上扰，面部经脉阻滞不通，故于阿是穴即迎香穴点刺放血以活血通络，正如《灵枢·小针解》所云："菀陈则除之者，去血脉也。"

如有风寒拘紧之象，可在面部阿是穴以细火针点刺。如面部扳机点明显，痛不可触者，可取颜面痛处的相应健侧，以毫针刺，即缪刺法，配合辨证取穴，也可取得满意疗效。

笔者通过多年临床实践发现，对于三叉神经痛急性发作的患者，放血疗法可起到立竿见影的效果，而且出血量越大，止痛效果越好。

（王桂玲）

第二节 颤证案

一、医案

张某，女，61岁，2018年12月26日初诊。

主诉：肢体活动不利4年余，加重伴肢体颤动2年。

患者自2014年初因突然出现左侧肢体活动不利，在北大医院诊为脑梗死，经治好转，留有左下肢行走力弱、左手握物欠牢；2015年，复因脑梗死在宣武医院治疗后留有右下肢轻度活动不利，言语欠流利；后逐渐出现步态不稳，动作迟缓，反应迟钝，颈背拘紧；2016年在宣武医院做头颅核磁共振示双侧基底节、放射冠多发腔隙性脑梗死，考虑为血管性帕金森综合征，予口服美多芭1/4片，tid，服药1个月后症状无改善，患者自行停药，此后症状逐渐加重。刻下症见：步态不稳，呈"小碎步"，前冲步态，动作迟缓，颈背腰部僵硬疼痛，肢体拘紧不适，双上肢轻微颤动，记忆力减退，表情呆板，言语謇涩，偶有饮水呛咳，全身乏力，喜温热饮食，二便调。舌质暗，舌体胖大，苔白，呈水滑苔，脉弦细滑。

此为颤证。证属阳虚水泛证。治宜温补脾肾之阳，化气行水。

针方：火针疾刺督脉，或毫针针刺督脉。

百会、风府、大椎、陶道、身柱、神道、至阳、筋缩、脊中、悬枢、命门、腰阳关、长强、后溪、申脉、太溪。

操作：①患者俯卧位，首先选用贺氏细火针，局部常规消毒后，左手持点燃的酒精棉球，右手持火针，将针尖及针体烧至通红后刺入督脉穴位，深度0.5～1寸，速刺疾出，出针后用消毒干棉球重按针眼片刻，嘱患者24小时内不能着水，每周治疗3次。②患者俯卧位，局部常规消毒后，采用0.30mm×（40～50）mm毫针，督脉穴位向上斜刺0.5～1寸，后溪、太溪直刺1～2寸，均采用补法，留针30分钟，每周治疗4次。

中药：真武汤加减。

黑顺片6g，白芍12g，炒白术30g，干姜6g，茯苓30g，山药30g，桂枝10g，鸡血藤30g，伸筋草15g，桑寄生20g，炙甘草6g。14剂，水煎服，日1剂，早晚分服。

2019年1月9日二诊：经治疗2周，患者全身乏力、恶风寒及肢体僵硬感减轻，颈腰部僵痛减轻，仍记忆力减退，表情呆板，言语謇涩，步态不稳，呈"小碎步"，动作迟缓，双上肢轻微颤动，纳眠可，喜温热饮食，二便调。舌暗苔白，水滑，脉弦细滑。调方如下：

黑顺片 10g（先煎 30 分钟），白芍 12g，炒白术 30g，干姜 6g，茯苓 30g，山药 30g，桂枝 10g，鸡血藤 30g，伸筋草 15g，桑寄生 20g，炙甘草 6g。14 剂，水煎服，日 1 剂，早晚分服。

针刺取穴仍以督脉为主，刺法不变。

2019 年 1 月 24 日三诊：治疗 1 个月后患者诸症明显减轻，行走平稳，步态近于正常，动作较前灵活，纳眠可，二便调。

后随访半年病情一直稳定，未再进展加重。

二、分析

血管性帕金森综合征，是症状类似帕金森病的一种血管障碍性疾病，是由 Critchley 在 1929 年首先作为动脉硬化性帕金森综合征提出的。近年来的研究显示，本病发病率持续上升，目前尚无明确有效的治疗方法。本病属中医"颤证"范畴。本患者年逾六旬，脏腑功能渐衰，加之久病伤肾，肾藏元阴元阳，肾阳不足则肢体筋脉失其温煦；肾虚则气化失常；火不暖土，脾肾阳虚，水液代谢障碍，水饮内生，泛于体内，故诸症渐起。从经络辨证角度分析，本病属于督脉病变。《灵枢·经脉》云："督脉之别，名曰长强……实则脊强，虚则头重，高摇之。"《素问·骨空论》亦有记载："督脉为病，脊强反折。"督脉为阳脉之海，总督一身之阳气，督脉为病，肢体筋脉则失去其护卫温养，故可出现上述症状。

督脉十三针是我科已故针灸大师王乐亭先生总结出的治疗脑和脊髓病变的处方，具有"疏通督脉、调和阴阳、补脑益髓、镇静安神"之作用。贺普仁教授认为火针具有振奋阳气、化痰祛饮的作用，"阳气者，精则养神，柔则养筋"，用火针点刺督脉十三针可疏通并濡养督脉，火针点刺命门可直接温肾助阳，进而温化水饮。后溪为八脉交会穴，通督脉，刺之可调督助阳、补肾益髓。申脉通阳跷脉，可调节肢体运动。

真武汤证的病因病机为久病、重病损伤阳气或太阳病误汗伤阳，若正值患者少阴阳虚，则易导致寒水内生，水胜侮脾则脾虚，脾肾阳虚，水液代谢失常，水饮内停。方中黑顺片大辛大热，为君药，温肾暖土，大补元阳，助阳行水以治本；茯苓为臣，健脾渗湿；生姜宣肺以助其通调水道，亦助附子温阳祛寒，助茯苓温散水气；佐以白术健脾祛湿补中焦，使水有所制；芍药加甘草酸甘化阴可制约附子、生姜温燥之性，还可以防白术、茯苓祛湿伤阴之弊。

综上，此病属于神经内科疑难杂症，目前现代医学尚无有效药物，对患者辨证论治，针药并用，治病求本，故获佳效。

（王桂玲）

第三节　尪痹案

一、医案

司某，女，32岁，2018年8月2日初诊。

主诉：双手关节肿胀疼痛6年余。

患者自6年前无明显诱因开始出现右手腕关节及指关节疼痛，约2个月后又出现左手腕关节疼痛，疼痛在受风寒及遇冷水后加重，自行热敷后能稍有缓解，疼痛程度可忍受，未予系统诊治；2年前疼痛加重，并伴有局部肿胀，右手腕关节为重，晨僵约2小时，到北京大学人民医院就诊，确诊为类风湿关节炎，予甲氨蝶呤及柳氮磺吡啶口服，病情稳定，晨僵好转，但腕关节及手指关节仍肿胀疼痛，较前无改善，且出现每逢经前症状加重。刻下症见：双手腕关节、右手指关节肿胀，疼痛明显，经前加重，纳可，眠差，二便调。舌淡苔白，脉沉细弦。

此为尪痹，证属风寒湿痹。治宜调补气血，通经活络，通关利节。

针方：引气归元针法合手足十二针针法加减。

百会、神庭、风府、中脘、气海、关元、外关、阳池、合谷、腕骨、阿是穴、足三里。

刺法：先用贺氏火针快速点刺，后施以毫针刺法，平补平泻法，每次留针30分钟，每周治疗2～3次。

2018年8月9日二诊：针刺2次后患者即感手腕疼痛稍有减轻，仍有肿胀，晨僵及右手指疼痛未见明显改善，纳可，眠差，二便调。舌淡苔白，脉沉细。上述穴位及针刺方法继用，加用腹针上风湿上点、上风湿外点。

2018年8月16日三诊：患者疼痛及肿胀均明显减轻，晨僵好转，睡眠亦好转。效不更方，继用上穴及方法以巩固疗效，共治疗半年后诸症明显改善。

二、分析

类风湿关节炎是一种病因未明的以炎性滑膜炎为主的慢性系统性疾病。其特征是手、足小关节的多关节、对称性、侵袭性关节炎症，经常伴有关节外器官受累及血清类风湿因子阳性，可以导致关节畸形及功能丧失，属于中医"痹症"范畴。

本患者先天体质偏弱，正气不足，风寒湿邪乘虚而入，邪气留驻筋肉关节，闭阻经络，气血运行不畅，不通则痛，故出现关节肿胀疼痛；人体气血喜温而恶寒，故得热则痛减；患者本已气血不足，经前气血充于胞宫，四肢筋肉关节失于濡养，故症状加重。纵观舌脉，为风寒湿痹之证。

贺老认为，关节痛可由多种原因引起，为针灸临床常见病症，治疗各种关节痛首先要认清气血之关系，气为血帅，血为气母，气行则血行，气滞则血滞，由此而产生"通则不痛""以通为顺"的治疗大法。大凡痹证，或正虚或邪实皆由外邪入侵导致经脉气血不通所致，其中"风为百病之长""寒为痛因之先"，说明了风寒之邪在痹证的地位。基于上述认识，本案制定了疏风行血、散寒通络的治疗法则。由于本病虚实并存，气血经脉瘀滞不行为著，故非单用毫针所及，必用火针行温通之法方可取效。

风府为督脉穴。《素问·热论》云："巨阳者，诸阳之属也，其脉连于风府，故为诸阳主气也。"督脉主一身阳气，太阳为诸阳之首，是藩篱之本，通于督脉，风府为督脉穴位，为邪气易于出入之所。《素问·疟论》云，"言卫气每至于风府、腠理及发，发则邪气入，入则病作……中于手足者，气至手足而病。卫气之所在，与邪气相合则病作"，可见肢体肌肤、关节疼痛肿胀等病症常与卫气不行、邪闭经脉，致气血阴阳不足、局部失养有关。火针能鼓舞人体阳气，激发经气，火针点刺风府可补益阳气。选用中脘、足三里可健运脾胃，鼓舞正气，气血旺盛以利祛邪。关元属于任脉，是人体元气聚集之所，是人体重要的强壮穴，可培肾固本，补益元气，调和气血，从而达瘀血消除、经脉疏通之功。选用局部及邻近腧穴行温通经脉之法，以行气活血，通经活络，中气充盛，气血得畅，通则痛止。

（王桂玲）

第四节 筋瘤案

一、医案

张某，女，61 岁，2018 年 6 月 5 日初诊。

主诉：双下肢静脉曲张 10 余年。

患者退休前从事工作多为站立体位，10 余年前发现双下肢小腿后内侧静脉呈扩张状，后逐渐呈蚯蚓状隆起弯曲，并伴双下肢酸胀疼痛感，遇冷或劳累时症状加剧，曾在外院做 B 超示双侧大隐静脉瓣关闭不全，建议手术治疗，患者拒绝，平时间断穿弹力袜。刻下症见：下肢胀痛不适，劳累后加重，可见迂曲静脉团，纳眠可，小便调，时大便干。舌质暗，苔薄白，脉弦滑。

此为筋瘤。证属气滞血瘀，经脉不畅。治宜通经活络，行气活血。

针方：局部阿是穴、血海、三阴交。

刺法：在双下肢找到曲张的静脉团，常规酒精消毒后，选用中粗号贺氏火针，将针身的前中段烧红，然后迅速准确地刺入曲张血管，随针拔出，即有紫黑色血液顺针孔流出，无须干棉球按压，待紫黑色血自然流尽或血色变红后，用干棉球擦拭按压针孔，每个静脉团连续点刺 1 ～ 2 次，每周治疗 1 ～ 2 次，嘱患者保持局部清洁，针后 24 小时内不要洗浴，避免针孔感染。血海、三阴交毫针刺法，沿曲张静脉可用毫针排刺，留针 20 ～ 30 分钟。

2018 年 6 月 12 日二诊：治疗 1 次后患者即觉下肢酸胀痛不适感减轻，继续予以火针点刺放血治疗，余穴及刺法同前。

2018 年 6 月 19 日三诊：下肢酸胀痛不适感明显减轻，迂曲静脉团体积变小，患者共治疗 6 次，症状明显减轻，病变静脉已明显变平。

二、分析

明代《外科正宗》对此病有详细的描述："筋瘤者，坚而色紫，垒垒青筋，盘曲甚者，结若蚯蚓。"本患者因长久站立，下肢气血不能畅达于上，血行缓慢，脉络滞塞不通，血壅于下，结为筋瘤；加之平时劳累耗伤气血，血液推动无力或受冷后血液"泣而不行"，故症状会加重。

贺老认为，本病病机多为气滞血瘀，火针点刺局部，可直接使恶血出尽，祛瘀而生新，促使新血生成，畅通血脉，临床效果颇佳。用中粗火针点刺患处血管有两个作用：①因用中粗火针直接点刺病处血管，故有放血作用。②火针本身的作用。火针有壮阳补虚、升阳举陷的功能。直接作用于因长久站立、劳累过度、耗伤气血、中气下陷引起的筋脉松弛薄弱的血管，可起到升阳举陷的作用。火针有祛邪除湿、通经止痛的功能。由于火针是一种有形无迹的热力，对于因寒湿之邪侵袭经络，引起筋挛血瘀的筋瘤，用之可以祛散寒湿之邪，使脉络调和，疼痛缓解；火针还有通经活络、散瘀消肿、生肌敛疮、祛腐排脓的功用。通过中粗火针散刺外露的较大血管，使瘀血随针外出，可起到了三棱针放血的作用，在此还有祛瘀生新之意。用血海可养血活血，起到扶正固本的作用，对于下肢静脉曲张合并有慢性溃疡及慢性湿疹者，可使疮口周围瘀积的气血得以消散，加速血液流通，增强病灶周围的营养，促进组织的再生，达到祛腐排脓、祛瘀生新的目的，故治疗本病有较好的临床疗效。

（王桂玲）

第五节 月经不调案

一、医案

张某，女，25 岁，2018 年 8 月 14 日初诊。

主诉：月经稀发、经期延长 5 年余。

患者 12 岁月经初潮，（5 ～ 7）天 /（28 ～ 30）天，经量中等，色红，无血块，无痛经。2013 年开始出现月经稀发，短则 50 天行经 1 次，长时 3 个多月行经 1 次，量少，有血块，色暗，一直未予系统诊治，今年 7 月在本院妇科做 B 超为双侧卵巢呈多囊改变，检测女性激素 6 项未见明显异常，诊断为多囊卵巢综合征，未接受治疗。患者 pmp 2018 年 3 月 10 日，lmp 2018 年 6 月 11 日，带经 5 天，量中色暗，有血块，无痛经。刻下症见：带下量中色白，无异味，偶有腰酸软，无乳房胀痛，时有头晕头胀，心烦，急躁易怒，口干，无口苦，面部及背部皮肤易生痤疮，纳眠可，大便黏，味臭，小便调。平素性情急躁易怒，喜食辛辣油炸之品。舌嫩暗，尖红，苔白，脉细弦。

此为月经后期。证属肾脾不足，湿热内阻，冲任失调。治宜补肾健脾清肝，清泻阳明浊热。

针方：中脘、天枢、气海、关元、水道、归来、气冲、大赫、卵巢穴、足三里、三阴交、太溪、太冲。

刺法：先用火针点刺中脘、气海、关元、水道、归来、气冲、卵巢穴，再用毫针刺处方中所有穴位，平补平泻，每周 2 次。

中药：败酱草 30g，薏苡仁 30g，生白术 20g，生石膏 15g，续断 30g，桑寄生 30g，菟丝子 15g，鸡血藤 30g，柴胡 10g，炒栀子 10g，夏枯草 10g，枳壳 10g，炙甘草 6g。14 剂，水煎服，日 1 剂，早晚分服。

2018 年 9 月 4 日二诊：患者间断服用中药 14 剂及针刺治疗 6 次后，监测基础体温仍呈持续单相波动，月经未来潮，时有乳房胀痛，带下量中色白，腰酸，时口干，心烦易怒，颜面及背部皮肤痤疮减少，纳可，大便黏臭，日 1 次，小便黄。舌嫩暗，苔白，脉弦细。

针方：中脘、天枢、气海、关元、水道、归来、气冲、大赫、卵巢穴、血海、足三里、三阴交、太溪、太冲，董氏奇穴之妇科穴、还巢穴。

刺法：先用火针点刺中脘、气海、关元、水道、归来、气冲、大赫、卵巢穴，再用毫针针刺处方中所有穴位，平补平泻，每周 2 次。

汤药继服。

2018 年 10 月 9 日三诊：患者近 1 个月监测基础体温，经前高温持续 12 天，lmp 2018 年 10 月 2 日，带经 7 天，量中色暗，无痛经，经前乳房胀痛，带下量中色白，质黏，腰酸好转，心烦，颜面痤疮好转，纳可，眠安，大便畅，日 1 次，小便黄。舌嫩暗，苔白厚，脉弦细。

针方：中脘、气海、关元、水道、归来、气冲、大赫、卵巢穴、血海、足三里、三阴交、太溪、太冲，董氏奇穴之妇科穴、还巢穴。

刺法：先用火针点刺中脘、气海、关元、水道、归来、气冲、卵巢穴，再用毫针针刺处方中所有穴位，平补平泻，每周 2 次。

中药：败酱草 15g，薏苡仁 30g，生白术 30g，冬瓜皮 30g，炒栀子 10g，续断 30g，桑寄生 30g，菟丝子 15g，黄连 5g，绿萼梅 10g，枳壳 10g，炙甘草 6g。14 剂，水煎服，每日 1 剂。

经治疗，患者月经来潮，基础体温呈典型双相，卵巢功能有了明显改善，继续巩固治疗。

二、分析

多囊卵巢综合征（PCOS）是一种发病多因性、临床表现多态性，常见于育龄期妇女的内分泌、代谢异常综合征，发生率占育龄妇女的 5%～10%。临床上以卵巢功能障碍为显著标志。PCOS 常始于青春期，生育期以无排卵、月经异常、不孕不育（部分患者肥胖、多毛）等为典型临床表现，中老年则容易出现因长期代谢障碍导致的糖尿病、心血管疾病，如高血压、高脂血症等。

本病发病涉及肝、脾、肾三脏功能失调，脾肾两虚，痰湿内蕴，兼肝气郁结，日久化热成瘀，最终形成湿热、痰浊、瘀血与脏腑功能失调、三焦气化失司共存的复杂病机。本患者先天肾气不足，后天饮食失调，加之平素性情急躁易怒，肝郁而化热化火，且喜食辛辣油炸之品，损伤脾胃，中焦湿痰内生，郁久化热，冲脉隶属于阳明，阳明浊热扰动冲任，渐成月经稀发。舌嫩暗尖红为脾肾亏虚、肝郁化热之象；浊热中阻，故见舌苔白，脉细弦。综合舌象脉象及诸症，中医辨病为月经后期；辨证为肾虚肝郁化火，阳明浊热瘀阻，冲任功能失调；病位在肾肝，涉及脾及冲任；病性属虚实夹杂证。故以"补肾健脾清肝、清泻阳明浊热"为治法，选败酱草、薏苡仁、生石膏清理阳明浊热瘀邪，柴胡、绿萼梅、桑寄生、续断疏肝益肾，佐以生白术、冬瓜皮健脾利水，夏枯草、炒栀子清肝泻热。经治疗后月经来潮，卵巢功能初见改善。

针刺取穴，中脘为腑会，胃之募穴，可健脾和胃，温中化湿，清热宁神，有健脾益胃、培补后天的功效。天枢和胃通腑，健脾理气，调经导滞。归来调经止带。气海、关元是元气的生发地，为强壮保健的要穴。气海益气助阳，调经固精，培元固本；关元为任脉、足三阴经交会穴，可培元固脱，清利湿热。大赫养精益肾。血海为脾经穴，为历代医家调经之要穴。足三里健脾益胃，扶正培元，为强壮保健要穴。三阴交为足太阴、足厥阴、足少阴三经的交会穴，可健脾和胃、补益肝肾、调经止带，对脾、肝、肾三经病变以及多种男、妇科病症都有广泛的治疗作用，是保养阴血的关键穴位。三阴交配合血海可以调经止带，配合气海、关元可以补肾固精。太冲清肝泻热，清利头目，调理下焦。太溪滋阴清热，益肾补虚，肾气充盛，精血才能俱旺。

火针疗法为恩师国医大师贺普仁温通法之一，火针点刺腹部穴位可补肾健脾，温通经脉。以上针药并用，起到了较好的临床疗效。

（王桂玲）

第六节 汗证案

一、医案

孙某，女，56 岁，2017 年 11 月 24 日初诊。

主诉：汗出异常半年余。

患者半年前无明显诱因出现右侧面部无汗，而左侧面部及全身汗多，不分昼夜，曾在外院做头颅核磁、颈部、胸部核磁及肌电图均未发现异常，无眼睑下垂、无眼裂变小及瞳孔改变，一直未明确诊断，未予特殊治疗。刻下症见：左侧面部及半身汗多，无头痛、眩晕等症状，时有胸闷气短，善太息，口干口苦，但不喜冷饮，伴双下肢膝以下发凉，纳少，眠可，二便调。面色偏红，体胖。舌质淡暗，苔白略腻，脉细滑。

此为汗证。证属少阳枢机不利，阴阳失调，营卫不和。治宜和解少阳，调和营卫。

针方：百会、阳白、太阳、四白、下关、地仓、合谷、复溜。

刺法：毫针刺，平补平泻，留针 30 分钟。每周 2 次。

中药：小柴胡汤加减。

柴胡 10g，黄芩 10g，法半夏 9g，党参 15g，大枣 10g，炙甘草 10g，浮小麦 30g，煅牡蛎 30g。14 剂，水煎服，日 1 剂，早晚分服。

2017 年 12 月 8 日二诊：患者述服用上方 14 剂并针刺治疗 4 次后，右侧面部微微有汗出，而左侧面部及全身仍汗多，双下肢膝以下发凉未见减轻，胸闷气短、善太息及口干口苦等症状减轻，纳少，舌质淡暗，苔白略腻，脉细滑。上方加桂枝 9g，白芍 12g 以调和营卫；加用火针快速点刺双膝关节阿是穴，毫针取穴加用中脘、天枢以调理中焦。继续每周针刺治疗 2 次。

2017 年 12 月 22 日三诊：患者述右侧面部已有汗出，而左侧面部及全身汗出亦明显减少，双下肢膝以下发凉减轻，胸闷气短、善太息及口干口苦等症状明显改善，纳可，舌质淡暗，苔薄白，脉细滑。中药不变继服。针灸取穴继前以巩固治疗。

2017 年 12 月 29 日四诊：头面部及全身汗出异常亦基本缓解，纳眠可，二便调。

二、分析

汗证是指人体阴阳失调，营卫不和，腠理不固引起汗液外泄失常的病症。根据临床表现的不同可以分为自汗、盗汗、脱汗、战汗、黄汗等，然以自汗与盗汗为临床常见。

本患者年过五旬，平素情志不舒，肝气郁滞，故出现胸闷气短，善太息；肝胆互为表里，日久少阳枢机不利，胆胃不和则出现口干口苦等症，亦为少阳病提纲条文"少阳之为病，口苦、咽干、目眩也"之一；木郁乘脾，脾胃运化失职，故纳少；少阳内应三焦，外达腠理，少阳枢机不利则三焦不畅，营卫运行随之而失常，营卫不和则汗出异常；三焦不畅则阴阳升降失常故出现口干苦、膝以下发凉等寒热错杂之象。综合舌脉症，患者属少阳枢机不利，阴阳失调，营卫不和。当治以和解少阳，调和营卫。故以小柴胡汤和解少阳，调和营卫，加用浮小麦益阴敛汗，煅牡蛎收敛止汗。

小柴胡汤是《伤寒论》名方。《伤寒论》云："伤寒五六日中风，往来寒热，胸胁苦满，默默不欲饮食，心烦喜呕，或胸中烦而不呕，或渴，或腹中痛，或胁下痞硬，或心下悸，小便不利，或不渴，身有微热，或咳者，小柴胡汤主之。"临床上对小柴胡汤的应用主要以辨证为主，"但见一证便是，不必悉具"。本方为少阳枢机之剂、和解表里之总方，具有寒温并用、攻补兼施、散中有收、升中有降的用药特点，有疏利三焦、调达上下、宣通内外、和畅气机、调和营卫、健运脾胃之功。

《伤寒论》230条云服用小柴胡汤后，可使"上焦得通，津液得下，胃气因和，身濈然汗出而解"。少阳内应三焦，外达腠理。三焦不畅的关键在于升清降浊功能失常。小柴胡汤用柴胡、生姜升清阳，半夏、黄芩降浊阴，人参、甘草、大枣和胃气。清升浊降，三焦气机无碍滞，则上焦得以宣通，津液得以敷布，既能止呕、通便、利尿、止泻，也能使病邪汗出而解。同理，对于汗出过多者，小柴胡汤亦能通过畅达三焦，调和营卫而起止汗作用。

针刺取穴除局部选穴以疏通经络、调节气血外，合谷、复溜为贺老临床治疗汗出异常的常用对穴。合谷乃手阳明大肠经之原穴，五行属火，与手太阴肺经互为表里。肺主皮毛、又主一身之气，气体轻清，走上走表。复溜为足少阴肾之经穴，属金，金者肺经，水之母也，为阴。肾与膀胱相表里，膀胱又主一身之表，为卫气所居。合谷、复溜一阳一阴，一表一里，一脏一腑，两穴相配采取不同的补泻手法，对汗液会产生不同的调节作用。

（王桂玲）

第七节　中风案

一、医案

董某，女，74 岁，2011 年 11 月 21 日初诊。

主诉（家属代诉）：意识不清 20 天。

患者急性脑梗死 20 余天，经西医院对症救治后苏醒，为求系统诊治转来我院住院治疗。刻下症见：神志时清时糊，大小便失禁，左侧肢体瘫痪不收，左上肢肌张力稍高，面色晦垢，痰多，肢冷。舌质暗淡，苔白腻，脉沉缓。

此为中风中脏腑。证属痰湿蒙窍，肝肾不足。治宜豁痰开窍，滋益肝肾。

针方：醒脑开窍针针法和手足十二针针法加减。

先予细火针点刺四神聪，患侧手、足阳明经主穴及八邪穴，然后再毫针刺上述患侧主穴及本神、风池、天突、气海、关元、气穴、人中、内关、三阴交。其中本神、足三里、丰隆、三阴交取双侧，补法为主。

针刺 3 次后，患者神志清晰，大小便已知，仍尿频。针 10 次后，患肢已能活动，渐能搀扶下地行走数十米，元旦前出院回家服药锻炼。

二、分析

针灸治疗中风有特别的优势，在急性期即应及早介入，不仅可参与抢救，还可明显缩短病程。急性期运用火针，可发挥火针"以热引热"、散风祛邪的作用，还可用火针代替三棱针刺络放血，达到散瘀泻热的目的。恢复期运用火针可温通经络、解痉消肿。因此，在毫针的基础上加用火针可以明显地提高治疗中风的疗效。中风恢复期和后遗症期症状类似痿病，因此选穴也以阳明经穴为主，但不可"独取阳明"，因为取穴单调，易致穴位疲劳，疗效降低。当疗效降低时，就应该轮流取穴，不仅可选取肢体上的其他阳经穴，肢体阴经穴、督脉穴、背俞穴、腹部穴也可以适当选用。

患者为中脏腑痰湿蒙窍、肝肾不足，用火针点刺四神聪，毫针刺本神、人中、内关、风池有醒脑开窍的作用，足三里、三阴交、天突、丰隆有健脾化痰祛湿的作用，气海、关元、气穴、三阴交有补益肝肾的作用。本例辨证精当，微通与温通合用，故能取效迅速。

（杨光）

第八节　头痛案

一、医案

张某，女，54 岁，2011 年 7 月 5 日初诊。

主诉：头痛 30 年。

患者 30 年前因头部外伤后出现头痛，经对症治疗后好转，此后每因受凉或紧张疲劳后反复发作，少则 1 年数次，多则十几次，一般持续数天后逐渐缓解，近日头痛剧烈，以右侧为甚，痛及右眼，夜不能眠，服止痛药后稍有缓解。既往高血压病史。刻下症见：右侧剧烈头痛，痛如锥刺，目痛欲脱。舌紫暗或有瘀斑，苔薄黄腻，脉弦滑。

针方：中粗火针点刺阿是穴、四神聪、率谷、太阳、头维、风池、完骨、翳风。其中率谷穴处出血，待血自止，出血约 20 毫升。然后毫针泻法刺上述穴位，加刺丝竹空透率谷、大椎、外关、风市、丰隆、太冲。毫针点刺膈俞、血海，不留针，风市、丰隆加温针灸。留针半小时后起针，头痛基本消失。

次日再针一次，方法同上，出血少许，头痛完全消失。同年 8 月、10 月再犯头痛，同法治疗 1 次即止。

二、分析

头痛病因复杂，中医辨证要分清外感内伤、寒热虚实，针灸治疗还要根据病变部位来决定选穴。头痛病因辨证虽然复杂，但病机特点无非是经络不通，不通则痛。针灸治疗以疏通经络为主，而火针温通经络力量最强，寒热虚实皆宜，疗效较其他方法更为快捷。

头痛的取穴以阿是穴为主，火针点刺可直达病所，有邪则开门祛邪，无邪则温通经络，有即刻止痛的作用。百会穴是督脉与足厥阴肝经和多条阳经的交会穴，号称"三阳五会"，针灸此穴可疏通多条经脉。太阳是经外奇穴，与少阳经关系密切，风池是足少阳胆经穴，善于祛风通络，两者均是治疗头痛的常用穴。辨证配穴可治病求本，起到巩固即时疗效的作用；循经配穴可更好地疏通经络，有提高疗效的作用。诸穴相配，灵活运用微通、强通、温通等法，可治疗各类头痛疾病，有良好的即时和长期疗效。若多次治疗效果不佳，应及时查明原因，排除头颅占位性病变。

此外，头痛致病因素繁纷复杂，应查明病因，治疗原发疾病。对神经精神类因素引起的头痛，平时的精神调理、体育锻炼十分重要，要学会放松，保持心情愉快，避免不良情绪和紧张状态的积累，生活保持规律、戒烟限酒也有助于预防头痛。

本例患者，瘀血深伏，久病入络，一般针法不为所动，强通温通合用才能祛瘀通络，通则不痛，故取效迅速；再用微通法疏通其他经络，辨证调理，故能保持疗效。

（杨光）

第九节　眩晕案

一、医案

邢某，女，57岁，2011年10月12日初诊。

主诉：头重如裹1周。

患者1周前出现头晕、困重，无头痛，休息不能缓解，逐渐加重。刻下症见：头痛如裹，视物旋转，胸闷作恶，左颈肩疼痛不适，形体肥胖，苔白腻，脉弦滑。既往颈椎病、腰腿痛病史。

此为眩晕。证属痰浊上蒙、经络痹阻。治宜化痰醒神定眩。

针方：针刺以督脉、手足阳明经为主。

火针点刺四神聪、神庭、印堂，毫针刺中脘、丰隆、阴陵泉，左风池、肩井、肩髃、养老。

治疗3次后，头晕基本消失。

二、分析

中医认为，眩晕病变主要在肝，涉及肾和心脾，病理属性有风、痰、火之分，病理性质有虚实之别，各种病因病理在发病过程中常可兼夹为患。临床上肝阳上亢导致的眩晕较为多见，但与肝肾阴虚每有互为因果的关系。朱丹溪强调痰为眩晕的重要病理因素，有"无痰则不作眩"之说。张介宾鉴于久病时发的眩晕以虚证占多，提出了"无虚不能作眩"。这些都是经验之谈，可作临证参考。

　　针灸治疗眩晕强调虚实之辨。凡病程短，呈发作性，易因情志郁怒诱发，眩晕重，视物旋转，自身也转，伴有呕恶痰涎，外观体质偏于壮实者，常因肝阳上亢兼有痰浊所致，属于实证；如病程较长，反复或持续发展，多起于病后或产后，每因烦劳即易发作，头目昏晕但无旋转之感，并有全身性虚弱见症者，常因血虚或肾精不足所致，多属虚证。

　　火针治疗取穴以头顶部和头前部督脉穴为主，有通督醒神、直抵病所之效。四神聪位于颠顶，善于调神益脑，火针点刺出血可平肝息风。神庭为督脉与足太阳、足阳明经的交会穴，贺普仁教授善用此穴治疗各类眩晕病。印堂亦属督脉穴，有良好的安神定眩作用。本例患者辨证为痰浊上蒙、经络痹阻，因此加毫针刺中脘、丰隆、阴陵泉、左风池，有化痰定眩之功。该患者眩晕与颈椎病也有一定关系，而养老穴既能治疗颈椎病，又有定眩之力，故《百症赋》有云："目觉䀮䀮，急取养老、天柱。"

（杨光）

第十节　面瘫案

一、医案

　　赵某，女，50岁，2010年9月25日初诊。

　　主诉：周围性面瘫半月余。

　　患者半月前无明显诱因出现面部肌肉瘫痪，诊断为周围性面瘫，经中西医、针灸治疗无好转，遂来我院针灸。刻下症见：左侧面部肌肉瘫痪，额纹消失，眼裂变大，露睛，鼻唇沟变浅，口角下垂歪向右侧，病侧不能皱眉、蹙额、闭目、露齿、鼓颊，听觉过敏，情绪低落，神疲乏力，伴有颈肩痛、头晕、头痛、失眠等症。

　　此为面瘫。证属风寒痹阻经络。治宜祛风散寒，活络通痹。

　　针方：针刺以头面部手足阳明经、少阳经为主。

　　取穴：翳风、风池、地仓、丝竹空、印堂、百会、攒竹、四白、阳白、牵正、下关、颧髎、迎香、地仓、颊车、太阳、头维、合谷、后溪、三阴交、太冲。面部穴位每次轮流选4～6个细火针点刺，余穴毫针刺，轻刺激。后溪、足三里、三阴交温针灸。面部TDP照射，每次治疗30分钟，每周2～3次。

　　治疗1个月后，面瘫明显好转，但有时面部肌肉有轻微跳动，针灸改为每周1～2

次，火针点刺上述面部穴。再治疗1个月后，面瘫基本恢复正常，颈肩痛、头晕、头痛、失眠等症也有好转。

二、分析

《诸病源候论》云"风邪入于足阳明、手太阳之经，遇寒则筋急引颊，故使口喝僻，而目不能平视"，指出了感受风寒是引发面瘫最主要的病因，临床多见体虚或忧思劳倦后面部再感风寒导致面瘫；此外，也有感受风热、毒邪引起面瘫的，或情志不畅、气血瘀滞复感外邪导致面瘫的，还有外伤、肿瘤导致面瘫的。本病病因种种不一，宜详加辨别，对因施治。病机特点是经络瘀滞，但要分清寒热虚实，夹痰夹瘀的情况。病位上，本病与阳明经、手太阳经有较大关系，因此选穴重点在这两经上。

有的人认为面瘫初期不宜做针灸治疗，主要是看到了部分患者针刺后病情加重的现象，因而主张面瘫进入恢复期后再行针灸治疗；也有的针灸师看到面瘫初期患者症状呈进行性加重，怕过早治疗仍不能立即扭转这种加重的趋势，担心患者认为越针症状越重是由于医生的水平不行，因而主张干脆等面瘫到了恢复期后再行针灸治疗；还有一些人以为针灸只是一种康复方法，只适用于各种疾病恢复期的治疗。对于第一种情况，只要患侧面部不刺或少刺、轻刺，即可避免；对于第二种情况，只要做好患者的解释工作就可以了，大可不必因噎废食；对于第三种情况，应让人知道，针灸是一种激发人体本身抗病能力的方法，具有广泛的良性调整作用，可用于各种疾病的各个阶段。实践证明，对于周围性面瘫，针灸治疗越早，疗程越短，后遗症越少。

面瘫初期的调养很是重要，有三点要注意：一是休息，即首先要保证患者充足的休息，防止体劳、心劳、房劳；二是保暖，患部不能受凉，风寒天气外出要戴口罩；三是饮食，不能食辛辣刺激之物，忌烟酒。这三点做不好，将会严重影响治疗，延长疗程。这三点注意要贯彻整个面瘫治疗期间，尤以初期更为重要。

所谓顽固性面瘫，主要是指高位（损害平面在面神经管及以上部位）的面神经损害，及严重的面神经损害（同一面神经节段，面神经的损害也有轻重的不同）。从临床症状来判断，患侧面神经完全瘫痪，伴有严重的耳后疼痛、舌前2/3味觉减退、患眼干涩、听觉异常及眩晕的患者，可能是难治的面瘫，以上伴发症状越多越难治。从中医辨证来判断，风寒型面瘫易治，风热型面瘫次之，肝胆湿热、肝肾亏虚、气血不足、瘀血阻络等型均较难治。此外，面瘫早期的失治、误治、调养失当也可造成顽固性面瘫。年龄较大，体弱多病，伴有严重高血压、糖尿病的面瘫患者，治疗难度将加大，疗程会较长。

对于难治性面瘫，除了中药、针灸整体辨证调治外，火针疗法是最主要的治疗方法，此外可以用营养神经药进行穴位注射。对于有高血压、糖尿病等疾患的患者，要积极控制原发病。经上述处理，只要坚持治疗，发病半年以内来治疗的顽固性面瘫患者大都能逐步恢复正常。对于难治性面瘫，要实事求是地交代患者，疗程可能会很长，必须作好打持久战的心理准备，不能四处乱治，欲速则不达。本患者能坚持用火针治疗，故能取得预期的效果。

（杨光）

第十一节　三叉神经痛案

一、医案

郭某，男，75岁，2011年3月21日初诊。

主诉：左面部发作性掣痛10天。

患者10天前突发左面部阵发性掣痛，未予特殊治疗，为求针灸治疗前来就诊。刻下症见：左面部发作性疼痛，疼痛剧烈，坐卧不宁，难以进食、刷牙，面痛遇寒则甚，伴有鼻部疼痛，苔白，脉浮紧。检查疼痛部位为左侧面部2、3支神经分布区域。既往有三叉神经痛病史。

此为面痛。证属寒凝血瘀，不通则痛。治宜温阳散寒，通经止痛。

针方：针刺以头面部手三阳经为主。

选穴阿是穴、听宫、下关、翳风、四白、夹承浆毫针用泻法，面部TDP灯照射30分钟，合谷温针灸，治疗后疼痛即刻缓解。晚饭后疼痛再起，连针3次，疼痛稍有缓解。患者认为这次针灸不如几年前效果好，并且这次伴有鼻子疼痛。于是加用火针，针后效果明显，再诊主动要求火针治疗，治疗4次后疼痛基本缓解，但遗留有鼻子、上唇麻木不适，此后每1～2周针灸1次，不适感逐渐消失。

二、分析

面痛属于难治性疾病，在多种疗法中，火针是见效快、疗效相对较好的方法。本病的病机特点在于络脉阻滞，辨证要分清寒热，初病多实证，久病可虚实夹杂、气滞血瘀。

火针点刺阿是穴可直达病所，有很强的通络止痛作用，且作用时间较长。听宫是手太阳小肠经末穴，贺普仁教授善用此穴来疏通头面部的经络。下关是足阳明胃经穴，深部是三叉神经经过之处，深刺此穴可直接调整三叉神经的功能。三间是手阳明大肠经输穴，善治头面部痛症。配穴风池、合谷祛风散寒解表；曲池、外关清热祛风；内庭为足阳明胃经的荥穴，善清胃火；内关行气解郁，安神通脉；膈俞为血会，能活血止痛。头面部穴用火针治疗，效果强于普通毫针。若火针治疗效果不好，可能就需要外科手术治疗。

多种临近三叉神经的肿瘤亦可导致三叉神经痛，故对三叉神经痛应注意查明原因，积极治疗原发疾病。三叉神经痛的早期常被误诊为牙痛，故有些患者因痛去拔牙，但拔牙后疼痛照样发作，因此要注意本病的疼痛特点，避免误诊。

（杨光）

第十二节　失眠案

一、医案

马某，女，53 岁，2011 年 7 月 27 日初诊。

主诉：失眠 7 年余。

患者约 7 年前开始失眠，每晚需服安定 2 片，只能睡两三个小时。刻下症见：时有头痛，伴头晕眼花，神疲乏力，面色不华，心烦、心悸，下肢畏寒，足凉。舌淡舌尖稍红，苔薄，脉细。

此为失眠。证属心脾两虚，虚火上扰。治宜养阴清热，宁心安神。

针方：四神方加减。

刺法：取四神聪、神庭、本神、神门，火针点刺微微出血；毫针刺安眠、印堂、太阳、内关，刺入即可，不用手法；温针灸三阴交，毫针补足三里。每周针灸 4 次。

针 4 次后，患者失眠减轻，每晚睡四五个小时，头晕眼花明显减轻，未敢减安眠药；针 10 次后，每晚睡五六个小时，安定开始减量，其间时有反复，但睡眠较前明显改善；针 20 次后，完全停用安定，每晚睡五六个小时，其间时有反复；针 30 次后，睡眠基本正常，夜间醒后也能再次入睡，其他各种症状也明显减轻，每周针灸 1 次，巩固治疗并调理身体。

二、分析

中医认为失眠的病因病机主要有以下几点：情志内伤，思虑过度；饮食不节，脾胃失调；素体不强，病后体虚。如七情活动过于剧烈和持久可以造成脏腑气机紊乱，思虑过度可以损伤心脾，饮食过于辛辣油腻、饮用烈酒饮料过多等可以损伤脾胃，这些脏腑的损伤均可导致失眠。身体过于虚弱，气血不足，血不养神也是导致失眠的一种原因。

需要指出的是，一些不良情绪，可能跟外界刺激关系不大，而是与人体脏腑失调有关，如《黄帝内经》上说的"肝气虚则恐，实则怒""心气虚则悲"等，这些不良情绪所导致的失眠也是要通过调整脏腑功能来治疗的。

治疗失眠以调整阴阳和调理脾胃功能最为关键。四神聪、安眠是经外奇穴，为安神要穴，火针点刺四神聪出血可泻火潜阳，是治标之法。神门是手少阴心经的原穴，可养心安神。三阴交为肝、脾、肾三经的交会穴，可调理三脏功能，并有滋阴潜阳的作用，火针点刺或温灸该穴有引火归原的作用。其他穴位均据证而配，有治本的作用，标本兼治才能取得较好的效果。从临床实践来看，治疗失眠配合火针、艾灸和放血较单纯毫针刺效果要好，尤其对顽固性失眠，往往需要多种针灸方法配合使用才有较好的效果。针灸疗法使用得当，效果明显优于中药方法，西药虽然也有较快的疗效，但易依赖成瘾，长期服用对人体有害。本例患者就是火针、艾灸和点刺放血合用，用温针灸三阴交来引火归原，用火针点刺四神聪、神庭、本神微微出血来泻上亢之虚阳，坚持治疗，逐步取得了满意的疗效。

（杨光）

第十三节　咳嗽案

一、医案

张某，女，51 岁，2002 年 11 月 26 日初诊。

主诉：咳嗽 2 个月余。

患者 2 个月前无明显诱因出现咳嗽，曾服七八种中西药物，均无明显效果。患者因久咳声音嘶哑，胸痛，但胸片提示除支气管稍粗糙外无其他异常，血象正常。患者夜间咳甚影响睡眠，十分痛苦。刻下症见：干咳少痰，咳痰不爽，夜间咳盛，难以入眠，咽干口燥。舌尖稍红，苔薄黄少津，脉细数。

此为咳嗽。证属燥邪伤肺。治宜宣肺化痰，润燥止咳。

针方：火针点刺天突，配毫针刺尺泽、鱼际。

1 次治疗后咳嗽大减，3 次痊愈。

二、分析

咳嗽是肺系疾病的主要症状之一，是人体驱邪外达的一种表现，治疗不可单纯地见咳止咳，必须按照不同的病因分别处理。咳嗽有外感、内伤两类。外感为六淫犯肺，内伤为脏腑功能失调，而导致肺失宣肃，肺气上逆，发为咳嗽。外感新病，多属邪实，治应祛邪利肺；内伤久病，属于邪实正虚者，应祛邪止咳，兼以扶正，属于正虚者应补肺养正。火针有邪则祛邪，无邪则扶正，虚实皆利，是治疗咳嗽的有力武器。

天突属任脉，是化痰止咳的要穴。火针点刺天突效果卓著，无论寒热虚实，均可运用，是咳嗽治标的要穴。肺俞具有宣肺止咳、化痰定喘之功，可治疗各类肺系病症，对脏腑功能失调所致的咳嗽尤为适宜。列缺是手太阴肺经的络穴，通任脉，是治疗咽喉、肺病的要穴。合谷是手阳明大肠经的原穴，手阳明大肠经与手太阴肺经相表里，原络穴相配，可改善肺系功能。其他腧穴可据症而配，以提高疗效。本例患者除了用火针点刺天突外，仅用尺泽去肺热，鱼际生津利咽，取效迅速，药物治疗相形见绌。

（杨光）

第十四节　哮喘案

一、医案

陈某，女，41 岁，2014 年 10 月 6 日初诊。

主诉：喉中哮鸣有声 21 年。

患者约 20 岁时，春季出现喘憋气短，经多种方法治疗未愈，以后每逢春季及秋季冷热变化时，喘憋加重，且喉中有声，痰多，发作前有胸闷、鼻塞流涕等先兆，哮喘终日不休，需用氨茶碱药物注射方能止喘，待夏季气候变热时哮喘方止。刻下症见：喘憋而哮，呼吸急促，张口抬肩，喉中痰鸣，痰不多，时有白沫吐出，痛苦面容，汗多，口干，饮食尚可，二便调。舌苔薄白，脉沉细。

此为哮喘。证属肺气不足。治宜温补肺气。

针方：肺俞穴火针点刺。

刺法：用中等粗细火针，点刺肺俞，每日 1 次。

3 次后患者自觉喘憋、喉中痰鸣好转。7 次后喘憋基本消失，听诊哮鸣音减轻。10 次后哮鸣音基本消失，再巩固治疗数次。

二、分析

哮喘病总属邪实正虚之病。一般新病多实，发时邪实；久病多虚，平时正虚。张景岳谓"实喘者，气长而有余。虚喘者，气短而不续。实喘者，胸胀气粗，声高息涌，膨膨然若不能容，惟呼出为快也。虚喘者，慌张气怯，声低息短，惶惶然若气欲断，提之若不能升，吞之若不相及，劳动则甚，而惟急促似喘，但得引长一息为快也"，并谓"未发时以扶正气为主，既发时以攻邪气为主。扶正气者，须辨阴阳，阴虚者补其阴，阳虚者补其阳。攻邪气须分微甚，或散其风，或温其寒，或清其痰火。然发久者，气无不虚……当惓惓以元气为念，必使元气渐充，庶可望其渐愈"。这些理论可作为针灸辨证论治的参考。

火针治疗哮喘有邪则祛邪，无邪则扶正助阳、温通经络，较毫针有更强的治疗作用。现代研究表明：火针可以改善哮喘患者的肺功能，降低外周血清 IgE 的含量，具有抗炎、平喘、抗过敏的作用。天突位于咽喉要冲部位，属任脉穴，善于顺气化痰平喘；定喘为治喘经验穴，位于督脉大椎穴旁；肺俞是肺经背俞穴，善于调整肺脏功能，有散邪平喘的作用。天突、定喘、肺俞均为治疗哮喘的要穴，故定为主穴。辨证加穴可进一步提高疗效。本患者辨证为肺气不足，仅点刺肺俞一穴就取得了明显的效果，可见火针刺肺俞能温补肺气，气壮则哮鸣自消。

（杨光）

第十五节　胃痛案

一、医案

张某，女，52岁，2015年5月6日初诊。

主诉：胃脘痛10余年。

患者10余年前出现胃痛，经胃镜检查诊断为浅表性萎缩性胃炎，常服多种中西药物无明显效果。刻下症见：胃痛绵绵，胃中似有冰块，稍食凉则胃痛加重，泛吐清水，甚则呕吐，神倦乏力，手足不温。舌质淡暗，脉沉细弱。

此为胃痛。证属脾胃虚寒证。治宜温补脾胃。

针方：引气归元针法加减。

取穴：中脘、上脘、下脘、关元、内关、足三里。

刺法：以细火针点刺中脘3下，深约3分，上脘、下脘、关元各2下，然后用TDP灯照射胃脘部，毫针刺内关、足三里。

连续治疗3次后胃痛、胃寒感明显减轻，但食半个以上常温的苹果即感胃痛。继用毫针法治疗10余次，诸症大减，精神振奋，每天已经能食一个苹果和其他水果少许，饮食基本正常。

二、分析

虽然引起胃痛的原因很多，病机变化也有多种，但其共同点有二：一是其痛为经脉气血郁滞，运行不畅所致；二是其疼痛部位均在胃脘部，部位明确。许多胃痛与厥阴肝木联系密切，肝主疏泄，喜条达，若情志不畅，肝失疏泄，则易致胃脘疼痛。因此治疗胃痛，应以通其经脉、调其气血为主要指导思想。

以中脘、内关为主穴，治疗胃痛常能取效。中脘是胃之募穴，火针点刺能直达病所，迅速温通经脉，较毫针刺有更强的效果。内关为手厥阴心包的络穴，络于少阳三焦，少阳为气机之枢纽，故内关可舒调心气，并助肝之疏泄，用之可调畅气机、和胃止痛。实证可加胃经郄穴梁丘，虚证可加胃经合穴足三里等。本例患者胃寒较盛，故中脘、上脘、下脘并用，再加关元，火针点刺以温胃散寒、温肾固元，取得了较好的疗效。

以火针为主治疗胃痛有较好的临床效果，特别适合于寒证、久病痼疾，但腹部用火针治疗要注意医疗安全。患者平素要饮食清淡，禁忌烟酒和辛辣刺激性食物，生活要规律，注意劳逸结合，保持轻松、乐观的情绪。本病宜及早做胃镜检查以明确诊断，要注意排除恶性肿瘤和临近脏器的疾病。

（杨光）

第十六节　风湿性关节炎案

一、医案

钱某，女，54 岁，2011 年 10 月 11 日初诊。

主诉：肢体关节疼痛数年，加重 3 个月。

患者数年前诊断为风湿性关节炎，反复发作，3 个月前无明显诱因加重，为求系统治疗前来就诊。刻下症见：肢体关节疼痛较剧，遇寒加重，得热痛减，昼轻夜重，以右腕关节和左髋关节疼痛为著，关节屈伸不利，痛处不红不肿。面黄无华，形体消瘦，饮食无味，心悸自汗，头晕乏力。舌质淡暗，有瘀斑，苔薄白，脉细弦紧。红细胞沉降率（简称血沉）42mm/h，抗链球菌溶血素 O 600U/mL，类风湿因子阴性。

此为痹症。证属气血亏虚，寒邪瘀血闭阻经脉。治宜温经散寒，扶正祛邪。

针方：火针点刺右外关、阳池、合谷、左居髎、命门、肝俞、脾俞、肾俞、腰椎夹脊穴，肩髃、曲池、阳溪、阳谷、气海、关元、风市、阳陵泉、足三里、内外膝眼、解溪、太冲毫针刺，补法为主，其中风市、足三里加温针灸。每周治疗 3 次。

2 周后疼痛大减，时有窜痛，再加火针点刺血海、八邪、八风。3 次后已无明显疼痛，改为每周 1 次巩固治疗。

二、分析

火针最早的适应证即为痹症，《黄帝内经》曰"焠刺者，刺燔针则取痹也"，指用火针治疗风寒湿邪引起的痹症。贺普仁教授在火针治疗上不断突破，热痹也常用火针治疗，并取得了较好的临床疗效。

火针具有增强人体阳气，激发经气，调节脏腑功能，使经络通、气血行的功能，故临床用于治疗尪痹顽疾，疗效显著，复发率低。火针针刺阿是穴，直达病所，以其温热之力，散寒祛风，行瘀去湿，使局部血脉通行，经筋得舒。夹脊穴毗邻督脉，以火针刺之可激发阳气，疏通相关经脉。局部取穴和辨证取穴结合相得益彰。现代研究也证明：火针治疗后病变部位温度明显升高，可改善局部微循环，调节全身免疫功能，并由此阻止病情发展，改善和消除症状。本例患者广泛运用火针点刺，配合毫针微通经络、补气益肾，温针风市祛风通络，温针足三里补益气血，火针点刺血海、八邪、八风活血祛风通络，效果明显。此病易反复，故需巩固治疗。

有些风湿性关节炎是在患了扁桃体炎、咽喉炎、鼻窦炎、慢性胆囊炎、龋齿等感染性疾病之后而发病的。这是由于人体对这些感染的病原体发生了免疫反应而引发的，因此预防感染和消除体内的感染病灶是很重要的。平时要加强锻炼，增强身体素质，避免风寒湿邪侵袭，注意劳逸结合，饮食有节、起居有常，保持乐观的心理状态，做好这些，有助于防治痹症。

（杨光）

第十七节　落枕案

一、医案

陈某，女，35 岁，家庭主妇，2019 年 12 月 1 日初诊。

主诉：右侧颈项疼痛、活动受限 3 天。

患者 3 天前因受寒后出现右侧颈项疼痛，活动受限，伴右手指麻、肩关节疼痛、梳头困难，疼痛影响睡眠。患者既往有颈椎病、肩周炎病史，自行在家拔罐，疼痛无缓解，为求系统诊治，遂来谋求针灸治疗。刻下症见：体偏胖，表情痛苦，右侧颈项疼痛，活动受限，伴右手指麻、肩关节疼痛、梳头困难，睡眠差，仅睡 2～3 小时，纳少，腹胀，疲乏，怕冷，大便偏干，小便正常。右侧颈肩肌肉痉挛，风池、颈夹脊、肩井穴压痛明显。舌暗红，舌体胖大有齿痕，苔薄白微腻，脉象弦细而紧。

此为落枕。证属肺脾气虚，寒湿痹阻。治宜散寒除痹，健脾祛湿。

针方：孔雀开屏针法和手足十二针针法加减。

取穴：翳风、完骨、风池、风府、颈夹脊、肩井、肩髃、肩髎、肩贞、天宗、合谷、曲池、内关、足三里、三阴交、太冲。

刺法：肩井穴、大椎穴神灯热疗，每日 1 次，1 次 30 分钟，平补平泻法；颈肩背部拔罐走罐：颈肩背部督脉、膀胱经风府至至阳，颈夹脊、风门至膈俞，风池至肩井、天宗穴刮痧、拔罐、走罐 15 分钟。

治疗 1 次后颈部疼痛明显减轻，活动改善，连续治疗 3 次后明显好转。

中药：葛根汤、补中益气汤合酸枣仁汤加减。

葛根 30g，白芍 10g，桂枝 10g，升麻 10g，黄芪 20g，生白术 15g，防风 6g，荆芥 6g，紫苏 10g，羌活 6g，陈皮 10g，柴胡 6g，川芎 10g，酸枣仁 20g，茯神 10g，炙甘草 6g。7 剂，水煎服，日 1 剂，早晚分服。

嘱其注意防寒保暖，调畅情志，练习颈部"米"字操、八段锦等柔和运动以锻炼颈肩部肌肉，针药并用调养 3 个月诸症悉除，随访未再复发。

二、分析

落枕病，多为受寒后导致局部组织水肿、痉挛，疼痛且活动受限，属于标急，其病因乃肺脾气虚、痰湿阻滞经脉导致颈肩部肌肉劳损、粘连，故治宜标本兼治，针药并用。遵贺老温通法，以局部针刺、刮痧、拔罐、走罐、神灯热疗以温通其经络，配合中药汤剂以舒筋解表、温阳通络，内治外调，使阳气来复，湿痹得解，故诸症悉除。其中后项部翳风、完骨、风池、风府针刺后犹如孔雀开屏，故名孔雀开屏针法，对颈项部疼痛、脑血管病具有很好的治疗效果；双上肢合谷、曲池、内关，双下肢足三里、三阴交、太冲，共 12 穴，故称为手足十二针，有行气活血、疏通经络之功。

（刘海华）

第十八节　更年期综合征案

一、医案

方某，女，47 岁，干部，2018 年 2 月 1 日初诊。

主诉：闭经 2 年余。

患者 2015 年 12 月出现闭经，伴烘热汗出、睡眠差，每晚睡眠 3 小时，就诊于北京妇产医院。查性激素六项：促卵泡素（FSH）14.72U/L，促黄体素（LH）9.89U/L，雌二醇（E_2）66.92pg/L。诊断为更年期综合征。应用激素治疗半年后仍有阵发性烘热汗出，每天 8～10 次，失眠，每晚睡 3 小时，对睡眠有焦虑恐惧心理，伴腰腿疼、项背部发紧疼痛、口干、眼干、情绪急躁、黄褐斑等症状，症状持续加重。2016 年 6 月复查激素六项：FSH 19.95U/L，LH 18.6U/L，E_2 146.96pg/L。此后因乳腺结节停用激素治疗后，上述症状加重，就诊于当地医院口服中药汤剂及针刺治疗 1 年余，症状稍有改善，但仍时有烘热汗出，每日 5～8 次，失眠，每晚睡 3～4 小时，白天疲乏没精神，闭经，食欲一般。复查性激素六项：FSH 62.37U/L，LH 38.32U/L，E_2 13.8pg/L。妇科超声：子宫萎缩，宫体大小 3.4cm×3.6cm×2.7cm，内膜厚 0.3cm。为寻求针灸治疗来诊。刻下症见：闭经，阵发性烘热汗出，每天 8～10 次，失眠，入睡困难，早醒多梦，每晚睡 3 小时，疲乏，身体困倦发沉，项背部及腰腿酸疼，食欲一般，口干，脾气急躁。舌暗红，舌体胖大有齿痕，苔少，中根微腻，肺脉浮细紧，心脉浮细微数，脾脉弦细濡，肝脉弦滑，肾脉沉大。

此为更年期综合征。证属心肾不交，肝肾阴虚火旺夹肺寒、脾湿。治宜滋阴降火，散寒除湿，交通心肾。

针方：引气归元针法和手足十二针针法加减。

取穴：风池、安眠穴、心俞、肝俞、肾俞、气海、中脘、关元、合谷、曲池、内关、足三里、三阴交、太溪。

刺法：首先，患者取俯卧位，充分暴露后背，在颈项、肩背腰部督脉、膀胱经上刮痧，平补平泻，每条线刮痧 20 次左右；然后在后背督脉、膀胱经上走罐，在心俞、肝俞、脾俞、肾俞穴点刺放血拔罐；最后平躺针刺治疗，同时采用艾条悬灸神阙穴 30 分钟。

治疗 1 次后项背部疼痛明显减轻，身体自觉明显轻松。

中药：柴胡桂枝汤、交泰丸、玉屏风汤、补中益气汤合酸枣仁汤加减。

黄芪 30g，生白术 15g，防风 6g，葛根 30g，当归 10g，陈皮 10g，党参 10g，升麻 6g，柴胡 6g，黄芩 6g，桂枝 10g，白芍 10g，黄连 6g，肉桂 3g，酸枣仁 20g，川芎 10g，茯神 10g，炙甘草 6g。7 剂，水煎服，日 1 剂，早晚分服。

嘱其傍晚调暗灯光，听轻音乐，白天活动不睡午觉，适当散步，调畅情志，低盐低脂饮食，七分饱，防寒保暖，预防感冒。针药并用调养 3 个月后，烘热汗出、失眠、颈项及腰腿疼痛、疲乏等诸症消失，面部黄褐斑变浅，情绪开朗。2018 年 5 月复查性激素六项：FSH 43.88U/L，LH 26.77U/L，E_2 80pg/L。妇科超声：子宫大小如常，内膜厚

0.4cm。后继续巩固半年未再复发。

二、分析

更年期综合征，又称围绝经期综合征，是指妇女绝经前后出现性激素波动或减少所致的一系列躯体及精神心理症状。临床以月经紊乱或闭经、潮热汗出、失眠多梦、情绪容易激动、焦虑易怒为主要表现。中医辨证多为心肾不交，可兼有肺寒、脾湿、血瘀等，故治宜标本兼治，针药并用。引气归元针方由中脘、下脘、气海、关元组成，有健脾补肾、引气归元之功效，故得名。遵贺老三通理论，该患者病症顽固，故以针刺、刮痧、拔罐、走罐以通其经络治标，艾灸神阙穴温通阳气以治本，再配合中药汤剂以交通心肾、健脾祛湿、益气活血，内治外调，使阴阳各安其位，故诸症悉除。

（刘海华）

第十九节　老年癔症性失语案

一、医案

李某，女，81岁，退休，2019年1月9日初诊。

主诉：失语4天。

患者4天前在呼吸科住院期间因隔壁床患者死亡，受惊吓后突发言语不能，呼之不应，刺激能睁眼，四肢能动，疼痛刺激时能发出"哎呦"声，进食少，无明显吞咽困难及饮水呛咳症状。行头颅CT及头颅核磁：腔隙性脑梗死，未见明确新发病灶。精神心理科会诊考虑：癔症性失语待除外，目前所有检查化验未发现有其他疾病能够解释，建议心理暗示治疗以除外癔症的可能，必要时可请针灸科会诊。给予心理暗示治疗患者仍不语，为寻求针灸治疗来诊。刻下症见：患者沉默不语，卧床，嗜睡状态，不睁眼，呼之不应。查体：沉默不语，呼之无反应，不睁眼，疼痛刺激有痛苦表情，疼痛刺激偶能睁眼，双侧瞳孔等大等圆，对光发射存在，四肢肌力、肌张力查体不合作，病理征未引出。舌暗红，苔少有裂纹，脉弦细数。

此为郁证（癔病）。证属脾虚肝旺，心肾不交，神不导气，气机逆乱。治宜醒脑开窍，交通心肾，疏肝行气。

针方：醒脑开窍针法和手足十二针针法加减。

取穴：人中、内关、三阴交、百会、廉泉、夹廉泉、合谷、太冲、足三里、太溪。

刺法：先刺双侧内关，直刺 0.5 寸，施提插、捻转泻法，施术 1 分钟，以眼睛湿润或微微出眼泪为度；针刺人中穴，向鼻中隔斜刺 0.3 ～ 0.5 寸，手指随即将针顺时针单向捻转 180 ～ 360°，然后拇、食两指紧持针体，利用腕力对准鼻中隔根部轻柔、快速提插 5 ～ 8 下，雀啄手法，以眼睛湿润或微微出眼泪为度；右手持针在胫骨内侧后缘与皮肤呈 45°角进针 13mm 左右，采用提插补法 5 ～ 8 次，针刺得气患肢会突然抽动、抬起，以抽动 3 次为度。廉泉穴予合谷刺，百会斜刺 0.5 寸，合谷、太冲予平补平泻法，足三里、太溪用补法。第一针针刺内关穴时患者有疼痛反射，但未发声，针刺人中穴时患者发出"哎呦"一声醒来，嘱患者放松心态，告知针刺的好处，全部针刺结束后，嘱患者蠕动舌头舔上腭，待唾液满口后做吞咽动作，患者重复吞咽唾沫 3 次后，询问患者感受，患者说"好点了"，拔针后患者立即能简单言语交流。

第二天继续针刺 1 次，随访 1 个月未再复发。

中药：柴胡桂枝汤、逍遥丸合补中益气汤加减。

柴胡 6g，黄芩 6g，桂枝 10g，白芍 10g，黄芪 30g，生白术 15g，石菖蒲 10g，远志 10g，当归 10g，陈皮 10g，党参 10g，川芎 10g，茯神 10g，郁金 10g，砂仁 6g，炙甘草 6g。7 剂，水煎服，日 1 剂，早晚分服。

针药并用调养 20 天后，患者好转出院，嘱其家人多关心、陪伴、交流，放松心情，听轻音乐转移注意力，七分饱，适当活动。

二、分析

癔症性失语，也称假性失音症、精神性失语或功能性失语症，其临床表现为不用语言而用书写或手势与人交流，且想说话但发不出声音，或发出嘶哑的、含糊的声音，其精神表现、构音细弱模糊等表现与机体器官的检查体征相分离，是一种由于明显的心理因素导致的以运动和感觉功能障碍为主要表现的发声障碍，若长时间得不到治疗，亦可因喉肌废用性萎缩致器官的功能丧失。本案遵贺老的三通针法，取穴用心包经的络穴内关，配合人中以开窍醒神；三阴交疏肝健脾补肾；廉泉因其位于舌根、咽喉附近，有利舌机、开关窍、祛风痰、和气血的作用。合谷、太冲配伍，又称"开四关"。合谷为手阳明大肠经原穴，具有行气开窍、祛风解痉之功；太冲为足厥阴肝经原穴，具有活血调肝、通经活络之功。两穴常配伍使用，具有行气活血、疏肝解郁、调畅气机的作用，是治疗精神、神经系统疾病的要穴。百会升阳，足三里健脾补气，太溪补肾填精。诸穴配伍共奏调神顺气、疏肝健脾补肾、醒脑开窍解语之功，故能一次见效。

（刘海华）

第二十节　多囊卵巢综合征案

一、医案

王某，女，33岁，城镇职工，2017年2月1日初诊。

主诉：不孕3年余。

患者2014年2月结婚后因不孕就诊于当地医院，查妇科超声提示多囊卵巢，诊断为多囊卵巢综合征，予促排卵、抗胰岛素抵抗等对症治疗3年余，仍未怀孕，为求针灸治疗来诊。刻下症见：月经不调，闭经，形体肥胖，痤疮，多毛，时有潮热汗出，失眠，入睡困难，多梦，身体困倦发沉，项背部发紧，食欲可，脾气易急。舌暗红，舌体胖大有齿痕，苔白腻微黄，脉弦滑。

此为多囊卵巢综合征。证属脾虚痰湿，夹肝肾虚火。治宜健脾祛湿，养阴清热。

针方：引气归元针法和手足十二针针法加减。

取穴：百会、神庭、本神、风池、安眠穴、脾俞、肾俞、次髎、气海、中脘、天枢、关元、子宫、合谷、太冲、内关、足三里、三阴交、太溪、照海。

刺法：首先，患者取俯卧位，充分暴露腰背部，在腰背部督脉、膀胱经上刮痧，平补平泻，每条线刮痧20次左右；然后在腰背部督脉、膀胱经上拔罐、走罐，在腹部气海、关元、子宫穴或者腰骶部肾俞、次髎穴附近寻找热敏点进行热敏灸30分钟左右；最后平躺针刺，神灯艾灸肚脐眼神阙穴，留针30分钟。

中药：黄连温胆汤、柴胡桂枝汤、四物汤合交泰丸加减。

竹茹10g，枳实6g，法半夏9g，陈皮10g，柴胡6g，黄芩6g，桂枝10g，白芍10g，黄芪30g，苍术15g，黄连6g，肉桂3g，生地黄10g，当归10g，川芎10g，党参10g，茯神10g，葛根30g，益母草30g，炙甘草6g。7剂，水煎服，日1剂，早晚分服。

嘱其适当运动，锻炼身体，控制饮食，七分饱，减轻体重，调畅情志，防寒保暖，预防感冒，自我监测基础体温，用药调理期间避孕，针药并用调养6个月后体重由75kg

降至 65kg，月经能正常来潮，潮热汗出、失眠多梦等症状明显缓解。停止治疗半年后随访已怀孕。

二、分析

多囊卵巢综合征，是一种以长期不排卵或者稀发排卵、卵巢多发性增大、高雄激素血症为基本特征的临床综合征，临床以不排卵、不孕、月经失调和肥胖、多毛、痤疮为主要临床表现。中医辨证多为脾虚痰湿夹肝肾虚火为主的一类寒热虚实夹杂的病症，病情比较顽固，故治宜标本兼治，针药并用，综合治疗，方能取效。遵贺老温通理论，以针刺、刮痧、拔罐、走罐微通其经络治标，在小腹部关元、子宫穴或腰骶部次髎穴附近寻找热敏点进行热敏灸以温阳通络治本，再配合中药汤剂以健脾化痰、养血清热，内治外调综合治疗半年，方能取效。

（刘海华）

第二十一节　强直性脊柱炎案

一、医案

刘某，男，29 岁，公司职员，2013 年 2 月 25 日初诊。

主诉：项背、腰骶部酸痛 7 年。

患者 7 年前无明显诱因出现腰骶部酸痛，自行口服消炎止痛药治疗未见好转，且逐渐出现晨僵、活动受限。2008 年 4 月，患者就诊于北大人民医院，查 X 线：腰椎部分见竹节状骨桥形成，符合强直性脊柱炎改变。人白细胞抗原（HLA-B27）阳性、血沉增高、C 反应蛋白增高。诊断为强直性脊柱炎。为求针灸治疗来诊。刻下症见：项背、腰骶部疼痛，两髋关节时有疼痛，疼痛放射到臀部和大腿，压痛明显，遇冷加重，得热痛减，活动后好转，夜间背痛。颈部、腰部活动受限，晨僵持续 30 分钟。查体：中度驼背畸形，颈部右转、前屈受限，腰部前屈受限。Bath 强直性脊柱炎疾病活动性指数（BASDAI）5.10，提示病情活动；Bath 强直性脊柱炎功能指数（BASFI）67；Schober 试验 2cm；枕壁距 10cm；双 "4" 字试验阳性。舌暗红，舌体瘦，苔少中根部腻微黄，脉弦细数。

此为强直性脊柱炎。证属肝肾虚火旺夹脾湿。治宜补益肝肾，清热利湿，活血化瘀。

针方：盘龙针针法加减。

取穴：四神聪、百会、风池、颈夹脊（双）、华佗夹脊穴（左右交替取穴）、肾俞、三焦俞、次髎、阿是穴、秩边、承扶、环跳、昆仑、太溪。

刺法：针刺用平补平泻法；接电针，连续波；针柄上接艾炷并点燃，每次温针灸 2 次。留针 20 分钟，起针后背部督脉及两侧膀胱经刮痧、拔罐、走罐，一周 3 次。

中药：独活寄生汤合黄连温胆汤加减。

羌活 6g，独活 6g，桑寄生 10g，生地黄 30g，荆芥 10g，防风 6g，茯苓 10g，当归 10g，川芎 10g，赤芍 10g，黄连 6g，肉桂 3g，竹茹 10g，枳实 6g，法半夏 9g，陈皮 10g，薏苡仁 30g，黄芪 30g，炙甘草 6g。7 剂，水煎服，日 1 剂，早晚分服。

连续治疗 2 个月后，患者疼痛明显减轻，晨僵减少至 5 分钟，功能活动明显改善，Schober 试验 5cm，枕壁距缩小到 4cm，双"4"字试验转阴性。患者 Bath 强直性脊柱炎 BASDAI 2.5，提示症状明显改善，病情稳定。Bath 强直性脊柱炎 BASFI 37，提示功能活动明显恢复。

二、分析

强直性脊柱炎是一种主要累及中轴骨骼的慢性炎症性疾病，以骶髂关节炎为标志性特征，临床以腰背部疼痛、晨僵、关节活动受限为主要临床表现。中医认为其病因病机是由于先天阳气不足，素体虚弱，肝肾精血亏虚，督脉失养，风寒湿诸邪乘虚而入，深侵肾督，气血凝滞，导致筋骨失养，发为本病。其病性为本虚标实，肾督阳气亏虚为本，风寒湿邪为标。故治则以温煦督阳，活血通络。遵贺老温通理论，以项背、腰骶部华佗夹脊穴温针灸治疗为主，施术时烟雾缭绕，犹如盘龙，故名盘龙针法；然后配合督脉膀胱经、华佗夹脊穴的刮痧、拔罐、走罐及中药汤剂治以补益肝肾、清热利湿，综合治疗 2 个月后取得满意效果。

（刘海华）

第二十二节 弱精证案

一、医案

James，男，35岁，2020年12月15日初诊。

主诉：精子活力低2年。

患者意大利籍，2014年结婚，婚后半年开始备孕，至2018年仍未成功受孕。当时夫妻二人在新加坡工作，其妻子于当地进行各项检查后未发现异常；患者精液检查结果为精子活率低、活力低，遂给予复合维生素口服。2019年底夫妻二人来到中国工作，至就诊时，其妻子仍未受孕。刻下症见：脱发，无其他不适，酷爱足球运动。脉浮大，舌质淡红，苔薄白。

此为劳力过度，肾经耗伤之弱精证。治宜补肾填精。

针方：平刺百会、印堂，斜刺合谷、太冲，直刺三阴交、太溪，每次留针30分钟。同时于关元、气海温针灸3壮。每周1次，共计16周。疗程结束后，进行精液复查，精子成活率及活力均达到正常标准。

后随诊，其妻子在2021年6月自然受孕。

二、分析

患者平素体健，无烟酒嗜好，酷爱运动，每周至少两场足球运动，体能消耗甚大。"脾主四肢肌肉"，"脾为后天之本，肾为先天之本"，四肢肌肉消耗过度，必然伤及脾脏。先天之本与后天之本相互滋养，互为根基，脾脏虚损，必然导致肾精亏虚。纵使未见他症，但精子耗伤已然显现。

本病治疗以肾经入手，补肾填精，提升阳气。重点取穴关元、气海，二穴为任脉穴，以贺氏三通法之温通法施术于二穴，采用温针灸，提振肾阳，温补肾精。百会、印堂为督脉穴，具有升阳之功，引导小周天气机循行。合谷、太冲为四关穴，二穴为生命关口，一气一血、一阴一阳、一升一降，相互协调，主导一身气机运行。三阴交与太溪穴常配用，以补肾填精。

（汪楠）

第二十三节　神经性耳鸣案

一、医案

刘某，女，46 岁，2018 年 3 月 10 日初诊。

主诉：耳鸣 3 个月。

3 个月前患者无明显诱因出现耳鸣，声音为高调音，入夜尤甚，影响睡眠，就诊于某三甲医院耳鼻喉科，诊断为神经性耳鸣，给予维生素 B_6 及甲钴胺口服，服用 2 个月余，症状未见减轻。刻下症见：潮热盗汗，月经不调，鼻塞，鼻音重，情绪焦虑，易生气。双脉弦涩，舌质淡红，薄黄苔。既往有甲状腺结节、过敏性鼻炎病史。

此证为肝肾阴虚，阳失潜藏，亢逆于上。治宜滋养肝肾，平肝潜阳。

针方：艾灸肾俞，直刺听会、耳门、阳池、足临泣、足三里、听宫、翳风、金门、涌泉、太冲。先俯卧位温灸肾俞穴 20 分钟；再仰卧位针刺，进针后施以平补平泻手法，留针 30 分钟。每周一、三、五治疗。

经第 1 次治疗后耳鸣音量减小，接下来每次治疗后症状均有所缓解，至第 2 周末症状已稳定，耳鸣仅偶发，第 3 周巩固治疗结束后，症状未在出现，疗程结束。随访半年，未复发。

二、分析

《黄帝内经》云：女子"七七，任脉虚，太冲脉衰少，天癸竭，地道不通，故形坏而无子也"。女性在 49 岁上下，任脉、冲脉亏虚，先天生殖之精衰竭。这个时期被称为更年期，常表现为月经不调、情绪不稳定。本患者之原因是肝肾阴虚不足，故而阳亢，阳气上扰清窍，因此耳鸣不绝。

治疗方面，肾俞为肾之背俞穴，以贺氏三通法之温通法施术于该穴，采用艾灸温补之，即可调补先天肾脏亏虚不足，又可引上亢之虚火归于本源，可谓事半功倍之法。涌泉为肾经井穴，太冲为肝经输穴、原穴，二穴合用，互为呼应，可滋水涵木，平抑肝阳。手少阳经、足少阳经与手太阳经均入耳中，耳鸣出现后，此三经气化必定发生变化，故取手少阳三焦经之耳门、阳池、翳风，足少阳胆经之足临泣、听会，手太阳小肠经之听宫，通清窍，恢复三经气化循行。"足太阳之脉……从巅至耳上角""足阳明之脉……上耳前"，足太阳经及足阳明经亦与耳部相关，故同时取用足阳明经足三里、足太阳经金门以辅助。进行局部、邻部、远部配穴施治，可使局部刺激与反射刺激相结合，收到满意疗效。

（汪楠）

第二十四节　鼻渊案

一、医案

徐某，男，65 岁，2017 年 5 月 26 日初诊。

主诉：反复打喷嚏，流鼻涕 10 年。

10 年前，患者因受寒后出现打喷嚏、流清水样鼻涕，自行口服主治感冒的中西药物，症状似减非减，持续 20 余日后缓解，之后每当秋冬之交，便再次复发。曾就诊于当地医院，诊断为过敏性鼻炎，起初服用氯雷他定等抗组胺药有效。近 2 年来，症状发作频次逐渐增多，不仅秋冬交替时发作，夏季进入空调房间亦发作，闻到炒菜油烟亦发作，再次口服抗组胺药无法控制症状，甚为苦恼来诊。刻下症见：打喷嚏，流清鼻涕，纳眠一般，二便平。舌暗苔薄白，脉浮弦紧。

此证为风邪袭表，肺气失宣。治宜宣肺解表。

针方：针刺合谷、迎香、上星、通天，火针点刺风池及膀胱经背俞穴。先仰卧位针刺合谷、迎香、上星、通天，留针 30 分钟；再改为俯卧位，火针点刺风池及足太阳膀胱经背俞穴，自上而下序贯而行，点刺 1 遍即止。

每周治疗 3 次，连续 4 周；之后调整为每周治疗 2 次，2 周为 1 个疗程，重复 2 个疗程后，症状改善明显。

随访 2 年，患者仅在冬季寒冷时有流涕表现，其余时间无异常，达到临床痊愈。

二、分析

肺开窍于鼻，鼻为肺之门户，肺主皮毛，故风寒外袭，肺先受之。肺气郁闭，宣散失常，冷热调节失司，故喷嚏频作，流涕如清水状。病程日久，对于油烟异味刺激亦敏感，症状发作愈发频繁。

阳明之脉夹鼻孔，手阳明大肠经与肺经互为表里，故取合谷宣肺气而通鼻窍；上星、迎香近取以宣通鼻窍；通天为膀胱经穴位，汇集膀胱经气血上散于清天；风池为风邪囤聚之处，足太阳膀胱经最易感受风邪侵袭。《素问·调经论》云："血气者，喜温而恶寒，寒则泣不能流，温则消而去之"。贺氏三通法之温通法的特色即"温热刺激"，对于此证采用贺氏火针点刺，祛风散寒，引邪外出，温通经络，以阳助阳。

（汪楠）

第二十五节　带状疱疹案

一、医案

李某，男，34 岁，2019 年 1 月 3 日初诊。

主诉：左腰髋及下肢珠串状疱疹伴疼痛 5 天。

患者 5 天前因熬夜加班后左侧腰髋部出现刺痛，逐渐窜痛到左侧臀部及左大腿后部，伴发灼热感，继而在刺痛处出现珠串状疱疹，疼痛越发剧烈，影响睡眠。刻下症见：左腰髋部及下肢珠串状疱疹、疼痛，疲乏。平素工作压力大，常熬夜加班。脉弦细弱，舌质红，苔薄黄。

此为带状疱疹，平素有肝火，兼之熬夜正气亏虚，引动相火，复感湿热之邪，流窜皮间经遂所致。治宜清肝火，除湿热，补益正气。

针方：支沟、曲池、大椎、肺俞、肝俞、环跳、承扶、委中、阳陵泉、足临泣。俯卧位，各穴均直刺，以平补平泻手法，得气后留针 30 分钟。起针后，在各疱疹周围给予贺氏三通法之强通法刺络放血，以小三棱针点刺。隔日治疗 1 次。经第 1 次、第 2 次治疗后，局部疼痛得到缓解。经 5 次治疗，疼痛彻底治愈，局部皮损逐渐愈合。

二、分析

带状疱疹俗名缠腰龙、蛇串疮，多在正气亏虚之时，复加肝胆经热盛，湿热内蕴而引发。缘肌表脉络空虚，毒热壅滞，而成皮部之证。首先针刺大椎穴引热邪外出；肺主皮毛，针刺肺俞以清肺气之壅滞；针刺肝俞以清肝火；针刺支沟通调三焦气机；针刺阳陵泉以清泻肝胆之湿热；针刺曲池以清热止痛、调和气血；足临泣为足少阳胆经通带脉之穴，且能泻肝胆经之邪热；环跳、承扶、委中均在疱疹发作的循行线路上，针刺之，截断湿热邪气传行路径。

贺氏三通法之刺血疗法，具有止痛泻火的功效，应用于疱疹局部，可疏泻瘀血，畅通经脉，疼痛立止，还可清肝利胆，泻火除湿，促进疱疹愈合。

（汪楠）

第二十六节　项痹案

一、医案

曹某，男，37 岁，2017 年 10 月 22 日初诊。

主诉：颈部酸痛伴左手麻木 4 个月。

患者 4 个月前因久坐后出现颈背部酸痛不适，伴左手指出现麻木感，症状加重，近期出现左手指及手掌酸胀，休息后不缓解。刻下症见：颈部酸胀疼痛，左手指麻木。舌暗红，苔薄白，脉弦细涩。查体：颈部肌肉僵硬，局部压痛，可触及条索状痉挛结节，颈部后伸及左右转头幅度不足，且引发颈部酸痛加重，左侧臂丛神经牵拉试验（＋），左侧椎间孔挤压试验（＋）。颈部 X 线：C4、C5，C5、C6 椎间隙变窄，颈椎生理曲度变直。

针方：针刺风池、风府、大椎、天柱、颈背部阿是穴、后溪、跗阳、昆仑，平补平泻手法进针后，留针 30 分钟。每周一、三、五针刺治疗，4 周为 1 个疗程。

第 1 疗程结束后，颈背部酸痛改善显著，左手指及手掌酸胀、麻木感减轻，在工作强度过大时，症状偶有发生。第 2 疗程为周一、五针刺治疗，共 4 周。第 2 疗程期间，症状稳定，且左手麻木症状未再发作。

二、分析

神经根型颈椎病是因颈椎间盘突出或椎间孔狭窄等导致颈节段神经根受到压迫，在手指或手部表现为麻木感或疼痛感的疾病。针刺选穴以局部取穴与循经取穴相结合为法。风池穴针刺时，应平刺向风府穴，风府穴向下斜刺，此二穴在颈部疼痛治疗中常配合应用。大椎穴为督脉要穴，可提升阳气，引导颈部气机循行。天柱穴为膀胱经穴，又处颈椎局部，与椎棘突两侧阿是穴配合应用，以达疏通经络瘀阻之效。后溪穴为八脉交会穴，通于督脉；跗阳、昆仑穴为膀胱经穴位，近踝部，与膀胱经走行的颈部遥相呼应。取后溪、跗阳、昆仑均从远端调动气血，以调治颈部不利，颈部气机调达，经络循行通畅，则循行于颈部的手三阳经亦无阻滞，故而对于手麻胀等症状的解除亦起到关键作用。

（汪楠）

第二十七节　髌周皮神经炎案

一、医案

Sandifer，女，53 岁，2018 年 6 月 5 日就诊。

主诉：左髌骨电击样疼痛 4 个月。

患者 4 个月前练瑜伽，膝盖跪地后出现左侧髌骨电击样疼痛，此后接触衣物均可出现电击样疼痛，多次进行膝关节检查，均未见明显异常，现患者只能穿短裤，且瑜伽练习时不敢做跪地动作。查体：浮髌试验（-），髌骨研磨试验（-），分离试验（-），抽屉试验（-）。膝关节 MRI 平扫未见异常。

针方：针刺阴陵泉、阳陵泉、梁丘、犊鼻、膝阳关、膝关、公孙、陷谷、地五会。以平补平泻手法进针，得气后留针 30 分钟，每周一、三、五针刺治疗，2 周为 1 个疗程。

该患者第 1 疗程结束后，症状缓解不明显，遂于第 2 疗程起，以贺氏三通法之温通法加强治疗，采取火针局部点刺，点刺位置在髌骨表面痛点。第 2 疗程结束后，症状有明显改善。第 3 疗程加强治疗，疗程结束后症状消失。

二、分析

该患者膝关节无损伤，症状出现在皮肤层，局部没有外物刺激，亦无症状，辨证思路以围绕膝关节局部选穴和循经取穴为主。梁丘、犊鼻、膝阳关、膝关均为膝关节周围穴位，针刺以达到疏导膝关节气血之效。公孙、陷谷、地五会分别为足太阴经、足阳明经、足少阳经穴位，以贺老循经辨证方法，此三经与膝关节有密切络属关系，故取远端穴位调动气血，以增强疗效，弥补局部针刺之不足。

贺氏三通法之温通法，可温通经脉，疏导气血，最适用于疑难症、顽固性疾病，该证病因不明，病症蹊跷，以温通法之火针疗法治之，为不二之选。

（汪楠）

第二十八节　呃逆案

一、医案

叶某，男，73岁，2019年4月27日初诊。

主诉：顽固性呃逆3年。

患者因2016年行冠状动脉搭桥手术后出现呃逆症状，每次发作持续1～2小时，甚为痛苦，多方求治无效，每当情绪波动、冷风刺激、饮食不适时均可诱发，大口喝温红糖水1～2碗稍可缓解，为求根治来诊。刻下症见：呃逆频发，纳眠一般，二便平。舌暗红，舌体胖大有齿痕，苔薄白，脉弦濡。

针方：针刺内关、足三里、章门、合谷，温灸中脘穴，平补平泻，留针30分钟；同时温灸中脘穴20分钟。

第1次与第2次针刺治疗后，呃逆发生次数减少，每次发作持续时间减短；第3次与第4次治疗后，症状改善更加明显，只发作1次。后每周治疗2次，连续巩固3周，呃逆治愈。

二、分析

内关为手厥阴心包经之络穴，又为八脉交会穴，通于阴维脉，阴维主一身之里，内关可治疗胃、心、胸疾病，尤其对呃逆有很好的疗效。足三里为胃经下合穴，具有强壮脏腑、补气养血、疏通经络之功效。贺老常以内关、足三里为对穴应用，为治疗消化系统疾病首选穴位。章门穴为肝经穴，脾之募穴，八会穴之脏会。《针灸甲乙经》认为其主治"奔豚，腹胀肿，腹中肠鸣盈盈然"。该穴疏肝利胆、和胃降逆，贺老常用章门穴治疗呃逆。合谷为手阳明大肠经之原穴，可清泻阳明、调中理气，作为对穴与章门配伍应用，对呃逆疗效甚佳。中脘穴为八会穴之脏会，又为胃之募穴，该患者每遇寒凉及饮食不适均发病，必为脾胃虚寒、运化失常，温灸为贺氏三通法之温通法，有温胃健脾、散寒通络之功，在该穴施以温通法，切中病情，使脾胃机能复原，升清降浊复常。

（汪楠）

第二十九节　郁证案

一、医案

梁某，女，37 岁，2020 年 3 月 29 日初诊。

主诉：心情郁闷、不愿与人沟通 5 个月。

患者长期以来工作压力大，常工作至凌晨。2019 年 10 月某日，患者突然出现消极心态，情绪低落，不愿出门上班，食欲减退，不愿与人交流沟通。至就诊时，体重下降10 余公斤。刻下症见：面色萎黄，精神低落。双脉弦细，舌质淡红少苔。

此证为情志不遂日久，导致肝气郁结、心神涣散。治宜疏肝解郁，宁心安神。

针方：内关、神门、合谷、太冲、百会、四神聪，均以平补平泻手法进针，留针 30分钟。每周一、三、五针刺治疗 1 次，2 周为 1 个疗程。1 个疗程结束后，休息 1 周，再进行下 1 个疗程治疗。

本患者共治疗 3 个疗程，症状完全消除。

二、分析

郁证为情志抑制日久，导致肝脏气机失调，心神涣散不宁所致。内关穴为手厥阴心包经络穴，并通于阴维脉。《难经·二十九难》云："阴维为病苦心痛。"《针灸甲乙经》云："心澹澹而善惊恐，心悲，内关主之。"神门穴为心经之原穴，具有行气活血、宁心安神之功。合谷、太冲为四关穴，是贺老常用的对穴。合谷穴为手阳明大肠经原穴，按阳明胃经多气多血、五脏有疾取之十二原的理论，本穴具有调和气血、通经活络、行气开窍之功；太冲穴为足厥阴肝经输穴、原穴，为多血少气之经，肝藏血主疏泄，本穴具有调和气血、疏肝理气之效。二穴一气一血、一升一降，相互制约，相互为用。《针灸甲乙经》中记载百会为三阳五会，即足厥阴、足太阳、手少阳、足少阳与督脉交会穴。头为诸阳之会，百会穴居颠顶正中，督脉、足太阳经均入络于脑，脑为元神之府，心主神明，因此多用于治疗情志类疾病。四神聪为经外奇穴，贺老常以局部取穴的方式，选用该穴调节元神之府，即头部和情志疾病。

（汪楠）

第三十节　干眼症案

一、医案

史某，女，45岁，2020年7月12日初诊。

主诉：双眼干涩、疼痛2年。

患者2年前因长时间用电脑出现双眼干涩不适，点眼药水后有所缓解，此后效果逐渐下降。刻下症见：双眼干涩疼痛、畏光，阳光刺激时双眼刺痛，随之流泪不止。舌质红，少苔，脉弱数。

此为久视伤目，进而肝血亏虚，双目不得濡养所致。治宜补肝养血。

针方：睛明、太阳、风池、光明、肝俞、照海，以平补平泻手法进针后，留针30分钟。

2次治疗后，双眼干涩症状即有改善。4次治疗后，畏光、阳光刺激流泪症状明显缓解。再经5次治疗后，症状彻底治愈，嘱其注意用眼卫生。随访6个月，疗效稳定，未再复发。

二、分析

由于现代工作方式、生活方式的变化，每日电脑和手机的使用时间极长，每个人的视力负担都很大，同时，在长时间紧盯屏幕时，瞬目次数减少，泪液对眼球的冲刷、润泽减少，可以导致眼部干涩。"肝开窍于目"，双目过度疲劳，必伤及肝脏本身，尤其导致肝血亏虚不足，肝血具有濡养滋润双目之功，可致使双目干涩愈发严重。

晴明、太阳是贺老治疗各类眼疾的常用穴位，属局部取穴，跷脉具有濡养眼目、司眼睑开合之功。《灵枢·脉度》："气并相还则为濡目，气不荣则目不合。"此为阴阳跷脉主病之一。晴明穴调节、治疗眼疾的原理正是调节阴阳跷脉，以达到治疗目的。《太平圣惠方》记载太阳穴："理风，赤眼头痛，目眩目涩。"该穴明目止眩，是治疗眼部疾病的重要穴位。风池、光明为足少阳胆经穴，该经起于目外眦，其经别系目系，其经筋结于目外眦。二穴相配为治眼疾要穴，可降逆肝气、行气活血。肝俞为肝脏背俞穴，《灵枢·脉度》有"肝气通于目，肝和则目能辨五色矣"，《素问·五脏生成》有"肝受血而能视"，凡因肝的功能失常引起的眼病，贺老都取本穴施治。照海为八脉交会穴，通阴跷脉，具有滋阴潜阳、养肝明目之功效。

（汪楠）

第三十一节　青少年近视

一、医案

李某，女，9岁，2020年8月5日初诊。

主诉：视物模糊4个月。

患者4个月前因每日用平板电脑长时间学习出现视物模糊，视疲劳，自诉看远处文字模糊，进行视力测试，双眼视力均为0.5，纳眠尚可，二便平。舌暗红，舌体略胖，苔薄，脉弦细。

此为久视导致眼部疲劳，日久肝血亏虚所致。治宜滋肝养血，调节眼周气血循行。

针方：太阳、四白、攒竹、承泣、太冲、足三里、风池、光明，均浅刺0.5寸，平补平泻手法进针，留针30分钟。每周2次治疗。2次治疗后，左、右眼视力分别改善到0.8、1.0。连续治疗4周，双眼视力稳定在1.0，完全治愈。

二、分析

青少年近视由长期阅读距离过近所引起。青少年处于生长发育阶段，脏腑及五官功能尚未完备，视力很容易被用眼不当所伤害；另一方面，"目为肝之窍"，视力下降也与肝血亏虚，不能濡养双眼有密切关系。

太阳、攒竹是贺老治疗眼病的常用穴位。太阳穴为经外奇穴，攒竹穴为足太阳膀胱经穴，二穴位于眼周，合用具有明目定惊、镇静安神之功。四白、承泣、足三里均为足阳明胃经穴。足阳明胃经旁行入目内眦，为多气多血之经。四白、承泣位于面部，是局部取穴治疗近视的常用穴；足三里为足阳明经下合穴，取该穴可调动气血，濡养双目。风池、光明为足少阳胆经穴，该经经别系目系，此二穴亦为贺老治疗眼部疾病常用穴。风池为足少阳与阳维之会，光明为胆经络穴，二穴配合可有效调动眼周气血循行。太冲为肝经原穴，使肝得养以明目，取太冲可清泻肝火、滋阴平肝。

青少年对于针灸治疗大多恐惧，故需要关怀劝导，切勿操之过急，造成心理阴影，导致彻底拒绝后续治疗。如不能每次接受全部穴位针刺，可先减少针刺穴位数或进行局部推拿，循序渐进，逐步针刺所有备选穴位。

（汪楠）

第三十二节　慢性耳鸣案

一、医案

王某，男，56 岁，2013 年 12 月初诊。

主诉：右耳鸣 2 年余。

患者 2 年前无明显诱因出现右侧耳鸣，声小如蝉鸣，时作时止，劳累加重，在当地医院耳鼻喉科检查，未发现异常，曾服用龙胆泻肝丸治疗无效，近日有加重趋势，伴有神倦乏力，腰膝酸软，食欲不振，二便调。舌暗红，苔薄黄，脉细弱。

诊断为耳鸣。中医辨证为脾肾不足，清阳不升。治以健脾益肾。

针方：百会、翳风、耳门、听宫、听会、中渚、肾俞、太溪、足三里，平补平泻法针刺。每周 3 次，每次留针半小时。

针刺 1 次后，患者自觉耳鸣减轻，此后患者耳鸣发作次数逐渐减少，程度亦减轻，针 10 余次后症状消失。

二、分析

耳鸣之名最早见于《黄帝内经》。《灵枢·脉度》曰："肾气通于耳,肾和则耳能闻五音矣。"《灵枢·口问》有"上气不足,脑为之不满,耳为之苦鸣","耳者,宗脉之所聚也,故胃中空则宗脉虚"等论述。

本例患者年龄大,精血渐亏,肾精不足,耳为肾之外窍,内通于脑,髓海空虚,不能上荣清窍,此外,脾虚气血生化之源不足,经脉空虚,清阳不升,宗脉空虚而耳鸣。耳鸣多与手、足少阳经相关,手、足少阳经脉均绕行于耳之前后,故而取手少阳之翳风、中渚,足少阳的听会,疏通少阳经气,改善耳部气血,止鸣复聪。肾开窍于耳,肾虚则精气不能上承于耳,取肾俞、太溪补肾培元,填补精气,使精气上输于耳。百会为手、足三阳及督脉之会,刺之可健脑聪耳、醒神开窍,同时亦有安神之效,可升提清阳之气。足三里健脾胃,降逆气,以通利清窍。《席弘赋》云:"耳内蝉鸣腰欲折,膝下明存三里穴。"诸穴合用,共奏疏通经络、醒神通窍、健脑聪耳的作用。

（张信）

第三十三节　面肌痉挛案

一、医案

刘某,女,43岁,2017年6月12日初诊。

主诉:左脸肌肉跳动1年余,加重1个月。

患者1年前不明原因出现左上眼睑抽动,近1个月来,逐渐发展至下眼睑及口角抽动,且发作逐渐频繁,每日发作2～5次,每次持续2～5分钟,发作时左眼裂小,口角向左侧歪斜,牵引左面部不适,抽动可自行缓解,情绪紧张则明显加重。患者平素易急躁易怒,纳可,二便调,舌淡苔薄白,脉弦细。

诊断为面肌痉挛。辨证为肝郁气滞,气血失调,筋脉失养。治以行气活血,养血荣筋止痉。

针方:针刺风池、丝竹空、地仓、合谷、太冲、足三里、三阴交,平补平泻,每周

3 次，每次留针半小时；同时用细火针速刺痉挛局部阿是穴。

针刺 1 次后，患者自觉面部轻松，随着治疗次数增多，患者面部痉挛发作次数逐渐减少，程度亦减轻，10 余次后症状消失。

二、分析

面肌痉挛属临床多发病、疑难病，属于中医的"胞轮振跳""筋惕肉瞤"等范畴。病因多与精神、情绪相关。病机虚实夹杂，本虚标实。在脏腑上，本病往往与肝脏有关，肝主疏泄，喜调达恶抑郁，肝郁气滞必然导致肝血亏耗，阴血不足，不能荣养面部而生风。在经络上，本病常与经脉循行关系密切，头为诸阳之会，多条阳经循行于面部，尤以阳明、少阳为最。故对于此病，无论虚实，均应以循经取穴为要，同时不宜过多取穴和过强刺激。

治疗上遵循"经脉所过，主治所及"的原则，取足少阳、足阳明经穴为主，以疏通经络，使气血调和，面部肌肉得以润养，改善面部微循环，解除痉挛。火针首选部位为痉挛跳动之阿是穴，利用其温通、祛风散邪的作用，可疏通局部气血经络，使痉挛部位得到气血濡养。风池为足少阳胆经穴位，足少阳与阳维脉之会，阳维维络诸阳而主表，足少阳与足厥阴相表里，肝为风木，故善治一切风邪之病。阳明为多气多血之经，手阳明从手行至头面，合谷为手阳明经的原穴，取"面口合谷收"之义，可疏经通络止痉，为治头面一切疾病之要穴。太冲为足厥阴经的原穴，可镇肝息风解痉、养肝血，配合谷可达到上病下取的目的，谓之"开四关"。局部取手少阳经的丝竹空及足阳明经的地仓加强效果。本病为本虚标实之证，选用足三里、三阴交调和气血而治其本。

（张信）

第三十四节　偏头痛案

一、医案

李某，女，33 岁，2020 年 5 月 4 日初诊。

主诉：左侧偏头痛 2 年余，加重 2 周。

患者 2 年前因大怒致左侧偏头痛，时作时止，每于劳累或情绪紧张时发作，曾到当地医院神经科就诊，行头颅 CT 未见异常，诊断为血管性头痛。近 2 周来头痛发作频繁而剧，夜间为重，以胀痛为主，左颞侧尤重，自觉有跳动感，服止疼药效果不佳，伴有头晕、恶心呕吐，纳可，便调，左侧太阳穴上可见浮络显现。舌尖红，苔薄黄，脉弦数。

诊断为偏头痛。辨证为肝经风热，上扰清窍。治以息风清热止痛。

针方：针刺百会、神庭、风池、丝竹空透率谷、列缺、外关、足临泣，平补平泻，每周 3 次，每次留针半小时；同时在左侧太阳穴局部浮络处放血拔罐。

针刺 3 次后夜间疼痛减轻，可安然入睡，共治 10 余次，患者头痛消失，仅见轻微头沉。随访未再复发。

二、分析

偏头痛为针灸临床常见病之一。此例患者头痛为肝经风热，循经上扰清窍，气血郁滞为痛，故从头部局部疏散其郁热之邪，并从少阳、厥阴二经着手疏解，则气散火消而痛止。"久病必瘀""有诸内必行诸外"，气血郁结，脉络受阻，则局部脉络浮现，故在患侧太阳穴附近可以找到迂曲的细小血管，颜色青紫或瘀暗，根据"苑陈则除之""病在血，调之络"的原理，刺络放血使恶血邪气尽出，祛邪外出，祛瘀生新，清窍得养，通则不痛。百会、神庭归于督脉，位于脑顶，具有息风醒脑、调神安神之效。风池为足少阳胆经之穴，又是手少阳、足少阳、阳维、阳跷四脉之会，可降肝胆之逆气，泻肝胆之郁火，且为疏风之要穴。针泻百会、风池可清肝胆风热，疏肝胆之气滞，又能清头窍、醒神定痛。丝竹空为足少阳脉气所发之处，又是手少阳的结止穴，率谷亦属足少阳经穴，一针两穴，能沟通两经之经气，又能疏解少阳风热，舒解气机而止痛。《玉龙歌》云："偏正头风痛难医，丝竹金针亦可施，沿皮向后透率谷，一针两穴世间稀。"外关、足临泣是八脉交会穴中的一对配穴，有平肝息风之效。列缺为手太阴肺经络穴，直接联络手阳明大肠经，可通调两经经气，治疗两经病变，故有"头项寻列缺"之说。

（张信）

第三十五节　嗜睡案

一、医案

田某，女，14 岁，2018 年 6 月 17 日初诊。

主诉：嗜睡 2 年余。

患者 2 年前因情绪低落，在哭泣中入睡，而后出现嗜睡症状，常不能自制，睡后不易被唤醒。察其形态略胖，伴有面色苍白，神倦乏力，平素饮食不节，纳少，二便调，曾服用过治疗嗜睡证的中药，效果不佳。舌淡红，苔白微腻，脉沉滑。

诊断为嗜睡证。辨证为心脾两虚，痰蒙心窍。治以补益心脾，化痰开窍。

针方：针刺中脘、内关、公孙、丰隆、睛明，平补平泻，每次留针 25 分钟，隔日 1 次。治疗 5 次后，嗜睡症状明显改善，睡眠时间亦有减少。

二、分析

嗜睡又称多寐。"卫气昼日行于阳，夜半则行于阴。"人之寤寐与卫气的运行和阳气的盛衰密切相关。因阳主动，阴主静，阴盛故多寐。《脾胃论》云："脾胃之虚，怠惰嗜卧。"《杂病源流犀烛》云："多寐，心脾病也。一由心神昏浊，不能自主。一由心火虚衰，不能生土而健运。"

本患者因思虑过度，加之平素饮食不节，以致心血耗损，脾气不足，心神失养，脾失健运，痰湿内生，痰阻清阳。《灵枢》曰："足太阳有通项入于脑者，正属目本，名曰眼系，头目苦痛取之，在项中两筋间，入脑乃别。阳跷阴跷，阴阳相交。阳入阴，阴出阳，交于目锐眦，阳气盛则瞋目，阴气盛则瞑目。"睛明穴是联系脑和五脏六腑的枢纽穴，针睛明穴可醒脑开窍以激发脑主神明的作用，又可加强五脏六腑的功能，使之更好地协调合作，使正气恢复，又能调阴阳跷之气，复觉醒之机。中脘为足阳明胃经之募穴，八会穴之一，可理中焦而化痰气，谋病之本；内关为手厥阴心包经之络穴，络于三焦经，又为八脉交会穴，通阴维脉，可宽胸中气机，助痰气消散；公孙为足太阴脾之络穴，也是八脉交会穴，通于冲脉，可健脾化痰；丰隆为足阳明胃之络穴，足阳明属胃络脾，足阳明经别上通于心，善治痰饮。故诸穴合用而奏效。

（张信）

第三十六节　痛经案

一、医案

王某，女，20岁，2016年9月初诊。

主诉：经期小腹疼痛6年，加重半年。

患者14岁月经初潮，行经时小腹疼痛，但可自行缓解。半年前因月经来潮时适逢受寒饮冷后小腹疼痛难忍，自服止痛药方可缓解。平素月经错后10天左右，量可，经期5～7天，色暗红，夹有瘀血块，小腹凉，痛经，严重时影响学习，面色黄，纳少，眠可，二便调。舌胖嫩淡暗，苔白腻，脉沉细。

诊断为痛经。辨证为阳虚宫寒，血行不畅。治以暖宫散寒，温通血脉。

针方：每逢月经来潮前1周开始针灸，选用关元、中极、三阴交为主，配以地机、足三里，痛时加次髎及行间，关元艾灸30分钟，每日针灸1次，每次留针30分钟，在留针期间行针2次。若月经来潮时仍痛，继续针灸。

连续针灸治疗3个月经周期，痛经明显好转，时有隐痛。继续治疗3个月经周期，痛经未发作，临床痊愈。

二、分析

患者月经初潮即有痛经，为原发性痛经。痛经是以少腹、小腹疼痛为主要症状。其证虽有寒热虚实之分，但均与冲任气血不畅、经血郁滞胞宫有关，故以"通"为关键，"不通则痛"是也。

本例患者平素喜食凉饮，易伤脾阳，运化不利，寒湿内生，瘀阻胞宫，不通则痛，故见痛经；舌胖嫩淡暗，苔白腻，脉沉细，辨证属于阳虚寒湿阻滞之证。治疗本病以关元、中极、三阴交为主穴。关元为任脉经穴，足三阴与任脉之会，又是小肠经的募穴，位于下腹，具有调补冲任、理气和血、温补下元的作用。中极是任脉经穴，通于胞宫，联系冲脉，位于少腹，为膀胱募穴，具有通调冲任、活血止痛之功。两者配合可调冲任，理下焦，活血化瘀。三阴交为脾经穴，通于足三阴，刺之既可调理足三阴之经气，又可健脾利湿、补益肝肾。脾经之地机为足太阴之郄穴，活血化瘀定痛尤佳。足三里健脾胃生气血，培补中气。痛时配次髎、行间疏肝理气，调经止痛，效佳。

（张信）

第三十七节 痫证案

一、医案

高某，男，14岁，2017年11月5日初诊。

主诉：阵发性四肢抽搐，口吐白沫2年余，加重1个月。

患儿12岁开始出现癫痫发作，每周一次至七次不等，发作时头偏向一侧，遂出现意识不清，呼之不应，四肢抽搐，口吐白沫，牙关紧闭，持续2～3分钟后，抽搐停止，约20分钟后意识逐渐恢复，醒后疲乏，精神倦怠。在当地医院查脑电图示有癫痫样异常改变，诊断为"癫痫"，给予卡马西平等药物治疗，症状好转，已有8月未发作。近一月以来，又出现抽搐，于夜间发作为主，伴记忆力减退，面黄，纳少，二便调，舌淡红苔白，脉滑略数。

诊断为痫症（癫痫）。辨证为痰阻风动。治以醒脑息风，化痰开窍。

取穴：长强、大椎、腰奇、百会、人中、本神、太冲、丰隆、三阴交、照海。

刺法：取膝胸卧位，2寸针沿尾骨刺入长强穴，大椎针尖向下，腰奇针尖向上，刺入约3寸，余穴平补平泻。每周3次，每次留针15～20分钟。

针至第10次时，患者自初诊以来近1个月时间，仅发作2次，且发作症状较前为轻。后针至第18次，癫痫仅发作1次。此后观察治疗半年，患儿病情平稳，未再发作。

二、分析

痫证，又称癫痫，是一种发作性神志异常的疾病，具有突然性、短暂性及反复发作的特点，特征为发作性精神恍惚，甚则忽然仆倒，不省人事，口吐白沫，两目上视，四肢抽搐，或口中发出猪羊叫声，醒后如常人。痫证的治疗难度较大，究其病因为痰气上逆、蒙蔽清窍，病位在脑，无论虚实，均应不忘息风化痰通督。

脑与督脉关系密切。《难经》:"督脉者,起于下极之俞,并于脊里,上至风府,入属于脑。"督脉总督六阳经,为阳脉之海,又督脉病则"脊强而厥""大人癫痫,小儿惊痫"。长强穴为督脉之络穴,又为足少阴、足少阳之会,可主治惊痫等疾,有醒脑开窍之功。百会、人中同属督脉,具有息风醒脑之效。大椎为六阳经交会穴,总督诸阳,可清泄降逆、宁神醒脑;腰奇为经外奇穴,通于髓海,为治痫之要穴。二者共调阴阳表里,醒脑息风,开窍安神。本神为足少阳经穴,配太冲平肝息风,醒脑宁神。痫为痰阻络窍,取丰隆、足三里理脾胃,豁其痰浊,以绝生痰之源。三阴交,滋三阴,通调肝脾肾。夜间发作加照海穴。张洁古云:"痫疾昼发,灸阳跷;痫疾夜发,灸阴跷,照海穴也。"

（张信）

第三十八节　瘾疹案

一、医案

凌某,女,45岁,2021年3月16日初诊。

主诉:反复发作风团样皮疹1年余。

患者1年前每遇冷风则全身皮肤出现风团样疹块,色红,抓之成片,尤以春秋季节为重,每日发作2～3次,重时可达3～4次,且伴有轻度全身浮肿。平素饮食一般,二便调。查体:神情焦急,全身皮肤均有粉红色风团样扁平皮疹,大部分融合成片状,皮肤有抓痕。舌红,苔少薄黄,脉浮细略数。

诊断为荨麻疹。辨证为风邪郁于肌肤,郁久化热。治以疏风清热,活血止痒。

针方:神阙穴拔罐法。平卧常规消毒,迅速将罐扣在神阙穴上,每次5～10分钟,连续拔3次。神道透至阳,以3寸针逆督脉循行方向刺入,针刺膈俞、曲池、合谷、风市、血海、外关、大陵穴。嘱患者忌酒、忌辛辣刺激食物,注意风吹冷热,日晒别太过,保持大便通畅。

针刺10次后风疹未再发作,巩固治疗1个月,随访半年未再发作。

二、分析

荨麻疹是一种以风团为主的瘙痒性皮肤病，是由于皮肤黏膜小血管扩张及渗透性增加而引起的局限性、过敏性反应，属于中医的"风疹""瘾疹"范畴。本病由肌肤受风，湿邪侵犯，或肠胃积热，复感风邪，不得疏泄而成。

本案为风邪郁于肌肤，郁久化热所致，以疏风散热、活血止痒为治疗原则。《诸病源候论》曰："邪气客于皮肤，每逢风寒相折，则起风疹瘾疹。"取穴上以神道透至阳，一针透三穴（神道、灵台、至阳），督脉具有督领全身阳气、统率诸阳经的作用，逆督脉循行方向而刺，具有泻五脏阳邪和祛风清热的功能。膈俞，八会穴之一，为血会，风热毒瘾疹，蕴于血分者，尤为相宜。膈俞与血海同治血分疾病，活血祛风止痒，取"治风先治血，血行风自灭"之意。曲池、合谷同属阳明经，与手太阴肺经相表里，善于开泄，可疏风宣肺清热，配三焦经之外关，能通调三焦之气。足少阳胆经之风市穴祛风止痒，搜表里之风，善治一身之瘙痒，与曲池、血海相配有祛风止痒、凉血消疹的作用。大陵为心经之穴，有宁心安神止痒之效。神阙穴位于肚脐中央，居任脉上，任脉为"阴脉之海"，有总统全身阴经脉气的作用，既与十二经脉相连，也与五脏六腑相通，刺激神阙穴可起免疫调节作用，此处拔罐亦能祛风利湿，使内邪发于外。

（张信）

第四章　贺氏针灸临证传承精粹

第一节　咳嗽

一、病名

咳嗽是肺系疾病的主要症状，咳指有声无痰，嗽指有痰无声，临床一般声痰并见，故并称咳嗽。根据发病原因，咳嗽可分为外感咳嗽和内伤咳嗽两大类。外感咳嗽是由外邪侵袭引起，内伤咳嗽则为脏腑功能失调所致。

二、主症

咳嗽有声，或伴有咽痒咳痰。外感咳嗽，起病急，可伴有恶寒发热等外感表证。内伤咳嗽，多反复发作，病程较长，伴有其他脏腑功能失调症状。两肺听诊可闻及呼吸音增粗，或伴有干湿啰音。

三、治法

外感咳嗽：疏风解表，宣肺止咳。
内伤咳嗽：肃肺理气，止咳化痰。

四、取穴

1. 主穴：大杼、风门、肺俞。
2. 配穴：风寒咳嗽伴头痛，鼻塞，流清涕，寒热无汗，加风池、合谷；风热咳嗽伴身热头痛，恶风汗出，加大椎、曲池；痰浊阻肺伴胸脘痞闷，胃纳减少，加中脘、丰隆；

肝火灼肺，加阳陵泉、行间；肺肾阴虚，加太渊、太溪。

五、施术

毫针刺入上述主穴 0.5 寸深，先补后泻。病情重者可用中粗火针，速刺法，点刺不留针，针刺深度不超过 0.5 寸。风寒、风热型毫针浅刺用泻法，风池向鼻尖斜刺 0.5 寸，合谷直刺 0.5 寸，大椎向上斜刺 0.5 寸，曲池直刺 1 寸；痰浊及肝火型用平补平泻法，中脘、丰隆、阳陵泉直刺 1 寸，行间斜刺 0.5 寸；肺肾阴虚型用补法，太渊避开桡动脉，直刺 0.3 寸，太溪直刺 0.5 寸。

六、按语

大杼、风门、肺俞三穴属足太阳膀胱经。太阳主一身之表，大杼为手、足太阳经交会穴；风门为风之门户，足太阳督脉之会；肺俞是肺脏之气输注于背部的要穴。此三穴共济宣肺平喘之功。贺普仁教授认为，病重用火针刺之，其意义在于借火之温热之力，激发经气，鼓舞气血运行，较毫针更具事半功倍之效。虚证得火，火壮补之；实证得火，火郁发之。此三穴合用为治疗呼吸系统疾患的主要针方。风池、合谷散风祛寒。大椎为手、足三阳经与督脉之会，为清热要穴。行间为足厥阴荥穴，配五行属木，与阳陵泉共为清泻肝火之要穴。太渊、太溪分别为手太阴与足少阴经原穴，"五脏六腑之有病者，皆取其原也"，肺主气，肾主纳气，二穴益肺肾之阴而止咳。

第二节　喘证

一、病名

喘证是指由于外感或内伤，导致肺失宣降，肺气上逆，或气无所主，肾失摄纳，以致呼吸困难，甚则张口抬肩，鼻翼扇动，不能平卧为临床特征的一种病症。

轻者仅表现为呼吸困难，不能平卧；重者稍动则喘息不已，甚则张口抬肩，鼻翼扇动；严重者，喘促持续不解，烦躁不安，面青唇紫，肢冷，汗出如珠，脉浮大无根，甚则发为喘脱。

二、主症

喘证以气短喘促，呼吸困难，甚至张口抬肩，鼻翼扇动，不能平卧，口唇发绀为特征。

三、治法

本病急性发作，应着重治肺，分清寒热，紧叩宣肺驱邪、化痰利气之法；慢性迁延期，宜权衡轻重，标本兼治；症状缓解期，病在脾肾，培补为宜。

四、取穴

1. 主穴：肺俞、曲垣、秉风、大杼、风门。
2. 配穴：外感实证，加列缺、尺泽；内伤实证，加丰隆、合谷、太冲；虚证，加太渊、太溪、足三里；喘甚，加天突、定喘。

五、施术

实证用泻法，虚证用补法。主穴刺入 0.5 ～ 0.6 寸深。列缺向上斜刺 0.3 寸，尺泽直刺 1 寸；太渊、太溪直刺 0.5 寸；足三里直刺 1 寸；天突先直刺 0.2 寸，然后将针尖转向下方，紧靠胸骨后方刺入 1 ～ 1.5 寸，要防止刺伤血管；定喘穴直刺 0.5 寸。如病情较甚，可用中粗火针点刺。

六、按语

贺普仁教授取此针方用毫针或火针治疗哮喘均取得较好效果。大杼、风门、肺俞均为足太阳膀胱经穴，分别位于第 1、第 2、第 3 胸椎棘突下，旁开 1.5 寸；曲垣、秉风为手太阳小肠经穴，均位于肩胛冈上窝中。太阳主一身之表，而肺主皮毛，两经经气不利，皮毛自开，外邪侵入则郁滞于肺，使肺气不利而发生哮喘，故取太阳经振奋体表之气，使外邪难入，入侵之邪外出，再加上肺俞健利肺气则哮喘缓解。此外，五穴均位于背部，背部为肺所居，故又有局部治疗作用，可刺激局部气血，加强肺脏气血供养，以利肺气之宣降。另外，膀胱与肾互为表里经，故针足太阳经又能补足少阴经。

第三节　头痛

一、病名

头痛指因风、火、痰涎或风寒入侵，或恼怒紧张，或肝阳上扰，致使经络痹阻，阴阳失调，气血逆乱于头部而成，以反复发作、或左或右、来去突然的剧烈头痛为主要表现的痛病类疾病。

二、主症

本病起病突然，反复发作，每在疲劳、失眠、月经期、情绪激动、天气变化等情况下诱发，每次发作的性质和过程相似。

头痛呈发作性，多偏于一侧，偶可两侧，以额颜为主，每日或数周1次，每次持续数小时乃至数日。头痛剧烈，呈搏动痛、胀痛、锥钻样痛、裂开样痛等。发作前可有眼前闪光，羞明，视物模糊，眼胀，烦躁等先兆；发作时可伴恶心呕吐，畏光，怕响声，出汗，面色苍白或潮红，心率加快或变慢等症状；发作后及间歇期基本同正常人，但可有头晕，乏力，烦躁易怒，失眠多梦，记忆减退，思维不能集中及腹胀腹泻等症。

三、治法

外感头痛属实证，以风邪为主，故治疗主以疏风，兼以散寒、清热、祛湿。内伤头痛多属虚证或虚实夹杂证：虚者以滋阴养血，益肾填精为主；实证当平肝，化痰，行瘀；虚实夹杂者，酌情兼顾并治。

四、取穴

1. 主穴：丝竹空透率谷、合谷、列缺、足临泣。
2. 配穴：邪客少阳，加风池；肝气郁结，加太冲；痰浊上逆，加中脘；血瘀阻络，加阿是穴点刺出血。

五、施术

选 2.5 寸毫针针丝竹空向率谷方向沿皮透刺，以不穿透皮肤，率谷有针感为度。列缺向上斜刺 0.2 寸，合谷直刺 0.3 寸，足临泣直刺 0.5 寸。太冲直刺 0.3 寸，中脘直刺 1 ~ 1.5 寸。痛点即为阿是穴，可用三棱针点刺 1 ~ 2 处出血数滴。痛剧者，每日治疗 1 次，病缓者，隔日 1 次，每次留针 30 分钟。

六、按语

贺普仁教授认为头痛多为少阳头痛，因足少阳之经"起于目锐眦，上抵头角，下耳后"，手少阳三焦经"上项系耳后，直上出耳上角"，少阳为气机之枢，司开阖，故气机失于枢转则易生少阳经络之症，临床易出现头痛。因此头痛多与少阳、厥阴气机不调有关。但也应注意临床上有部分辨经为少阳、太阳合经病变，亦有部分为少阳、阳明合经病变，其病性亦有不同，可伴有内脏气血阴阳不同而形成虚实各证。

在治疗上，贺普仁教授提出用丝竹空透率谷穴治疗头痛，其来源于针灸歌赋《玉龙歌》："偏正头风痛难医，丝竹金针亦可施，沿皮向后透率谷，一针两穴世间稀。"丝竹空位于眉的外端，手少阳三焦经、足少阳胆经两经脉气相交接处，由于其位置所在，故治疗重于偏头部位和眼目病变。率谷为胆经穴，经行于头之偏侧。故二穴合用，一针两穴，直接疏通手、足少阳经气，对头痛往往能起到立竿见影的效果。《马丹阳天星十二穴歌》提及"列缺腕翻上，次指手交叉，善疗偏头患"，《四总穴歌》云"头项寻列缺"。列缺是手太阴肺经之络穴，联络大肠经气。合谷为大肠经原穴，手阳明大肠经筋散布于头面，上左额角，络于头部。同时，合谷、列缺还具有疏风解表的功能，可疏散风寒、解表清热。足临泣为胆经穴，五输穴中的输穴，配五行属木，内应于肝，善治因肝胆经失和引起的头痛眼目病症。本方既有远端手足取穴，又有近端头部取穴；既有缓解病症要穴，又有针对病因选穴；既有普通刺法，又有透穴针法。诸穴诸法，缺一不可。

第四节　眩晕

一、病名

眩是指眼花或眼前发黑，晕是指头晕甚或感觉自身或外界景物旋转，二者常同时并见，故统称为眩晕。眩晕轻者闭目即止；重者如坐车船，旋转不定，不能站立，或伴有恶心、呕吐、汗出，甚则昏倒等症状。

二、主症

眩晕的主症为头晕目眩，视物旋转，轻者闭目即止；重者如坐车船，甚则仆倒；严重者可伴有头痛、项强、恶心呕吐、眼球震颤、耳鸣耳聋、汗出、面色苍白等表现，多有情志不遂、年高体虚、饮食不节、跌仆损伤等病史。

三、治法

依据辨证、辨病之不同，酌情采用补益气血，益肾填精，平肝潜阳，健脾化痰及活血通络等。

四、取穴

1. 主穴：百会、足三里、三阴交。
2. 配穴：风阳上扰，加阳陵泉、太冲；痰浊上蒙，加内关、丰隆；气血两虚，加气海；肝肾阴虚，加气海、太溪。

因颈椎病导致的眩晕，以治疗颈椎病为主。

五、施术

前两型实证用泻法，后两型虚证用补法。百会平刺 0.5～0.8 寸；足三里直刺 1～1.5 寸，用重按轻提手法；三阴交和腿部穴位直刺 1～1.5 寸；气海直刺 1～2 寸，注意排空膀胱；手或足部穴位直刺 0.5 寸。

六、按语

贺普仁教授认为对眩晕应有特定的认识，在临床上既不能单独用脏腑气血理论去认识，也不能单纯用经络腧穴理论去理解，而是要用完整的中医理论进行全面的认识，将脏腑理论、气血理论、经络腧穴理论整体、有机地联系起来，进行辨病诊断和辨证论治，才能提高疗效。

针方中百会穴充养髓海，清利头目，是治眩晕的常用穴位；足三里健脾理气，调理中焦，既可补气养血，又可祛痰化浊；三阴交为三条阴经之会穴，足厥阴肝经可平肝息风，足太阴脾经可健脾化痰、补气养血，足少阴肾经可滋补肝肾。故三大主穴配合组成的针方，体现了脏腑经络气血理论的综合运用，既治疗眩晕病症，又消除致病原因。

在手法上，贺老强调足三里用重按轻提法，针足三里用 1.5 寸毫针，得气后用重按轻提手法，连续操作 9 次，患者自觉有胀紧感，沿足阳明胃经上行，到腹部后自觉胃部发紧，继而从胸部到面部，最后到达头顶，继续施术，紧张感变成一股热流向上走行，自觉头面发热，面色红润，留针 30 分钟后，患者自觉舒适，头清神爽。

第五节　中风

一、病名

中风是以卒然昏仆、不省人事、半身不遂、口眼歪斜、语言不利为主症的病证，病轻者可无昏仆而仅见半身不遂及口眼歪斜等症状。

二、主症

本病多急性起病，好发于 40 岁以上人群，常有眩晕、头痛、心悸等病史，病发多有情志失调、饮食不当或劳累等诱因。发病之前多有头晕，头痛，肢体一侧麻木等先兆症状；发病时具有突然昏仆，不省人事，半身不遂，偏身麻木，口眼歪斜，言语謇涩等特定的临床表现；轻症仅见眩晕，无偏身麻木、无口眼歪斜、无半身不遂等。

三、治法

中经络以平肝息风、化痰祛瘀通络为主。中脏腑闭证，治当息风清火、豁痰开窍、通腑泻热；脱证急宜救阴回阳固脱；对内闭外脱之证，则须醒神开窍与扶正固脱兼用。恢复期及后遗症期，多为虚实兼夹，当扶正祛邪，标本兼顾，平肝息风、化痰祛瘀与滋养肝肾、益气养血并用。

四、取穴

1. 主穴

（1）中脏腑

1）痰热内闭心窍：四神聪放血（放血仅用于急性期），针刺曲池、合谷、足三里、阳陵泉、太冲、中脘、天枢、丰隆。

2）元气败脱，心神散乱：隔盐灸神阙。

（2）中经络

1）肝阳暴亢，风火上扰：百会三棱针放血（放血仅用于急性期），针刺四神聪、曲池、合谷、太冲。

2）风痰瘀血，阻痹经络：金津、玉液、曲泽、委中三棱针放血（放血仅用于急性期），针刺四神聪、中脘、曲池、天枢、合谷、丰隆、太冲。

3）气虚血瘀：百会、气海、曲池、合谷、阳陵泉、足三里、太冲。

2. 配穴

（1）神志

1）昏蒙嗜睡甚至昏迷：血压正常者针刺人中；血压高者十二井放血、十宣放血交替使用。

2）躁扰、失眠、乱语：本神。血压正常者针刺人中；血压高者十二井放血、十宣放血交替使用。

（2）失语：通里、照海、哑门。

（3）头面五官

1）眩晕：急性期四神聪放血，血压高者灸神庭。

2）头疼：合谷、太冲。

3）目失灵动、视物成双：臂臑。

4）饮水反呛、吞咽困难：天突、内关。

5）牙关紧闭：下关、地仓、颊车。

6）舌强语謇或伸舌歪斜：金津、玉液放血。

7）舌体萎缩或卷缩：风府、风池、哑门。

8）流涎：丝竹空。

（4）肢体

1）上肢不遂：条口。

2）下肢不遂：环跳。

3）足内收：绝骨、丘墟。

4）强痉：火针局部取穴。

5）抖颤难自止：少海、条口、合谷、太冲。

6）麻木：十二井放血。

（5）二便

1）大便秘结：支沟、丰隆、天枢。

2）小便癃闭：关元、气海。

3）大、小便自遗：灸神阙。

五、施术

根据不同发病时期立法取穴。

1. 对于危急期，治疗须拯危救急。贺老主张选穴要精妙，用法须术高。如对中脏腑之闭证，首选强通法，取水沟、四神聪、十二井穴放血，以开窍醒神进行急救；而对于脱证，加用温通，灸神阙、关元等穴以回阳固脱。

2. 在急性期，针对病情多变的特点，以百会、四神聪、合谷、内关、足三里、太冲为主穴，重在微通，再随症配穴，灵活运用三通法。

3. 后遗症期，病情顽固，经络闭阻不通，贺老多主张使用温通、强通之法，如肌张力增高可用火针，瘀滞明显者局部放血。

六、按语

四神聪位于头之颠顶，令其出血，可使逆上之气血下降，暴涨之阳得平，瘀滞之经脉通畅，多以三棱针点刺出血，其出血量宜多。太溪为肾经原穴，既可调补肾阴，又可补益肾阳，促进气血的平调，是治疗中风的要穴。合谷为手阳明大肠经之原穴，与太冲合曰"四关"，两穴一上一下，一阴一阳，一主气，一主血，相互协调，可共奏清热泻火、镇静安神、平肝潜阳和息风通络之效，用于中风闭证可以解郁开闭。

急性期过后症状稳定时，应据患者病情之虚实寒热，选用不同的腧穴给予微通法毫针治疗，持久治之，不能操之过急。虚证多选太溪、太冲、气海、足三里等，以阴经腧穴为主。实证多用环跳、阳陵泉、曲池、合谷、绝骨、四神聪等，以阳经腧穴为主，加强通经活络之作用，同时施以补泻，给予适当的刺激量，守方而治。

贺老认为，中风的发生，不论出血或是梗死虽然病因及机制各有不同，但究其根源，经络瘀而不通是其最根本的病机所在。经络是运行气血的通路；气血是荣养四肢百骸、五脏六腑的物质，在生理上它们相互依存，气为血帅，血为气母相互为用。对于中风来说，各样的病因，最终不外乎导致经络气血不通，经气瘀滞。因此，采用强通法的放血疗法是治疗中风急性发作的重要一环。气行则血行，血行则气畅，气血通畅而达到清心开窍、平肝潜阳、滋阴息风、通经活络的效果。

中风后遗症患者患侧上下肢多肌张力增高，迈步困难，关节屈伸困难，手指不能伸开，形成"挎篮""划圈"姿态。中医学认为，四肢拘紧，屈伸不利属经筋之病，多为寒凝脉阻、气血瘀滞、经筋失荣所致。

贺老治疗中风后遗症主要采用温通法和微通法。火针是治疗经筋病最好的方法，使用火针首先要根据应刺部位选择粗细相当的火针，要求将针烧红、烧透，趁针极热之时迅速刺入皮肤肌肉，随即拔出，其选用腧穴多以局部阿是穴为主，配用相应经穴。例如，肩关节疼痛僵硬、肘关节疼痛僵硬发紧，应用火针速刺阳明经循行部位；指关节肿胀僵硬不能伸屈，应用火针速刺掌指关节、指关节、八邪及阳经循行部位；不能抬步、膝关节活动不灵，可用火针刺犊鼻及局部腧穴。除火针温通外，贺老酌情选用太溪、太冲、环跳、听宫、阳陵泉、合谷也是常用方法。太溪、太冲可培本补益肝肾，使气血有生化之源。环跳为人之躯体贯通上下阴阳气血之大穴，可疏导周身气血，以阳行阴，以中而行上下，是通畅气血经脉的主要腧穴。针刺环跳时，针感要麻窜至下肢，针感不宜过分强烈。听宫是手太阳经腧穴，相续足太阳。太阳主筋，太阳经气通达，周身经脉得以充润。听宫穴的应用是贺老长期临床经验的总结，与环跳合用可通畅全身气血经脉，是治疗中风病的重要腧穴之一。

第六节　胃脘痛

一、病名

胃脘痛又称胃痛，是指以上腹胃脘部近心窝处疼痛为主症的病证。

二、主症

胃脘痛表现为上腹胃脘部近心窝处疼痛，其疼痛有胀痛、刺痛、隐痛、剧痛等性质的不同，常伴食欲不振、恶心呕吐、嘈杂泛酸、嗳气吐腐等上胃肠道症状。

本病发病以中青年居多，多有反复发作病史，发病前多有明显的诱因，如天气变化、恼怒、劳累、暴饮暴食、饥饿、饮食生冷干硬或食辛辣烟酒，或服用有损脾胃的药物。

三、治法

治疗以理气和胃止痛为主，再须审证求因，辨证施治。

四、取穴

1. 主穴：中脘、梁门。
2. 配穴：寒邪犯胃，加足三里；饮食停滞，加天枢、上脘、下脘；肝气犯胃，加左内关，右足三里；脾胃虚寒，加足三里，关元；胃阴不足，加内关、足三里。

五、施术

腹部穴直刺 1 寸左右，足三里直刺 1 ～ 1.5 寸，内关直刺 0.5 寸，寒邪犯胃和脾胃虚寒者中脘可加灸。

六、按语

贺普仁教授认为梁门穴具有和胃、降逆气的功能。梁门为水谷之门，可消积化滞、和胃降逆、制酸止痛。中脘为胃之募穴，可疏理中焦之气。足三里为胃之合穴，合治内腑，配合胃脘部施灸可散寒止痛。上、中、下三脘善于消导，配用大肠之募穴天枢，可化食消滞。内关为手厥阴心包经之络穴，通于少阳经，少阳乃气机之枢纽，可助脾胃之升降，常与足三里相配合，有温中健脾、疏肝理气之功。

第七节　带状疱疹

一、病名

带状疱疹又称蛇串疮，是一种皮肤上出现成簇水疱，呈带状分布，痛如火燎的急性疱疹性皮肤病。因皮损状如蛇行，故名蛇串疮；因每多缠腰而发，故又称缠腰火丹。本病还被称为火带疮、蛇丹、蜘蛛疮等。《外科大成·缠腰火丹》称此证"俗名蛇串疮，初生于腰，紫赤如疹，或起水疱，痛如火燎"，以成簇水疱，沿一侧周围神经作带状分布，伴刺痛为临床特征，多见于成年人，好发于春秋季节。

二、主症

本病发病一般先有轻度发热、倦怠、食欲不振，以及患部皮肤灼热感或神经痛等前驱症状，但亦有无前驱症状即发疹者；经1～3天后，患部发生不规则的红斑，继而出现多数和成簇的粟粒至绿豆大小的丘疱疹，迅速变为水疱，聚集一处或数处，排列成带状，水疱往往成批发生，簇间隔以正常皮肤，疱液透明；5～7天后，水疱转为浑浊，或部分破溃、糜烂和渗液，最后干燥结痂，再经数日，痂皮脱落而愈。也有患者不发出典型水疱，仅仅出现红斑、丘疹，或大疱，或血疱，或坏死。

皮疹多发生于身体一侧，不超过正中线，但有时在患部对侧，亦可出现少数皮疹。皮损好发于腰肋、胸部、头面、颈部，亦可见于四肢、阴部及眼、鼻、口等处。

疼痛为本病的特征之一，疼痛的程度可因年龄、发病部位、损害轻重不同而有所差异。一般儿童患者没有疼痛或疼痛轻微，年龄愈大疼痛愈重；头面部较其他部位疼痛剧烈；皮疹为出血或坏死者，往往疼痛严重；部分老年患者在皮疹完全消退后，仍遗留神经疼痛，持续数月之久。

本病若发生在眼部，可有角膜水疱、溃疡，愈后可因疤痕而影响视力，严重者可引起失明、脑炎，甚至死亡。若发生在耳部，可有外耳道或鼓膜疱疹、患侧面瘫及轻重不等的耳鸣、耳聋等症状。此外，少数患者还可有运动神经麻痹、脑炎等。

儿童及青年人病程一般 2 ～ 3 周，老年人 3 ～ 4 周，愈后很少复发。

三、治法

泻火解毒，清热利湿。

四、取穴

1. 主穴：龙眼，阿是穴（龙头、龙尾），丘墟透照海。
2. 配穴：热盛型加合谷、曲池；湿盛型加足三里；气滞血瘀型加血海。

五、施术

龙眼穴为经外奇穴，位于手小指尺侧第 2、第 3 骨节之间，握拳于横纹近处取之。龙眼刺入 0.2 ～ 0.3 寸，或点刺放血。毫针透刺从丘墟向照海。疱疹病灶带前（龙头）、后（龙尾）部三棱针点刺出血加拔罐。

六、按语

贺普仁教授在本方中用龙头、龙尾、龙眼。用三棱针先刺其延展所向龙头、龙尾之处，出黄水恶血以泻毒热，后再刺其他患处，再用三棱针刺龙眼。其用意在于清热解毒，祛瘀除恶，以治其因；化瘀通络，凉血和营，以治其果。运用放血加拔罐法以充分祛其恶血，使湿热火毒之邪能随瘀滞之血而出，给邪以出路。这不仅能控制病情，而且能去除病原，所以它是治疗带状疱疹的有效方法之一。取丘墟透照海，疏肝涵木，调理气机。曲池、合谷为手阳明大肠经合穴和原穴，足三里为足阳明胃经合穴，阳明经多气多血，施泻法可疏泄和通调阳明经气，健脾胃祛湿浊，清泻气血的壅滞。足太阴脾经的血海，善于活血祛瘀。以上诸方诸法合用，微通法结合强通法，起到疏肝解郁、清热利湿、祛瘀止痛的作用。

第八节　失眠

一、病名

失眠中医称不寐，是以经常不能获得正常睡眠为特征的一类病证，主要表现为睡眠时间、深度的不足，轻者入睡困难，或寐而不酣，时寐时醒，或醒后不能再寐，重则彻夜不寐，常影响人们的正常工作、生活、学习和健康。

二、主症

失眠轻者入寐困难或寐而易醒，醒后不寐，连续 3 周以上，重者彻夜难眠；常伴有头痛，头昏，心悸，健忘，神疲乏力，心神不宁，多梦等症。本病常有饮食不节，情志失常，劳倦、思虑过度，病后体虚等病史。

三、治法

治疗当以补虚泻实、调整脏腑阴阳为原则，即实证泻其有余，虚证补其不足。

四、取穴

1. 主方：百会、神门、三阴交。
2. 配穴：心血亏虚，加心俞、脾俞；阴虚火旺，加心俞、肾俞、大陵、太溪；肝阳扰动，加肝俞、行间或太冲；胃腑失和，加足三里、内关、中脘；心胆气虚，加心俞、阳陵泉。

五、施术

肝阳扰动型用泻法，心血亏虚型用补法，其他类型用平补平泻手法。百会向后沿皮刺 0.5 ～ 0.8 寸，神门直刺 0.3 ～ 0.5 寸，三阴交直刺 1 ～ 1.5 寸；背俞穴向脊柱方向斜刺 0.5 ～ 0.8 寸，足部穴位直刺 0.5 寸，内关直刺 0.5 寸，大陵直刺 0.3 ～ 0.5 寸，中脘直刺 0.5 ～ 1 寸。

六、按语

贺普仁教授认为不寐之病位在心，故取心经原穴神门，不寐又与肝、脾、肾有密切关系，故取足三阴经交会穴三阴交，再配以百会镇静安神，可达宁心安神的作用。取心俞、脾俞以补益心脾；心俞、肾俞交通心肾，大陵、太溪亦分别为心包经、肾经原穴；肝俞、行间疏肝泻火；内关、中脘、足三里消食化痰安中；心俞可补益心气，取胆之合穴阳陵泉，在五行属土，可补胆气。诸穴配合应用，可使脏腑调和，心神得养，睡眠得安。

第九节 三叉神经痛

一、定义

三叉神经痛又称面痛，是以眼、面颊部出现放射性、烧灼样抽掣疼痛为主症的疾病，又称"面风痛""面颊痛"，多发于 40 岁以上，女性多见，以右侧面部为主（占 60% 左右）。面部主要归手、足三阳经所主，内外因素使面部手、足阳明及手、足太阳经脉的气血阻滞，不通则痛，导致本病。

二、主症

面部疼痛突然发作，呈闪电样、刀割样、针刺样、电灼样剧烈疼痛，持续数秒到 2 分钟，发作次数不定，间歇期无症状，痛时面部肌肉抽搐，伴面部潮红、流泪、流涎、流涕等，常因说话、吞咽、刷牙、洗脸、冷刺激、情绪变化等诱发。

眼部痛，主要属足太阳经病症；上颌、下颌部痛，主要属手、足阳明和手太阳经病症；兼见面部有感受风寒史，遇寒则甚，得热则轻，鼻流清涕，苔白，脉浮者，为风寒证；痛处有灼热感，流涎，目赤流泪，苔薄黄，脉数者，为风热证；有外伤史，或病变日久，情志变化可诱发，舌暗或有瘀斑，脉细涩者，为气血瘀滞。

三、治法

治宜疏通经络，祛风止痛。取穴以手、足阳明经穴为主。

四、取穴

1. 主穴：天枢，面部穴位火针。
2. 配穴：风寒侵袭，加风池、合谷；风热浸淫，加内庭、二间。

五、施术

面部穴位如阳白、丝竹空、迎香、四白、下关、颊车、承浆等，用细火针选择 3 ～ 4 穴位，点刺不留针，深度 1 ～ 2 分，余穴均以毫针泻法；风池向鼻尖方向斜刺 0.3 寸，合谷直刺 0.5 寸，二间直刺 0.3 寸，内庭直刺 0.5 寸，天枢直刺 1.5 ～ 2 寸，留针 30 分钟。

六、按语

贺普仁教授认为新病因感受外邪者，应以疏风为主；久病及络，因痰火瘀血所致，应以清热化痰活血为主；疼痛既然是痹阻不通所致，治疗上即以通经活络为主。《医学真传》云："但通之之法，各有不同。调气以和血，通也；调血以和气，通也；下逆者使之上行，中结者使之旁达，亦通也；虚者助之使通，寒者温之使通，无非通之之法也。若必以下泄为通，则妄矣。"故通法体现在治疗上即用温通法和微通法。微通法选天枢，大肠经募穴，足阳明经穴，泻之可清泻阳明之热，通调阳明经气；风池、合谷祛风散寒解表；二间为手阳明经荥穴，其经属金，可泻其相表里的手太阴肺经之实，肺在上，主表，故二间有祛风清热之功，配合足阳明胃经荥穴内庭，共奏祛邪通络止痛的作用。温通法借温热效应疏通局部气血、祛风散寒，也可借其通透之力以散热。故诸穴诸法合用，可取佳效。

第十节　牙痛

一、病名

牙痛是指牙齿因各种原因引起的疼痛，为口腔疾患中常见的症状之一。

二、主症

牙痛是多种牙齿疾病和牙周疾病常见的症状之一，其特点表现为以牙痛为主，牙龈肿胀，咀嚼困难，口渴口臭，或时痛时止，遇冷热刺激痛，面颊部肿胀等。

牙痛可伴有牙龈鲜红或紫红、肿胀、松软，有时龈缘有糜烂或肉芽组织增生外翻，刷牙或吃东西时牙龈易出血，但一般无自发性出血，患者无明显的自觉症状，有时可有发痒或发胀感。

三、治法

祛风泻火，通络止痛。

四、取穴

1. 主穴：合谷、上关、颊车。
2. 配穴：风火型加外关；胃火型加内庭；虚火型加太溪；牙龈红肿较剧者施以三棱针点刺放血。

五、施术

太溪用补法，余穴施以泻法。颊车向前斜刺 0.5 ～ 1 寸，内庭直刺 0.5 ～ 0.8 寸，余穴直刺 0.5 ～ 1 寸，阿是穴以三棱针点刺放血。

六、按语

牙痛方由此三穴组成是根据经络的循行。手、足阳明经分别入于上下齿中，故取手阳明经原穴合谷，其脉入上齿中，下关、颊车为局部取穴，其所属足阳明胃经入下齿中。本方具有疏通经气、利齿止痛之功。外关可疏风散热；内庭清胃泻火；太溪滋阴清热；红肿剧烈者，放血使血随热散，肿痛得消。

第十一节　面瘫

一、病名

面瘫是以口眼向一侧歪斜为主要症状的一种疾病。本病可发生于任何年龄，无明显的季节性。

二、主症

面瘫绝大多数为一侧性，有的在起病前 1～2 天有同侧耳区或面部的疼痛，患者往往是在清晨起床时发现闭目不全、口角歪斜，2～3 天内症状最严重。

病侧面部表情肌瘫痪，前额皱纹消失，眼裂扩大，鼻唇沟平坦，口角下垂，面部被牵向健侧。面肌运动时，因健侧面肌的收缩牵引，使上述体征更为明显；进食时，食物残渣常滞留于病侧的齿颊间隙内，并常有口水自该侧淌下；泪点随下睑外翻而致泪液外溢；可有舌前 2/3 味觉减退或（和）听觉过敏。

本病通常在起病后 1～2 周内开始恢复，大约 75% 的患者在几周内可基本恢复正常。面神经麻痹恢复不完全，可产生瘫痪肌的挛缩、面肌抽搐或联带运动。挛缩表现为病侧鼻唇沟加深、口角反牵向患侧、眼裂缩小，常易误认健侧为病侧。面肌抽搐为病侧面肌不自主的抽动，于情绪激动或精神紧张时明显。联动征有瞬目时病侧上唇轻微颤动；露齿时病侧眼睛不自主闭合；试图闭目时，病侧额肌收缩；进食咀嚼时，病侧眼泪流下或颞部皮肤潮红、发热、汗液分泌等。这些现象可能由于病损后再生的神经纤维长入邻近其他神经鞘细胞通路而支配原来属于其他神经纤维的末梢器。

三、治法

治疗上以疏散风寒、温经通络、行气活血为主。

四、取穴

1. 主穴：合谷、足三里、阳白、太阳、下关、颧髎、颊车透地仓、翳风。

2. 配穴：鼻唇沟变浅，加迎香；人中沟歪，加人中；颏唇沟歪，加承浆；闭眼困难，加鱼腰、丝竹空；内热较重者，穴位放血。发病10天后用透穴，丝竹空透攒竹，阳白透鱼腰，太阳透颧髎，内地仓透颊车。久病者或风寒重较重者，火针点刺面部腧穴。

五、施术

酌情补虚泻实，一般多采用先补后泻手法。面部穴位均沿皮刺，合谷直刺0.5寸，足三里直刺1～1.5寸，留针30分钟。发病早期进针宜浅，久病可用2～3寸毫针做透穴治疗。里热重者，每次选2～3个穴位用三棱针点刺放血3～5滴。久病者可选用细火针点刺3～5个穴位，不留针。

六、按语

贺普仁教授在临床上灵活运用三通法治疗面瘫皆取佳效。面瘫病在阳明、少阳，故取合谷、足三里和风池，以疏风清热、疏导经络、通调气血。面部穴位可驱散风邪，疏通局部经气，采用透穴法、温通法、强通法，均为加强经气的通调作用，适用于久病重症者。

第十二节　颈椎病

一、病名

颈椎病又称项痹，是因长期低头工作，年老正虚，经气不利等所致。本病是以项部经常疼痛麻木，连及头、肩、上肢，并可伴有眩晕等为主要表现的肢体痹病类疾病。

二、主症

本病常有颈椎长期劳损或外伤等病史，多见于长期伏案工作之人，发病缓慢，呈波浪式发展。

本病常见颈部疼痛、麻木、酸胀，连及头、肩部、上臂疼痛，有相应的压痛点伴感觉异常，颈部僵直，转动不灵，活动受限，上肢乏力，甚至肌肉萎缩，部分患者可有眩晕、耳鸣、头痛、视物模糊等症。按压同侧相应的颈椎间隙，或叩击头顶，疼痛可加剧；将颈部向健侧极度旋转，或患侧上肢外展90°，且尽量后伸时，患肢放射痛显然加剧，腕反射减退或消失。

1. 神经根型颈椎病：多数无明显外伤史，大多患者逐渐感到颈部单侧局限性痛，颈根部呈电击样向肩、上臂、前臂乃至手指放射，且有麻木感，或以疼痛或麻木为主。疼痛呈酸痛、灼痛或电击样痛，颈部后伸、咳嗽，甚至增加腹压时疼痛可加重。上肢沉重，酸软无力，持物易坠落，部分患者可有头晕、耳鸣、耳痛、握力减弱及肌肉萎缩。此类患者的颈部常无疼痛感觉。

2. 脊髓型颈椎病：缓慢进行性双下肢麻木、发冷、疼痛，走路欠灵活、无力，易绊倒，不能跨越障碍物，休息时症状缓解，紧张、劳累时加重，时缓时剧逐步加重，晚期下肢或四肢瘫痪，二便失禁或尿潴留。

3. 椎动脉型颈椎病：主症见单侧颈枕部或枕顶部发作性疼痛，视力减弱，耳鸣，听力下降，眩晕，可见猝倒发作，常因头部活动到某一位置时诱发或加重。头颈旋转时引起眩晕发作是本病的最大特点。椎动脉血流检测及椎动脉造影可协助诊断，可辨别椎动脉是否正常，有无压迫、迂曲、变细或阻滞。

4. 交感神经型颈椎病：主症见头痛或偏头痛，有时伴有恶心、呕吐，颈肩部酸困疼痛，上肢发凉、发绀，眼部视物模糊，眼窝胀痛，眼睑无力，瞳孔扩大或缩小，常有耳鸣、听力减退或消失，心前区持续性压迫痛或钻痛，心律不齐，心跳过速，头颈部转动时症状可明显加重。压迫不稳定椎体的棘突可诱发或加重交感神经症状。

三、治法

行气活血，补肾通督。

四、取穴

1. 主穴：颈肩部阿是穴。

2. 配穴：外感风寒加听宫、风池；姿势不当加绝骨、风池；年老体弱加太溪、绝骨；寒盛或阳虚患者，火针治疗；瘀血疼痛甚者，三棱针刺络放血拔罐治疗。

五、施术

以中粗火针，速刺法，点刺颈项、颈肩肌肉僵硬疼痛处，深度 2～3 分，局部不同位置点刺 3～6 针；或用三棱针点刺肩部阿是穴 2～3 穴，挤出血 2～3 滴，加火罐于出血点上，留罐 10 分钟。听宫张口取穴，毫针进针 0.5～0.8 寸。绝骨进针 0.5～1 寸，可先补后泻。太溪用补法，进针 0.5 寸。

六、按语

贺普仁教授认为三通法的综合应用是取得最佳疗效的重要法宝。听宫为手太阳小肠经穴，又为手、足少阳与手太阳经交会穴，太阳主开，凡外邪侵袭，经络阻滞均可先从太阳经治疗。风池为祛风特效穴，又是治疗颈椎病的局部要穴。绝骨为髓会，可强筋利骨，通调经络气血，远端取穴，疗效极佳。太溪为肾经原穴，可益肾壮骨。温通法之火针，可温通经络，祛寒通络，温阳止痛；强通法可活血化瘀而止痛。

第十三节　肩周炎

一、病名

肩周炎又称肩痹，是因体虚、劳损加风寒侵袭肩部，使经气不利，以肩部长期固定疼痛、活动受限为主要表现的肢体痹病类疾病。

其病名较多，因睡眠时肩部受凉引起的称"漏肩风"或"露肩风"；因肩部活动明显受限，形同冻结而称"冻结肩"；因该病多发于 50 岁左右，故又称"五十肩"。

二、主症

本病起病缓慢，多数患者无外伤史，多见于中老年人，仅少数患者曾有局部外伤、劳累或长期肩痛病史。病症初发很轻微，以后逐渐加重。

本病的主要症状是肩关节疼痛和活动受限。早期疼痛与活动受限并重，疼痛一般以肩关节的前、外侧部为重，可以放散到同侧的肩胛部、肘部以及手部，疼痛的性质多为酸痛或针刺样痛，重者夜间痛甚，影响睡眠。中后期疼痛有所减轻，但活动受限减轻不明显，甚至继续加重，尤其表现为难以完成洗脸、梳头和穿脱衣服等动作。

三、治法

舒筋通络，疏调气血。

四、取穴

1. 主穴：肩贞、肩髃、肩前、条口透承山、听宫。
2. 配穴：病程日久，加膏肓；风寒甚，痛剧者，加火针疗法；病久，瘀血阻滞，活动受限者，配合放血疗法。

五、施术

早期用泻法，晚期用补法。针患侧条口，进针2寸，以承山穴有胀感为度，边提插捻转，边嘱患者活动患肩，不留针。膏肓穴沿肩胛骨后缘下方，向肩部斜刺，深度不超过1寸。听宫张口取穴，进针1寸，留针30分钟。用中粗火针点刺肩部穴位和阿是穴，不留针。用三棱针点刺肩部穴位及周围有瘀血现象的小血管，出血后即拔罐，留罐15分钟，每周2～3次。

六、按语

贺普仁教授认为足阳明经多气多血，条口为足阳明胃经穴，深刺条口可鼓舞脾胃中焦之气，通达四肢，濡润关节，驱除外邪，疏通经络而止肩痛；膏肓可治诸虚百损，扶助正气，又可疏通局部气血，驱除外邪，有攻补兼施之效，对顽固型患者有较好的效果。听宫为手太阳小肠经穴，有祛风散寒、通经活络之功。肩局部火针点刺，借火针热力，鼓舞阳气，温煦肌肤，驱散寒邪，调和经脉而疼痛自止。肩部穴位刺络放血可起到活血化瘀，行血散风，促进经络气血运行的目的。

第十四节　腰痛

一、病名

腰痛又称腰痹，是因外伤、劳损或寒湿侵袭腰部所致，以腰部疼痛，弯腰、受寒或劳累后加重，伴活动受限为主要表现的肢体痹病类疾病。

二、主症

本病中老年人居多，有长期弯腰工作，或工作姿势不正，或常处于特殊体位（如持重），或急性腰扭伤（闪坠）治之失时，迁延日久史。

临床表现可见腰痛和下肢坐骨神经放射痛，腰腿疼痛可因咳嗽、打喷嚏、用力排便等腹腔内压升高时加剧，步行、弯腰、伸膝起坐等牵拉神经根的动作也可使疼痛加剧，腰前屈活动受限，屈髋屈膝、卧床休息可使疼痛减轻。重者卧床不起，翻身极感困难。病程较长者，其下肢放射痛部位感觉麻木、冷感、无力。腰椎间盘中央型突出造成马尾神经压迫时会出现会阴部麻木、刺痛，二便功能障碍，阳痿或双下肢不全瘫痪。少数病例的起始症状是腿痛，而腰痛不明显。

三、治法

益肾通络，益气活血，散寒除痹。

四、取穴

1. 主穴：肾俞、命门、委中。

2. 配穴：寒湿腰痛者，肾俞、命门加火针点刺；肾虚腰痛者，肾俞、命门加灸盒灸法；瘀滞腰痛者，腰部阿是穴刺络放血拔罐。

五、施术

肾俞毫针直刺 1 寸，命门毫针直刺 0.5～0.8 寸，针后用中粗火针点刺肾俞、命门和阿是穴，或两穴加灸盒灸 20 分钟，或三棱针阿是穴刺络放血拔罐；委中直刺 1～1.5 寸。

六、按语

贺普仁教授认为腰痛可由风、寒、湿邪侵入经络，留注于腰；或外伤损伤腰脊，导致气滞、痰结、血瘀；或内伤虚损，日久不愈，累及于腰。"腰者肾之府，转摇不能，肾将惫矣"，所以贺教授提出治腰先治肾的治疗原则，由命门、肾俞、委中三穴结合三通针法组成了适用于治疗各种病因引起的腰痛针方。

命门意指生命之门，为督脉腧穴，能通调督脉经气，总督一身之阳，其两旁为肾俞，而肾气又为一身之本，故名之，在《难经》中称之为"此五脏六腑之本，十二经之根，呼吸之门，三焦之原，一名守邪之神"。正如陈士铎在《石室秘录》中说："心得命门而神明有主，始可以应物。肝得命门而谋虑，胆得命门而决断，胃得命门而能受纳，脾得命门而能转输，肺得命门而准节，大肠得命门而传导，小肠得命门而布化，肾得命门而作强，三焦得命门而决渎，膀胱得命门而收藏，无不借命门之火以温养之。"从而可以看出命门的重要作用。肾俞为治腰痛的要穴之一，为足太阳膀胱经穴，膀胱经引于背腰部，下夹脊，抵腰中，足太阳膀胱与足少阴肾相表里。二穴位于腰部，又能通调局部经气，故此二穴可温补肾阳、通经散寒。委中是足太阳膀胱经之合穴，为四总穴之一，腰背委中求。故三穴结合三通法共奏温阳散寒祛湿、活血祛瘀止痛的功效。

第十五节　胸痹

一、病名

胸痹是指以胸部闷痛，甚则胸痛彻背、喘息不得卧为主症的一种疾病。轻者仅感胸闷如窒，呼吸欠畅，重者多有胸痛，严重者心痛彻背，背痛彻心。

二、主症

胸痹的主要表现为膻中或心前区憋闷疼痛，甚则痛彻左肩背、咽喉、胃脘部、左上肩内侧等部位，呈反复发作性或持续不解，常伴有心悸、气短、自汗，甚则喘息不得卧，胸闷、胸痛一般几秒到几分钟可缓解。严重者可见疼痛剧烈，持续不解，汗出肢冷，面色苍白，唇甲青紫，心跳加快，或心律失常等危候，可发生猝死本病多见于中年以上，常因操劳过度、抑郁恼怒或多饮暴食、感受寒冷而诱发。

三、治法

初病年壮者，实证居多，治以豁痰、散寒、活血化瘀等祛邪为主；久病年高者，虚证居多，治以益气、养阴、生血、温阳为主；虚实夹杂者，须权衡标本，分清孰轻孰重，孰急孰缓，或急者治标，缓者治本，或标本兼顾。

四、取穴

1. 主穴：膻中、内关、郄门。
2. 配穴：气滞血瘀，加然谷放血；胸阳不振，灸膻中、关元；痰阻胸阳，加中脘、丰隆。

五、施术

以泻法为主。膻中平刺 0.5 寸；用 4 寸毫针沿皮刺，从内关透向郄门，使针感向上传导。中脘直刺 1.5～2 寸，丰隆直刺 1～1.5 寸，三棱针点刺然谷放血。

六、按语

膻中为八会穴之气会，又为心包募穴，可调畅气机，气行则心脉可通；内关为心包经络穴，别走少阳之经，且与阴维相会；郄门为手厥阴心包经之郄穴，郄穴善治急性病痛。诸穴合用可宽胸理气止痛。灸膻中、关元，可温阳散寒；中脘、丰隆长于祛痰化浊；

然谷为肾经荥穴，心与肾为同名经，然谷放血可祛胸中瘀血，心脉通畅而痛可止。

第十六节 便秘

一、病名

便秘是指粪便在肠内滞留过久，秘结不通，排便周期延长，或周期不长，但粪质干结，排出艰难，或粪质不硬，虽有便意，但便而不畅的病症。

二、主症

便秘的临床表现为排便间隔时间超过自己的习惯 1 天以上，或两次排便时间间隔 3 天以上，或大便粪质干结，排出艰难，或欲大便而艰涩不畅。常伴腹胀、腹痛、口臭、纳差及神疲乏力、头晕、心悸等症。本病常有饮食不节、情志内伤、劳倦过度等病史。

三、治法

通便导滞。

四、取穴

1. 主穴：丰隆、支沟。
2. 配穴：热秘，加内庭、天枢；气秘，加中脘、太冲；虚秘，加足三里；冷秘，灸关元。

五、施术

热秘、气秘用泻法，虚秘用补法，冷秘用灸法。丰隆直刺 1.5 寸，支沟直刺 1 寸，腹部及足三里直刺 1.5 寸，足部穴直刺 0.5 寸。

六、按语

丰隆为足阳明之络穴，《备急千金要方》曰"丰隆主大小便涩难"，此穴可推动腑气下行；支沟为手少阳之经穴，可宣通三焦气机。二穴共为主穴以通调腑气。内庭、天枢可清热导滞；中脘、太冲疏肝行气；足三里补益气血而润肠；灸关元以温通下焦，肠道温煦则便自通。

第十七节　粉刺

一、病名

粉刺又称痤疮，是一种发生于毛囊、皮脂腺的慢性炎症性皮肤病，因典型皮损能挤出白色半透明状粉汁，故称之为粉刺。《医宗金鉴·外科心法要诀·卷六十五·肺风粉刺》云："此证由肺经血热而成，每发于面鼻，起碎疙瘩，形如黍屑，色赤肿痛，破出白粉汁，日久皆成白屑，形如黍米白屑，宜内服枇杷清肺饮，外敷颠倒散。"本病以皮肤散在性粉刺、丘疹、脓疱、结节及囊肿，伴皮脂溢出为临床特征，好发于颜面、胸、背部，多见于青春期男女。

二、主症

粉刺好发于颜面，亦可见于胸背部及肩胛部等处，典型皮损为毛囊性丘疹，多数呈黑头粉刺，周围色红，用手挤压，有小米或米粒样白色脂栓排出，少数呈灰白色的小丘疹，之后颜色变红，顶部发生小脓疱，破溃后痊愈，遗留有色素沉着或有轻度凹陷的疤痕，有时形成结节、脓肿、囊肿等多种形态损害，自愈后可遗留有明显疤痕，皮肤粗糙不平，伴有油性皮脂溢出。

本病一般无自觉症状或稍有瘙痒，若炎症明显时，可引起疼痛或触痛。

三、治法

清热化湿。

四、取穴

1. 主穴：耳尖、背部痣点刺络放血。

2. 配穴：肺经风热加肺俞；胃肠湿热加胃俞、大肠俞；脾失健运加脾俞；冲任不调加膈俞。

五、施术

耳尖穴用速刺法。针刺前先将耳尖周围用手指向针刺处挤按，使血液积聚于针刺部位，消毒后以左手拇、食、中指夹紧被刺部位，快速刺入 1 分左右，迅速出针，挤出鲜血数滴，再用干棉球按压。

背部痣点用挑刺法。术者手指消毒，然后以左手将背部痣点的皮肤捏起，并将其固定，用握笔式持三棱针，挑刺时，使针尖快速刺入痣点皮肤，2 ～ 3 分许，迅速拔出，随即在挑刺处拔火罐，可见罐内吸出部分血液，留罐约 10 分钟。

六、按语

贺普仁教授治疗痤疮的经验在于寻找背部痣点或反应点。痣点古代医家早有重视，如《灵枢·百病始生》曰"盖无虚，故邪不能独伤人。此必因虚邪之风，与其身形，两虚相得，乃客其形"，《素问·调经论》曰"五脏之道皆出于经隧，以行血气，血气不和，百病乃变化而生"。贺普仁教授认为疾病的发生与卫气营血有关，借助经络通内达外的生理特点，在体表的各部位上可出现各种反应点，而挑痣点法正是利用了经络的这一生理功能，从治疗体表入手，通过挑刺肺俞、脾俞、胃俞、大肠俞、膈俞，进而调整相应脏腑的生理功能，使五脏六腑之阴阳气血相互协调，加拔火罐可促使局部毒素排出，达到经气通畅、营卫调和、祛瘀生新之目的。耳尖穴放血增强了消散邪热的功效。

第十八节　斑秃

一、病名

斑秃又称油风，为一种头部毛发突然发生斑块状脱落的慢性皮肤病。《医宗金鉴·外科心法要诀·卷六十三》云："此证毛发干焦，成片脱落，皮红光亮，痒如虫行，俗名鬼剃头。由毛孔开张，邪风乘虚袭入，以致风盛燥血，不能荣养毛发。宜服神应养真丹，以治其本；外以海艾汤洗之，以治其标。"本病以脱发区皮肤正常，无自觉症状为临床特征，可发生于任何年龄，但多见于青年，男女均可发病。

二、主症

本病的主症为头发突然成片迅速脱落，脱发区皮肤光滑，边缘头发松动，易拔出，拔出时可见发干近端萎缩；脱发区呈圆形、椭圆形或不规则形，数目不等，大小不一，可相互连接成片，或头发全部脱光，而呈全秃；严重者，眉毛、胡须、腋毛、阴毛等全身毛发脱落而呈普秃。

本病一般无自觉症状，多在无意中发现，常在过度劳累、睡眠不足、精神紧张或受刺激后发生。

三、治法

滋阴养血。

四、取穴

1. 主穴：中脘、上廉、足三里。
2. 配穴：病重者可加梅花针叩打局部。

五、施术

上廉直刺 0.5 ～ 1 寸，平补平泻。中脘、足三里直刺 1 ～ 1.5 寸用补法。

六、按语

贺普仁教授擅长选取上廉穴治疗斑秃，是因上廉为多气多血之手阳明大肠经穴，可调和气血；中脘为胃之募穴、腑会，又与手太阳、少阳、足阳明经交会。结合足三里的穴性功能，二穴合用，共同起到补气养血、调理气机、养血润发之功效。

第十九节　痛经

一、病名

妇女正值经期或经行前后出现周期性小腹疼痛或痛引腰骶，甚剧痛晕厥，称为痛经，又称"经行腹痛"。

二、主症

本病以伴随月经的周期性小腹疼痛为主症，或有经量异常、不孕、放置宫内节育器、盆腔炎等病史。

临床表现主要为腹痛多发生在经前 1 ～ 2 天，行经第 1 天最重，可呈阵发性痉挛性或胀痛伴下坠感，甚者可放射到腰骶、肛门、阴道、股内侧，伴见面色苍白、出冷汗、手足发凉等晕厥现象。无论疼痛程度如何，一般不伴腹肌紧张或反跳痛，少数人于经血将净或经净后 1 ～ 2 天始觉腹痛或腰腹痛。

若无阳性体征者属功能性痛经；如盆腔内有粘连、包块、结节或增厚者，可能是盆腔炎症、子宫内膜异位症等所致；子宫球形增大，需除外子宫肌腺症；部分患者可见子宫体极度屈曲或宫颈口狭窄。

三、治法

经前理气，经期活血，经后补虚。

四、取穴

1. 主穴：气海、中极、次髎、三阴交。
2. 配穴：寒凝气滞加关元、血海；肝郁气滞加地机、行间；肝肾阴虚加肝俞、肾俞。

五、施术

气海、关元直刺 1 寸，关元加灸，中极直刺 1 寸，肝俞、肾俞斜刺 0.5 寸，次髎直刺 1 寸，三阴交、地机直刺 1～1.5 寸。实证用泻法，虚证用补法。

六、按语

贺普仁教授认为痛经的主要病机是气血运行不畅，因经血为气血所化，血随气行，气充则血沛，气顺则血和，经行通畅，自无疼痛之患。若因受寒、气滞血瘀、精亏血少而致经行不畅，均可引起痛经。痛经的病变部位在肝肾及冲任二脉，故取穴上选取气海、关元、中极等任脉穴位。中极通于胞宫，联系冲脉，可通调冲任。气海壮元益肾。关元加灸更温助下焦阳气。三阴交健脾利湿，补益肝肾。脾经之地机、血海活血化瘀止痛。行间为肝经荥穴，可疏肝解郁。次髎可通调冲任，引经血下流，为治疗痛经的经验效穴。肝俞、肾俞滋补肝肾。本方腧穴借微通法和温通法发挥功效，共达到驱寒利湿、温经止痛、疏肝解郁、行气活血、补肝益肾、调和冲任以治痛经之目的。

第二十节　筋瘤

一、病名

筋瘤又称静脉曲张，是以筋脉色紫、盘曲突起如蚯蚓状、形成团块为主要表现的浅静脉病变。《外科正宗》云："筋瘤者，坚而色紫，累累青筋盘曲，甚者结若蚯蚓。"

二、主症

本病好发于长久站立工作或怀孕的妇女，多见于下肢的两小腿。

患病早期可感觉患肢坠胀不适或疼痛，站立时明显，行走或平卧时消失；患肢筋脉逐渐怒张，盘曲如条索状，色带青紫，甚至状如蚯蚓，瘤体质地柔软，抬高患肢或向远心方向挤压可缩小，但患肢下垂放手顷刻即充盈回复；肿胀处亦可发生红肿、灼热、压痛等症状，经治疗后条索状肿物较为坚韧；瘤体如被碰破，流出大量瘀血，经压迫或结扎后方能止血；患肢常感酸、沉、肿痛、易疲劳、乏力，可出现踝部轻度肿胀和足靴区皮肤营养性变化，如皮肤色素沉着、皮炎、湿疹、皮下脂质硬化和溃疡形成。

三、治法

活血化瘀，舒筋散结。

四、取穴

1. 主穴：阿是穴。
2. 配穴：血海、太冲、足三里。

五、施术

选中粗火针，以散刺法，在患肢找较大的曲张血管，常规消毒，再将火针于酒精灯上烧红，迅速准确刺入血管中，随针拔出，即有紫黑色血液顺针孔流出，无须干棉球按压，使血自然流出，"血变而止"，待血止后，用干棉球擦拭针孔；毫针刺余穴，进针后捻转或平补平泻，得气后留针 20 分钟。

六、按语

贺普仁教授用中粗火针点刺患处血管即阿是穴，有两个作用：①用中粗火针点刺于病处血管，有放血作用。②火针本身的作用。火针有壮阳补虚、升阳举陷的功能，直接作用于因长久站立、劳累过度、耗伤气血、中气下陷引起的筋脉松弛薄弱的血管，可起到升阳举陷的作用。火针亦有祛邪除湿、通经止痛的功能。由于火针是一种有形无迹的热力，对于因寒湿之邪侵袭经络，引起筋挛血瘀的筋瘤，用之可以祛散寒湿之邪，使脉络调和，疼痛缓解。火针还有通经活络、散瘀消肿、生肌敛疮、祛腐排脓的功用。通过中粗火针散刺外露的较大的血管，使瘀血随针外出，起到了三棱针放血的作用，在此还有祛瘀生新之意。对于下肢静脉曲张合并有慢性溃疡及慢性湿疹者，可使疮口周围瘀积的气血得以消散，加速血液流通，增强病灶周围的营养，促进组织的再生，达到祛腐排脓、祛瘀生新的目的。太冲、血海可疏肝解郁、清泻血中郁热；足三里为胃经的合穴、下合穴，阳明属土，为土中之真土，具有强壮脏腑、补气养血、疏通经络之功。诸穴合用可培补中气，健脾摄血。

（谢新才　孙悦）

第五章　贺普仁传

贺普仁，字师牛，号空水，1926 年 5 月 20 日出生于河北省涞水县石圭村。贺普仁教授是中国针灸界的一位丰碑式的临床大家。2009 年 5 月，卫生部、国家中医药管理局联合授予了首批 30 位"国医大师"，贺普仁位列其中。这是中华人民共和国诞生以来第一次对名老中医授予的最高荣誉，针灸界仅入选两位。贺普仁自创的"贺氏针灸三通法"影响力远达东南亚、南美洲等，奠定了他在针灸界的举足轻重的地位。2015 年 8 月 22 日，针灸界的擎天巨擘，一代国医大师贺普仁教授不幸于北京逝世，享年 89 岁。我们通过收集整理贺普仁教授生平史料，记录和贺普仁教授的采访对话，梳理出了他的医家传述，记叙如下。

一、拜师学艺

（一）师从名医，苦学仁术

贺普仁幼年体质欠佳，饮食不节，偏食肉荤，脾胃虚弱，常年有慢性胃肠疾病，后来求治于著名老中医牛泽华，结果手到病除。1940 年，14 岁的贺普仁经亲友介绍，来到了位于北京前门外三眼井 49 号的牛泽华诊所，投在当时北京最负盛名的针灸医生牛泽华门下学习。起步就在名医门下学徒的贺普仁，学习刻苦，大胆实践，虚心求教，认真总结，很快就成了恩师钟爱的学生。学徒 8 年期间，贺普仁通读四书五经，背诵《黄帝内经》《伤寒论》《金匮要略》《针灸甲乙经》等中医经典著作里的重要条文。跟师 8 年，贺普仁不仅得到了牛老的针灸真传，而且学到了老师的高尚医德，受到牛老的格外器重。

那时学医可跟现在不一样，老师根本不管你能不能理解，唯一的要求便是要求学生能背书。如果背不出，老师虽不会体罚，但却会瞪着眼训斥："为什么还没背过？"话很简单，但贺普仁说在当时被老师这样责备是比体罚还难受的。那么能背过的学生自然便是好学生了，老师对好学生又是怎样的呢？

贺普仁的解释让我们都笑了起来："干活。哪个学生干活干得越多说明老师越偏爱他。""那老师一定很偏爱您吧？"贺普仁微微一笑，并不作答。我们又故意问了他另一个问题："那您当时干过什么活？"这下，他可中了圈套："抄过方子，生过炉灶，做过饭，还给老师倒过痰盂，当时真干了不少活呢！"

（二）闻睹神拳，勤学苦练

牛老医师经常告诫弟子在学习针灸的同时，一定要练功习武。但是弟子们大多半信半疑，觉得练功习武与针灸并无必然联系。贺普仁当时对习武一事也持观望态度，并不力行。入门 2 年后，贺普仁与师兄弟互相扎针，体会针感，发现有人进针患者不疼，针感强，效果好；而有人则不然。再一询问，前者都是谨遵师命，认真练武者。

1944 年，贺普仁终于有幸结识了尹式八卦掌第二代名师曹钟升的高足张晋臣。张晋臣见他为人诚实厚道，且体强智聪，是可造之才，就力荐他到曹钟升先生门下学尹式八卦掌。从此，17 岁的贺普仁经张晋臣介绍，拜曹钟升老师学八卦掌。曹师的八卦掌得之于尹福先生，称之为尹派八卦掌，而尹福的八卦掌又得之于八卦掌先师董海川。

贺普仁天性开朗豁达，为人仁厚谦逊，学练尹派八卦掌，不仅不抱门户之见，而且主动向其他门派求教。正是这样虚以受人，勤以励己，贺普仁才得以不断进取。后来，他不仅练八卦掌，还练静功，每天都要打坐，继而又学练了十八节刀、八卦连环剑、战身枪等器械。

尹派八卦掌，得气快，对训练应变能力，提高反应速度，大有好处。它还有极强的抗击作用，所以健身之外又可防身。贺普仁练此拳法数十年，身体日渐壮实，学习工作都大有起色。值得一提的是，贺普仁在练习八卦掌时，注意结合针灸专业的需要，特别注意发挥了八卦掌以掌代拳、以掌代勾、掌拳兼施的捶击之功。

谈起这些求学经历，贺普仁感慨地说："在我人生的路上，这么容易遇到了两位这么好的名师，并且都倾囊相授，给我的一生铺平了道路，我真是太幸运了，我永远也不会忘记他们。从我出师的那一天，我就立下宏愿，要以两位恩师为楷模，把医术和武术有机地结合起来，开拓进取，造福人类，为广大人民群众的健康幸福作出最大的贡献！"

二、学成立业

（一）开设诊所

贺普仁从书桌上拿起一本名为《老天桥》的摄影书籍，翻开来指着其中一张老照片告诉我们："这就是我当年的'普仁诊所'。"此时老人目光深邃，60 年前的情景仿佛又展现在眼前。1948 年，贺普仁在朋友的帮助下，学徒 8 年之后独自创业，租了两间房子开始悬壶应诊，在天桥附近的永安路上开设了自己的针灸诊所——"普仁诊所"。贺普仁说：

"当时条件十分艰苦，眼看要开业了，桌子、椅子都没有，多亏亲戚朋友帮忙，有的借钱，有的借物，总算开张了。"

（二）"小大夫"闯出大名气

当时他的诊所附近有很多有名的中医大夫，例如苗振平、沈大海、白守谦等，贺普仁在他们中间不免显得有点过于年轻了，而当时人们的观念是大夫还是老的好。如何能让患者来找自己看病，贺普仁有自己的主意，那就是：一是要从技术上下功夫；二是患者不论白天晚上，何时来何时都要应诊；三是在诊费上不能太认真，有钱、没钱都得看。

这三点说起来简单，做起来可就不容易了。但贺普仁每一点都做到了，尤其是第三点。他大略地回忆着给我们算了一笔账，从端午节到中秋节，一个月他大约有600元没有收，100天算下来，那就是有1700元诊费被他免了。可以想象这个数字在当时应该是个天文数字了。凭着疗效突出，服务态度好，以及诊费上的不"认真"，贺普仁的名气越传越广。名气大了，贺普仁也没有生出傲气来，对老大夫仍然是相当尊重。这种态度使得不少有名的老大夫常把患者介绍到他那里去："那里有位小大夫治得不错，你可以去找他。"从此，"小大夫"的名号不胫而走。时间久了，贺普仁的名气大了起来，许多远方患者慕名而来。

（三）救死扶伤，神针初试

在医治过的这么多病例中，有些病例是贺普仁记忆犹新的。有一个姓贾的农村孩子，4岁时得了百日咳，后转为肺炎，住院后肺炎治好了，但却双目失明了，当时，一家医院将其诊断为皮质盲，说治不了。家人在绝望之中，找到了贺普仁。他也没见过这种病例，但贺普仁大胆地给他进行了针灸，当时孩子就有了视觉，能看见东西了，经过8次针灸，孩子的视力神奇地恢复了。

贺普仁不仅有精湛的医术，还有高尚的医德。1948年初，春寒料峭时节，诊所门前有位衣衫褴褛的老人在徘徊。老人看得出，里面的医生很年轻，从他对患者同情与爱抚的眼神中，他敢肯定这是一位善良忠厚的人。室外久久徘徊的老人，惊动了贺普仁，他体谅老人的困境，决定免费为他治疗。

这事发生在贺普仁刚刚独立开业的时候，当时，天桥地区是穷苦人的聚集地。翻翻当年贺普仁诊所的账本，欠账百元者有，欠账千元以上者也有，这从不收讨的陈年流水账，道出了芸芸众生，悠悠我心。凭着高尚的医德，精湛的医术，青年医生贺普仁在天桥这个私人诊所林立的地方站住了脚跟。

三、就职于北京中医医院

1956 年，而立之年的贺普仁，毅然关闭了患者盈门的私人诊所，同许多北京有名的中医一起聚集到北京中医医院，到北京中医医院针灸科当了一名普通医生。弃私图公之路是光荣的，以 121 元的工资，养活 11 口人的一个大家，生活也是严峻的。贺普仁说："生活困难点是自家小事，走社会主义道路是国家大事。"当时，北京中医医院刚刚成立，百业待兴，贺普仁年富力强，技术精良，被校所多位老前辈及医道同仁推选为针灸科的负责人，那年他不满 32 岁。1958 年，贺普仁被正式任命为北京中医医院针灸科第一任主任。这个当时全院年龄最小的主任，一上任就大刀阔斧干了起来，经过几年努力，将医院针灸科搞得红红火火，医生人数从原来的几个人发展到 34 人，成为当时全国中医第一大科。他没想到这个主任一干就干到 1987 年。

21 年来贺普仁工作勤勤恳恳，任劳任怨，不计较个人得失，带领着针灸科同仁向前发展：①将建院时科里只有十几位医护人员，发展至 50 余位医务人员。②原先只有针灸门诊，发展到 70 年代建立拥有 40 张床位的北京第一家针灸科病房。③重视老大夫的学术经验继承工作以及年轻人的培养工作，为王乐亭、夏寿人老大夫配备徒弟及学生，这些人现已成为针灸科的骨干医生。④重视针灸事业的发展，扩大针灸治病范围，继承并发扬古人遗传下来的各种针术，如金针、火针、三棱针等各种针具的应用。⑤重视科研工作，在贺普仁任职期间，针灸科多次获得科研成果奖、科技进步奖。总之，贺普仁把一生最富有朝气的青年及最富有成果的中年时光贡献给了中医事业，为北京中医医院针灸科的成长建设作出了不可磨灭的重大贡献。

1979 年，贺普仁积劳成疾，因患重病，退居二线，但他仍担任着北京中医医院学术委员会顾问之职。贺普仁有个图章，上面刻着"一人二人"四个字，意思是一个人要干两个人的事。这枚图章恰是他人生追求的真实写照。

四、武医丹修

贺普仁自少年练习以八卦掌为代表的中国武术之后，几十年勤耕不辍，不但至晚年依然身强体健，而且其针灸疗效也受习武之益匪浅。贺普仁 40 岁那年去大红门买木料，选好木料去交款时，有位不讲理的青年人非得要他选定的那根木料不可，争吵时，那个青年朝贺普仁猛击一拳。说时迟，那时快，贺普仁伸手一挡，但见得那个青年退后数步，仰面倒在地上。

贺普仁 60 岁那年，一位练形意拳的老姑娘登门造访，她不知贺普仁已练八卦掌 40余年，便说："您老应当学学形意拳，这样扎针会事半功倍。"贺普仁问："练什么？"老姑娘答："虎扑。""怎么练？是不是这样？"贺老说着比划了虎扑的动作，没想到这一"扑"竟把老姑娘扑倒在地。

　　贺普仁说："八卦掌打人，是以心行意，以意导气，以气运身以身发力。针灸治病也是如此，以心行意，以意导气，以气运针以针通经。八卦掌是抗暴的，针灸是治病的。两者原理一样，都是以阴阳、五行、八卦之理作为指导。方法也是一样的，都是先在心，后在身，意、气为君，身、针为臣，把自己的善意（治病）或恶意（伤人）以气（极微小的物质流）的形式通过针或身（头、肩、肘手、胯、膝、足）灌注到对方的穴位经络或要害部位，达到治病健身或抗暴之目的。所以明医理，有益于武，明武理，有益于医。"贺普仁数十年如一日穷究医理，精研武道，把精妙的医术和八卦掌原理、拳法、内功有机地结合起来，铸就神针妙法，治愈了无数的国内外患者。

　　贺普仁认为："习武者必须努力学医，不但学中医还要学西医，只有这样才能使武术与时俱进，跟上社会科学化、现代化的脚步，才能使武术健身价值、技术抗暴价值，进一步提高，得到更好发挥。从事医学工作的，特别是中医、针灸、正骨大夫都应习练武术研究武术，不但可以健身强体，还可以进一步提高疗效。古往今来不少武术爱好者大都喜欢研究针灸穴位、脏腑骨骼、偏方验方，不少武术家同时也是医生，不少医生同时也是武术家。这充分说明中国武术与医学特别是中医学的血肉联系，如果我们努力把武术和医学有机地结合起来让它形成并蒂莲花同放异彩，我们的武术水平和医疗效果就会不断提高。"

五、创立贺氏针灸三通法

　　贺普仁教授在多年的临床实践经验基础上，不断总结、提高，博采众长，用全新的治疗学思想，创立了独具特色的针灸治疗学体系——贺氏针灸三通法，形成了"病多气滞，法用三通"的独特学术思想。其内容为以毫针刺法为主的"微通法"，以火针疗法为主的"温通法"，以三棱针放血为主的"强通法"。

　　他创立的"针灸三通法"影响深远广泛，促进了针灸学术水平的提高。近年来，美国、中国台湾、日本及东南亚等地分别成立了"三通法研究会"，这在国际上产生了极大的影响，使他的学术思想得到了国际国内社会的普遍关注和承认，对国内外针灸界临床和学术水平的提升产生了积极的推动作用。

　　贺普仁的探索精神贯穿于临床全过程，对针灸经典中的禁区敢于尝试突破。如火针治疗下肢静脉曲张，打破针刺须避开血管的禁忌，以曲张血管为腧点刺，疗效显著，无副作用，扩大了针灸治疗的病种，形成了独到的选穴规律，辨证选穴少而精、效而奇；临床用穴讲求医者对患者的正气输入，创立了无痛进针法。

六、神针妙法治顽疾

长期以来，人们认为中医治不了一些器质性疾病。贺普仁经过多年的针灸临床实践，证实了针灸治疗器质性病变的疗效同样很好。在甲状腺肿瘤、子宫肌瘤、乳腺增生、乳腺癌、心肌梗死的急救等方面，针灸都取得了良好疗效。曾有一位外地的女患者患气管瘤，气管被堵了 40%，她慕名来到北京找贺普仁扎针，经过 10 多次治疗，病情大有好转。

在贺普仁的诊室，我们见到了 20 多年前由贺普仁治愈的一位恶性乳腺肿瘤患者，回想起当年贺普仁给她治病的情景，她显得十分激动。1984 年初夏，患者感觉左胸乳腺周围火烧火燎的痛，继而病情越来越重，整个乳房都变成黑紫色，并且塌陷流脓。家人带她从河北衡水赶到北京看病，经某医院初步诊断为恶性肿瘤，要求马上住院手术切除。这位年仅 26 岁的军嫂听到要交 5000 元的住院押金和手术切除左部乳房的消息，又急又怕，坐在地上直哭，急的是到哪找那么多钱，怕的是刚结婚不久还没有孩子。一天晚上，她在北京的亲戚郭大妈带她来到贺普仁的诊室，贺普仁告诉她："你的症状很重，我认为还是应该住院。但是你实在害怕手术，我就用火针给你扎扎试试。"就这样，患者每个星期来找贺普仁扎一次火针。贺普仁按照中医的方法辨证治疗，用火针扎主要病处，然后再扎一些穴位帮助血液循环，舒肝解郁。1 次治疗后，患者自觉患处疼痛减轻，分泌物也减少了；接着又扎了 4 次，肿块就消失了；此后再去医院检查，结果是病情痊愈了，连西医医师都认为这是个奇迹。

还有一个孩子，得了注意缺陷多动障碍，送到贺老诊室时，症状是一只手不会动，并且走起路来，手和脚完全不能协调，孩子的家人急得不得了。贺老拿起银针，仔细地扎了几针，奇迹又出现了，孩子的两只手可以同时活动了，又连续礼了几天后，孩子的手可以和脚协调行动了。

像这样的奇迹还有很多。有一位加拿大华人，因车祸导致上眼睑麻痹，眼皮抬不起来。加拿大的医生说只能手术。这位华人不死心，回到祖国求医，到北京中医医院找到了贺普仁。经过针灸治疗，他的伤眼很快得到恢复，针灸 10 次后患眼比另一只好眼还灵活。此后，这位华人的父母姐妹有病都来找贺普仁看。

还有一个患者，患了眼肌痉挛症，眼睛闭上就睁不开。这种病在中国很少见，经过贺普仁针灸，扎了几个月就好了。还有一位 78 岁的老太太，患白内障要动手术，可老太太不愿动手术，经贺普仁针灸消除了白内障。像贺普仁治愈顽证痼疾的事例实在是数不胜数。

七、为针灸走向世界作贡献

1976 年，贺普仁奉命出国。他是我国派赴上沃尔特（现布基纳法索）医疗队中唯一的一名中医。贺普仁的医疗技术很受外国朋友欢迎，甚至有些邻国的患者也来求诊。看到贺普仁的医疗成效，时任总统拉米扎纳要求贺普仁为他的小儿子治病。拉米扎纳将军的小儿子穆罕默德，是个先天狂躁型智力障碍病儿，雨天往雨地里跑，平时常在豪华的总统官邸随地大小便，肆意损坏贵重摆设和器皿。总统遍寻名医为之治疗，都以失败而告终。这次他抱着试试看的心情，找到了中国医疗队里的这位唯一的中医针灸专家。经过贺普仁几次针治，奇迹出现了，孩子知道躲雨了，知道找便盆了；又诊治了几次，竟然跟其他小朋友一起做起了游戏；再不久，小家伙就上学读书了。对此，布基纳法索的报纸、电台多次报道，大加赞扬。总统夫妇也非常感激贺普仁，为了表达对中国人民的友好感情，总统授予贺普仁一枚国家骑士勋章，通常这是授予外国元首或政府要人的一种很高的荣誉。贺普仁的名声很快就远远飞出了西非的这个内陆国家。最多时，他治疗的患者竟然达到 203 人。

多年来，经贺普仁治疗而好转或病愈的智力障碍患儿何止一个小穆罕默德。日本小姑娘夫泽彩子，原来像木头人，什么都不懂。1988 年冬，家长带她到北京来找贺普仁治疗。2 周后，她便学会了向人问好，与客人告别。一名 12 岁的印尼华侨少年，狂躁好动，不会数数。1989 年初夏，父亲带他来京，经贺普仁 3 个月的诊治，患儿增强了自我控制能力，也比较懂事了。经贺普仁治疗好转或病愈的国内患儿，那就更多了。不会叫爹娘的，会叫了；傻吃傻喝的，有了节制；大小便失控的，不知疼痛的，怕扎针了……

1987 年秋，贺普仁作为我国针灸界的五位代表之一，出席了在北京召开的世界针灸学会联合会国际学术会议。这个大会开得隆重热烈，推选出我国代表为世界针灸学会联合会的主席，并将总部设在北京，有力地加强了中国在世界针灸领域里的领导地位。1991 年，贺普仁当选为中国国际针灸考试中心副主任，并在当年举行的首届国际针灸专业水平考试中担任主考官。

几十年来，贺普仁曾代表中国针灸界出访过 10 余个国家和地区，他精湛的医术使得中外医学界同仁们惊叹不已，为中国针灸走向世界作出了贡献。

八、义诊五十载

1956 年，贺普仁走出了他的私人诊所，虽然是"公家"的大夫了，但他还是丢不下那些享受他免费治疗的穷病友："晚上到家来吧，下班以后我给您瞧病！"这是贺普仁对那些无钱看病的患者常说的一句话。从 1956 年开始，贺普仁晚间坚持义诊近 50 个春秋。

贺家城南的住所里经常座无虚席，贺普仁陈设雅致的书斋兼作晚间义务门诊室。患者躺卧的诊床便是他晚间休息的床铺。沙发上，椅凳上，院子里，坐满了正在接受针灸治疗以及候诊的患者。一位年轻人抱着孩子来就诊，孩子边哭边喊："我不要扎针！我不要扎针！"贺普仁给他治病的时候，小家伙哪来哪挡，很熟悉贺大夫的针灸路数。治疗后，小男孩迅速戴上自己的帽子，破涕为笑，清清脆脆地说了声："贺爷爷再见！"拉着父亲向外走。"孩子挺聪明，看不出他有啥病。"有人问。孩子的父亲饶有兴致地介绍说："因为染色体问题，孩子生下来就是傻子。1 年前，找贺大夫治疗的时候，当着医生的面拧孩子的屁股，10 个月的孩子竟一声不哼。现在嘛，孩子能说话，会走路，走到贺普仁家的大门口便哭闹起来，死活不进贺家门。"这时，随着一阵杂乱的脚步声，进来一伙人，一条大汉背着一位少妇，左右两人保驾，后边一个人还拖着一条备用的拐杖。患者四肢瘫软，满脸愁苦，她喃喃自语道："我得了这么个病，真不如死了好。"看来，她的病不轻，思想病也很重。贺普仁冲她淡淡一笑："别那么悲观，我给看看。"伸手切脉，细细询问，医生送给患者的是一片真诚。针刺后，贺普仁同患者商量说："起来，试试，坐起来。"患者冲医生笑笑，依然躺着不动，患者家属拥上来准备搀扶，贺普仁用目光制止说："她自己能起来。"年轻患者鼓起勇气，缓缓地坐了起来。待患者相继离去，周围寂然无声，银灰色的月光笼罩世界，白天劳作，又经过数小时的晚间义务服务，年过花甲的贺普仁脸上显露出倦容，他鼻尖上竟冒出点滴汗珠。这时，又有一位匆匆赶来就诊的人，这一位是街道办事处主任。他说，他每天都要坐下开会或者骑自行车走家串户，恼人的前列腺炎和他作对，屁股上像扎了几根针，不能坐，也不能骑自行车。我们既同情患者，又怜惜大夫，心里惴惴不安。悄悄窥视一眼贺普仁，他脸上的倦容已悄然隐退。六十开外的老人，一双黑白分明的眸子还是那样有神，他目光灼灼地望着患者，静听主诉，然后拿起消毒钢针，点燃酒精灯……贺普仁躬身弯腰，采用强通法治疗，扎过放血针，又轻轻清洗血迹。这位患者的病，不是一种治疗手法可以了结。贺普仁严格遵守治疗程序，又拈起毫针，给患者以轻巧无痛的针灸刺激。这只是贺普仁多年为患者义务治病的一个片段，像这样的感人情景举不胜举。

贺家晚间家庭义务门诊始于 50 年代，当年作为一个普通的年轻医生，血气方刚，年轻气盛，有此壮举，可以理解。但六十开外的贺普仁已是我国中医界著名的针灸权威，50 年的医务生涯，使他诊疗经验丰富，贺普仁完全可以把他的主要精力放在写作上，获得事业上的另一种丰收，满足人生的另一番享受。可他还是天天晚上免费为患者服务。当人们问及这个问题时，贺普仁淡淡一笑，说："我有我的追求！"

一年春节，贺普仁家的大门口——南柳巷 52 号，不知被谁贴了一幅红对联"真功知吉祥，善门度众生"，横批"功德无量"。贺普仁知道后对子女说："把它取下来，治病救人是大夫的职责，别叫路人发生误解，还以为是咱家自己人贴的。"谁知，当子女们去揭对联时，被邻居给挡住了，"不能撕，这副对联不过分！"

贺普仁把他的晚间义务门诊视作开拓中国针灸事业的一条重要途径。他说："现代医学发展的另一个侧面是分工过细，范围越来越窄。儿童患病找儿科，妇女病患者找妇科，患眼疾的人找眼科。患呼吸道系统和消化道系统疾病的患者不能找同一个医生，这两种病分别属于内一科和内二科。有些患者身上麻木，西医治疗无效，或者有的患者不知道他应找哪一科，才抱着试试看的心理来到针灸科。"贺大夫说他的晚间义务门诊不存在这样的问题，他有幸能接触到各种类型的患者。单就眼科来说，他治疗过复视、白内障、青光眼、视神经萎缩、虹膜睫状体炎、视神经色素炎、视网膜色素变性，等等。他还治疗过颜面痛、五官痛、颈项痛、胸肋痛、脘腹痛、前后阴痛等许许多多的疾病。贺普仁常说："得失，得失，有失才有得，我写的书，我所有文章中引用的病例，全是我自己的。"

九、教子育人，传道解惑

（一）7 个孩子 7 根针

贺普仁酷爱医道，他希望他的子女个个学医，学中医，更具体点说，学针灸，还要传给孙子辈。贺普仁有 5 男 2 女，7 个孩子。难得的是他这 7 个子女个个爱好中医，都是针灸好手，其中有 4 个专门从事中医针灸工作。贺普仁说："其实我们家应该算有 11 个大夫，我和已故的老伴儿，再加 7 个孩子，还有 1 个孙子和 1 个孙女。"

在一间屋子半间炕的年月里，贺家的孩子初通人事以后，他们看到的是父母热心为患者医病，听到的是医生如何治病救人、积德行善的道理，家庭必修课是父亲规定的针灸歌赋，如杨继洲的"经穴歌"，当他们背会了"经穴歌""穴位分寸歌""背部俞穴歌""腹部中穴歌"以后，贺普仁就让他们作针灸实践，在自己身上试针，家人相互试针，在求治患者和亲朋中病情较轻的患者身上实践扎针。通过家庭门诊，他们在名医父亲的指导下，边学习，边实践，成就了事业。他们个个精通贺普仁创立的"贺氏三通法"。他们可以熟练运用各种针具、灸具。根据患者的病症，给以不同的刺激量，采用不同的补泻手法，激发人体正气来复，迫使邪气外出，以期经脉通畅。一向不大表扬子女的贺普仁也承认："我会的，他们都会。"

在老贺家，贺普仁的朋友上门求医，小贺大夫不敢怠慢，就是老贺大夫从理发馆、洗澡堂带回来的患者，他们也不敢稍有疏忽。贺家附近有位烧锅炉的胖师傅常常牙疼，多少次他挺着大肚子，穿着大裤衩，满身汗，满脸黑，来找贺大夫。扎完针，他吸口气："咦，不痛了，真灵。"胖师傅高高兴兴地走了，贺家沙发上留下了一片黑印。洗沙发套的任务，自然是小贺们的。贺普仁不允许对上门求医的患者失信，对街坊邻里的轻慢，贺家也是不允许的。1975年，贺家买了一台9英寸黑白电视机，街坊邻里的，常到贺家看电视，天暖以后，一到晚上，贺普仁就把电视机搬到院子里，供大家观赏。一天晚上，来的患者多，看电视的人也多，里里外外，黑压压一片。小贺从外边回来了，一股无名火，几句粗声话，把看电视的人撅走了。贺大夫发现人突然少了很多，问家里人："今儿是咋回事儿？"小贺说，是他把人给轰走的。父亲没批评他，说道："去挨门挨户把走了的观众给请回来。"

（二）传道授业，创立贺氏针灸三通法

贺普仁教授为国内外著名的针灸专家，有"针灸泰斗"之称。他注重继承，精研经典，努力挖掘，勇于创新。对几近失传的火针疗法，他自制针具，不断摸索，使火针疗法在临床治疗上取得了广泛的疗效。在70余年的临床工作中，贺普仁总结了毫针、放血、火针等不同疗法，归纳为"贺氏针灸三通法"。这是针灸学科建设中的重要研究内容之一。1999年，"贺氏针灸三通法"被北京市科学技术委员会立为专项科研课题，开展了贺氏针法治疗中风急性期和恢复期疗效评价及相关机理的研究，证实贺氏三通法对于中风急性期和恢复期都有很好的疗效。后来，贺氏三通法还被用于高血压、白癜风、风湿性关节炎、针灸退烧等临床20余种病症的临床观察，并发表相关论文10余篇，介绍贺氏临床经验与贺氏针灸三通法的光盘也出版了2部。2001年，"贺氏针灸三通法治疗中风病的临床应用研究及贺氏针具、针法的推广"被国家中医药管理局确立，为世界卫生组织"中医适宜诊疗技术研究"专项科研课题之一。

晚年的贺普仁专心致力于应用贺氏针灸三通法治疗儿童智力障碍、子宫肌瘤、外阴白斑、慢性小腿溃疡、下肢静脉曲张、静脉炎等疑难病症，并取得了显著的疗效。特别是在火针治疗乳腺癌、帕金森综合征、运动神经元损伤等顽疾固疾上，贺氏针灸三通法都显示出了神奇的疗效。

为了让更多的临床针灸医师掌握火针疗法，贺普仁多次办班讲授技法，使火针疗法在全国各地和部分国家、地区造福于患者。北京中医医院针灸科于 2002 年、2003 年举办了 2 次列入了国家继续教育项目的全国学习班，推广贺氏针灸三通法及在京著名针灸学家的临床经验，学员均达到了 30 人 / 期。1991 年，贺普仁被国家中医药管理局、北京市卫生局（现北京市卫生健康委员会）指定为第一批全国 500 名老中医之一。他先后带徒 8 名，带教研究生 3 名，给本科生教学讲述贺氏火针内容，给研究生开办贺氏火针讲座，所传带硕士研究生人数达 400 余人，可谓桃李满天下。他总结提出了"医德、医术、医功"三位一体的针灸医师职称标准和培养方针。

（三）著书立说，弘扬针灸

贺普仁教授临证之余，重视临床经验的总结和提高工作，注重针灸医学理论的丰富和整理，潜心研究中医针灸理论，著书立说，曾先后发表论文、专著多篇。1973 年，其学术论文《针灸治疗输尿管结石》获北京市科技进步成果三等奖；1998 年，其学术论文《针灸治疗小儿智力障碍》获 1998 年香港中医药及中西医结合交流大会优秀论文奖；2000 年，"贺氏针灸三通法"的系列图解丛书，荣获科技专著类北京市科技成果三等奖。此外，他还先后著有《针灸治痛》《针具针法》《针灸歌赋临床应用》《针灸三通法临床应用》等书。1997 年，贺普仁被收入英国剑桥名人传记中心第 12 版《国际名人录》及《澳大利亚及太平洋国家名人录》；1998 年，他获世界知名医家金奖，并荣获 20 世纪杰出医学奖。贺普仁每年都应各地医疗单位的邀请，不辞劳苦地前往教学，以求更广泛地弘扬和传播针灸。

贺普仁教授在年逾八旬时，仍然为实现其弘扬针灸医术的夙愿，收徒授业，虽已重病卧床仍笔耕不辍，亲自指导《针灸宝库——贺普仁临床点评本》的编写，中国中医科学院、北京中医药大学等单位的多位针灸著名学者参与，集中数十人对明、清两代针灸学专著（共计 150 余本）进行临床内容的点评。这是一部汇集了针灸经典著作的巨著。

十、开设智力障碍门诊

据 1986 年 5 月世界卫生组织和我国卫生部统计，在我国 3 亿儿童中，智力障碍残疾儿童占 3%，约 1000 万。这个数字几乎等于当时北京人口的数量，超过了保加利亚、希腊、葡萄牙和智利等一些国家的全国人口的数量。

于是，1987 年 7 月，贺普仁怀着对祖国未来的责任和爱心，开办了智力障碍门诊，求治患儿来自祖国各地，广西、内蒙古、西藏、台湾，以及外国小孩。他们是听了广播，看了电视，读了报纸上的报道慕名而来，半天时间内，贺普仁要为 100～120 个患儿治病，最多曾为 160 个患儿医病。智力障碍儿童中的绝大多数，对外界刺激知之甚少，他们不知大夫手中的银针为何物。起初，一般的都能接受针刺，1 个月，3 个月，半年过去了，多数人收到了很好的疗效。他们中有的会走路了，有的会找便盆了，有的能呼叫娘了，有的会数数、唱歌谣了，有的孩子能准确地按照次序指出贺爷爷该给他扎针的部位了。有的孩子把银针视作不祥之物，见针就骂，又哭又跑，谁也不能体会到给这样的孩子治病有多费劲儿。

　　贺普仁的儿子贺信、贺伟及女儿贺书元，成了父亲在智力障碍门诊的好帮手，为了减轻父亲的疲劳，贺信和贺伟既要维持诊室的秩序，又要协助父亲针治患儿，但这里是专家门诊，贺普仁只允许他们扎患儿的次要穴位。贺普仁常说，在我们中医界，针灸是小儿科，智力障碍门诊更是小儿科中的小儿科。子随父愿，贺家姐弟也把智力障碍门诊的工作当作他们的工作。贺书元这位小儿科医生，帮助父亲记病历，将父亲治疗过的病例一一对比，测定患儿智力的变化，在有关医院的配合下，利用现代医学检测手段，确定了 3 个年龄组、10 个观察项目，使统计处理分析科学化，减少治疗的盲目性。贺普仁不像传统的针灸老郎中，不搞保守的独家专利，贺氏父子把他们的心血结晶系统化，上升为理论，推而广之，使全国更多的针灸医生掌握这门技术，使智力障碍儿童能就地治疗，得到挽救。贺普仁从 60 年代起努力探索针灸治疗小儿智力障碍，至 80 年代收集的病例取得了显效率达到 80% 以上，有效率达 95% 以上的成果，为此新华通讯社编发了《为弱智儿童唤回春天》的文章。

　　贺普仁在 80 多岁时，曾多次表达："我要把我的晚年奉献给我国救治智力障碍儿童的事业上。"

十一、业余爱好

（一）四大秘诀健身体

　　说起养生之道，年高体健的贺普仁概括说："很简单，一是情绪，二是饮食，三是工作，四是运动。"贺普仁作了详细介绍："首先，情绪要开朗，凡事不能斤斤计较，有个健康的心灵才是养生根本。其次，饮食要粗细搭配，不能挑三拣四。蔬菜、水果自然是不可缺少，但是，粗粮也一定要吃，例如窝头就格外好。第三，就是要工作。人必须得有事做，不能让自己太闲了。像我这么忙，休息的时间都不多，但身体还挺好。另外，最好别睡午觉，我就不能睡午觉，一睡准得病。第四，人一定要运动，并且还得持之以恒，这样对身体必定是有益处的。运动的方式就多了，我的方式是练武。我从 17 岁开始练八卦掌，每天都要围着院子里的那棵树转圈好几个小时，那是在练基本功。年轻时，我练起八卦掌，几个人都不能近身。"

（二）收藏

说到收藏，细细打量贺普仁的房间，只见处处都堆着画卷、书籍，此外，还有一些瓷器、青铜器。贺普仁的爱好是写字、画画、下棋，但最大的爱好则是收藏。他收藏针灸的文献、医书，在全国是首屈一指的，从秦汉至中华人民共和国成立前的书最多。此外，贺普仁还收藏古代的针具，从石头开始，到铜、铁、不锈钢、金、银，各种质地、各个时代的都有。一次，贺普仁在琉璃厂寻宝，在一家店里他发现了清朝复制的《铜人明堂图》，四张一套。当时，卖主要价 2000 元，贺普仁觉得有点贵，于是想再考虑考虑。没想到一圈转回来，这四张图却已被人买走了，他不免感觉有点遗憾。有意思的是，不久，有个人突然患了歪嘴的病，找贺普仁针灸了几天之后，嘴就正了过来。后来，这个人又把他的侄女也带来找贺普仁看病，她得的是神志不清的病，12 年来在全国求治不得。经贺普仁诊治后，该患者不仅懂事，还能说话、唱歌。患者的父亲感激之余，送给贺老四张图，正是贺老没买到的那套《铜人明堂图》。

在贺普仁的房间里，有一样收藏品最引人注目，那是一尊 1 米左右高，当时要价 4000 元的木制仿铜人。木铜人的身上画满了穴位和经脉，并且穴位上都有一个洞，可以扎进一根银针，这是仿自宋代的针灸铜人。贺普仁说："北宋仁宗天圣年间，朝廷命翰林医官王惟一考订针灸经络，著成《铜人腧穴针灸图经》三卷，作为法定教本，官颁全国。在书成的次年，王惟一又设计并主持铸造了两尊针灸用的铜人，这是世界上最早的人体模型。铜人与真人大小相似，胸腹腔中空，铜人表面铸有经络走向及穴位位置，总共有657 个穴位，354 个穴名。穴位钻孔，考核针灸医生时，往铜人里灌满水银，然后用蜡封上穴位，如果医生针法精湛，一针入穴，水银便会流出来。这个考核制度开创了应用铜人进行教学的先河，既是针灸医疗的范本，又是医官教学和考试的工具，在医学史上有重要意义。大约 100 年后，由于靖康之乱，两尊铜人散失于民间。后来，我国又铸造了不少针灸铜人，官方修铸的除明正统铜人外，还有明嘉靖铜人、清乾隆铜人，清光绪铜人等。民间所制者亦不鲜见，同仁堂系的乐氏药店在各地有多尊铜人保存至今，其他还有锡、木等材质制成的针灸人体模型散见于民间。朝鲜、日本也有多个产自我国或其自行制造、仿造的针灸铜人。这些都为针灸教学起到了一定作用。"

2006 年，贺普仁经过考证和研究，自行设计并自费十几万铸造了现代仿真针灸铜人，希望能对针灸修习和传承起到一定的作用和贡献。这也是他对针灸事业的一份心愿。

贺普仁认为："收藏在精神上是一种安慰，时不常地看看也有收益。医书可以提高自己的业务能力。没有了文献，医生就是无本之木、无源之水。"为了收藏这些东西，贺老笑称："我在银行里没有存折，全为这个爱好作了贡献。"贺普仁还精于书法，诊病闲暇常挥毫泼墨，非常注重个人修养和文化素质的修炼提高。

十二、老骥伏枥，丹心献党

2001年6月15日，是贺普仁终生难忘的日子。这一天，75岁高龄的贺普仁实现了自己多年的夙愿，成了一名光荣的中国共产党党员。他是从旧社会走过来的，深感新旧社会两重天。对"没有共产党就没有新中国"，他更有特别的体验。

贺普仁还念念不忘新中国成立初期，神州大地上那场未能实现的西医取代中医的斗争。他说："毛泽东同志是中医的大恩人，没有以毛主席为核心的党中央力挽狂澜，就没有中国中医的今天和前程不可限量的明天。"他又说："清朝道光年间，统治者认为中医非奉君之所宜，国民党当局亦不停止废止中医的图谋，使得中国的中医，尤其是针灸事业大受摧残。"回顾历代统治者扼杀中医人才的事例之后，贺普仁很动感情地说："中国人的传统美德是：士为知我者效力！"所以他把一颗赤子之心都献给了党。

十三、崇高医德竞讴歌

贺普仁教授行医70年来，从没有离开过临床实践，诊治患者上至国家领导人，下至普通老百姓，均一视同仁，认真诊治。贺普仁以其精湛的医术、完美的医德，在海内外传为佳话。

1991年11月11日在人民大会堂贵州厅隆重举行"纪念贺普仁教授从医五十周年及针灸三通法研究会成立大会"，会上肯定了贺普仁的从医业绩及"贺氏针灸三通法"。会上还宣布针灸三通法研究会成立，钱信忠、崔月犁为高级顾问，何界生为名誉会长，贺普仁任会长。贺氏针灸三通法是贺普仁教授根据自己数十年针灸临床经验，以《黄帝内经》为理论基础，并吸收历代医学思想之精华，融合自己的学术思想，于80年代提出的针灸治病疗法。"三通法"的创立是中医针灸学的一项创举和发展，会后当晚中央电视台、北京电视台报道了大会的盛况，其后北京广播电台、中央人民广播电台、北京日报、光明日报也报道了大会情况，健康报还发了专版。这些正是贺老毕生的真实写照。

十四、还医于民

贺普仁晚年在病床上仍然坚持工作，心系针灸传承人才的培养，授意北京东城区华佗职业技能培训学校（原中国中医科学医院华佗学校）在2011年开办贺氏针灸三通法传承研修班，2013年在优秀学员中招收优秀针灸人才作为传承弟子培养。直到2015年生命的最后一刻，他不忘嘱托长女贺书元一定要"还医于民"。2020年在贺普仁逝世五周年之际，贺普仁传承人不忘贺普仁重托，设立了贺普仁传承工作室，成立了全国性学术社团，对贺氏三通法的学术思想进行整理和挖掘，组织贺氏针灸三通法传承人和传承弟子开展学术交流和传承培训，遵照国医大师、著名针灸医家贺普仁70年心血结晶——"医德、医术、医功"三位一体的针灸医师职称标准和培养方针，培养了万名合格的中医针灸人才，为人类健康发展贡献力量！

（贺书元）

附录　贺普仁教授年谱

◎ **1926—1957 年**

1926 年 5 月 20 日，贺普仁出生于河北省涞水县石圭村。

1940—1947 年，贺普仁拜在北京最负盛名的针灸医生牛泽华门下学习针灸。

1944 年，贺普仁拜在尹式八卦掌第二代名师曹钟升先生门下学习尹式八卦掌。

1948—1956 年，贺普仁在天桥附近的永安路上开设了自己的针灸诊所——"普仁诊所"。

1956 年，贺普仁调入北京中医医院。

1957 年，贺普仁教授开始在家义诊。

◎ **1958—1970 年**

1958 年，贺普仁教授任北京中医医院针灸科第一任主任。

1964 年，贺普仁教授在临床逐步引入放血疗法，发表论文《放血疗法》。

1965 年，贺普仁教授系统总结火针疗法，发表论文《火针治疗漏肩风》。

1965 年，贺普仁教授临床之余，总结针灸在中风中的临床应用，发表论文《针灸治疗口眼歪斜 160 例分析》。

1968 年，贺普仁教授总结放血疗法在发热疾病中的临床应用，发表论文《放血退热的临床观察》。

1968 年，贺普仁教授临床之余总结出针灸在遗尿中的临床应用，发表论文《针灸治疗 85 例遗尿的临床观察》。

1969 年，贺普仁教授总结放血疗法在高血压中的临床应用，发表论文《放血对高血压的影响》。

1970 年，贺普仁教授参加农村医疗队，接受贫下中农再教育。

1970 年，贺普仁教授总结放血疗法在银屑病中的临床应用，发表《中草药配合放血疗法治疗银屑病 12 例小结》。放血疗法逐步演变为三通法之一——强通法。

◎ **1971—1987 年**

1971 年，贺普仁教授系统总结火针疗法治疗面痉挛的临床经验，发表论文《火针治疗面痉挛的临床观察》。

1972 年，贺普仁教授系统总结火针疗法治疗坐骨神经痛的经验，发表《火针治疗30 例坐骨神经痛临床观察》。火针疗法逐步演变为三通法之一——温通法。

1973 年，贺普仁教授临床之余总结针灸在输尿管结石中的临床应用，发表论文《针灸治疗输尿管结石》。毫针疗法以后逐渐发展为三通法之一——微通法。

1973 年，贺普仁教授作为中国医学代表团唯一的中医专家到丹麦、瑞典、芬兰、奥地利、挪威五国访问。

1973 年，贺普仁教授的学术论文《针灸治疗输尿管结石》获北京市科技进步成果三等奖。

1976—1978 年，贺普仁教授随中国医疗队到上沃尔特工作期间举办多期针灸培训班。

1978 年，贺普仁教授被上沃尔特总统阿米扎纳授予国家骑士勋章。

1982 年，贺普仁教授潜心研究针灸治疗儿童智力障碍，受到海内外医学界的关注。

◎ **1987—1999 年**

1987 年，贺普仁教授出席世界针灸学会联合会成立大会。

1987 年，贺普仁教授出版《针灸治痛》。

1989 年，贺普仁教授出版《针具针法》。

1990 年，贺普仁教授应邀赴新加坡讲学访问。

1990 年，贺普仁教授被选为第 11 届亚运会针灸专家。

1990 年 6 月，贺普仁教授被国家人事部（现人力资源和社会保障部）、卫生部和国家中医药管理局评为全国名老中医药专家学术经验继承工作指导导师。

1990 年 10 月，贺普仁教授在全国名老中医药专家学术经验继承工作拜师大会上收徒。

1990 年，贺普仁教授被国家授予"全国名老中医"称号。

1991 年，贺普仁教授当选为中国国际针灸考试中心副主任。

1991 年 11 月 11 日，在人民大会堂贵州厅隆重举行"纪念贺普仁教授从医五十周年"会议。

1991 年 11 月，贺氏针灸三通法研究会成立。

1991 年，贺普仁教授任香港针灸协会顾问。

1992 年，日本针灸三通法研究会成立。

1992 年 12 月，贺普仁教授出版著作《针灸歌赋的临床应用》。

1993 年，贺普仁教授发表论文《针灸三通法》。

1993 年，贺普仁教授出版著作《长生食疗神谱》。

1993 年，贺普仁教授任八卦掌研究会名誉会长。

1994 年，台湾针灸三通法研究会成立。

1995 年 12 月，贺普仁教授出版著作《贺氏针灸三通法》。

1996 年，贺普仁教授任中国中医药研究促进会理事。

1997 年，贺普仁教授任北京市武术运动协会武术理论文史研究会名誉会长。

1997 年，学术论文《火针疗法治疗子宫肌瘤的临床研究》获北京市中医管理局科技进步二等奖。

1998 年 4 月，出版著作《贺氏针灸三通法—附图解（一、二、三册）》（山东科学技术出版社）。

1998 年，贺普仁教授被聘为中国针灸学会高级顾问。

1997 年，贺普仁教授被收入英国剑桥名人传记中心第 12 版《国际名人录》及《澳大利亚及太平洋国家名人录》。

1998 年，贺普仁教授获世界知名医家金奖，并荣获 20 世纪杰出医学奖证书。

1998 年，贺普仁教授的学术论文《针灸治疗小儿弱智》获 1998 年香港中医药及中西医结合交流大会优秀论文奖。

1999 年，"贺氏针灸三通法"被北京市科学技术委员会立为专项科研课题，并编写出版介绍贺氏临床经验与贺氏针灸三通法的光盘 2 部。

1999 年 4 月，贺普仁教授出版《针灸三通法临床应用》。

◎ **1999—2008 年**

2000 年，贺普仁教授创立的独具特色的针灸治疗学体系——贺氏针灸三通法出版系列图解丛书，荣获科技专著类北京市科技成果三等奖。

2001 年，75 岁高龄的贺普仁实现了自己多年的夙愿，成了一名光荣的中国共产党党员。

2001—2004 年，"贺氏针灸三通法治疗中风病的临床应用研究及贺氏针具、针法的推广"被国家中医药管理局确立为世界卫生组织"中医适宜诊疗技术研究"专项科研课题之一。

2002—2003 年，贺普仁教授在北京中医医院针灸科举办国家级继续教育项目——贺氏火针学习班。

2003 年 11 月，贺普仁教授出版《针具针法》。

2006 年，贺普仁教授自费铸造现代仿真针灸铜人。

2006 年，贺普仁教授出版《针灸三通法操作图解》。

◎　**2008—2012 年**

2008 年，贺普仁教授入选第一批国家级非物质文化遗产代表性项目"针灸"传承人。

2008 年 12 月，贺普仁教授被授予"首都国医名师"荣誉称号。

2009 年 3 月，贺普仁教授获得"国医大师"荣誉称号。

2009 年 6 月，《中华人民共和国国家标准针灸操作规范第 12 部分：火针》颁布，贺普仁是该规范的主要起草人。

2010 年，联合国教科文组织人类非物质文化遗产代表作名录"中医针灸"代表性传承人。

2012 年 12 月 16 日，贺普仁教授编写《中华针灸宝库·贺普仁临床点评本（明清卷）》新书首发式在人民大会堂举行。

◎　**2011—2015 年**

2011 年，贺普仁教授授意长女贺书元开办贺氏针灸三通法传承研修班。

2013 年，贺普仁教授在贺氏针灸三通法传承研修班毕业优秀学员中招收优秀针灸人才作为传承弟子培养。

2013 年 6 月，贺普仁教授出版《贺普仁针灸传心录》。

2014 年 3 月 1 日，贺普仁教授出版《针灸歌赋临床应用》。

2015 年 8 月，贺普仁教授在生命的最后一刻，不忘嘱托长女贺书元一定要"还医于民"。

2015 年 8 月 22 日，贺普仁教授因病医治无效，在北京不幸逝世，享年 89 岁。

后　记

所谓"道"，在《礼记·中庸》之中明确说是从头开始，带领身体的走向，是万物万法之源，是创造一切的力量，是生命的本性，是不以人的意志为转移的自然规律。老子在《道德经》云，"人法地，地法天，天法道，道法自然"，"道可道，非常道"。

针灸治病的道理是历史中数代古贤人历经了几千年的社会实践最终提炼升华总结出的，承载着中华民族繁衍生息的健康之道。大道至简，我们编写此书的目的就是要用"针道"启示针灸的理论和临床治疗，通过我们的看病过程、看病思维、诊疗思路来感知针灸之妙，从而达到守正创新、传承精华的目的。本书是由国家级名老中医贺普仁教授的学术继承人、北京针灸学会针灸名家学术继承工作委员会副主任委员、首都中青年名中医、首都医科大学附属北京中医医院王桂玲主任医师，北京针灸学会常务理事、北京市优秀中青年中医师、优秀名中医、宣武中医医院针灸科主任杨光主任医师，全国第三批老中医药专家学术经验继承工作继承人、北京针灸三通法研究会副秘书长、首都医科大学附属北京中医医院谢新才主任医师，北京普仁医院孙悦医师及北京老年医院刘海华医师等人辛勤撰写与校对，同时得到了北京泽桥医疗科技股份有限公司董事长以及广大基层针灸医师、贺普仁针道学员的大力支持，他们分别是从禹、汪楠、张信、许桂臣、邱超、许涛、高德望、张小倩、齐志良、张文强、潘德刚、刘典文、胡春梅、仇鸿勇、陈韩梅、杨华、许庆阳等，在此一并表示感谢。

我们遵照国医大师贺普仁教授的教诲，深刻理解"病多气滞，法用三通"的贺氏针灸三通法针灸诊疗体系，努力传承和发展贺氏针灸三通法，共同把祖国的针灸事业弘扬光大，全心全意为患者服务，谨以此书纪念贺普仁针道十周年。

贺书元

2022 年 12 月